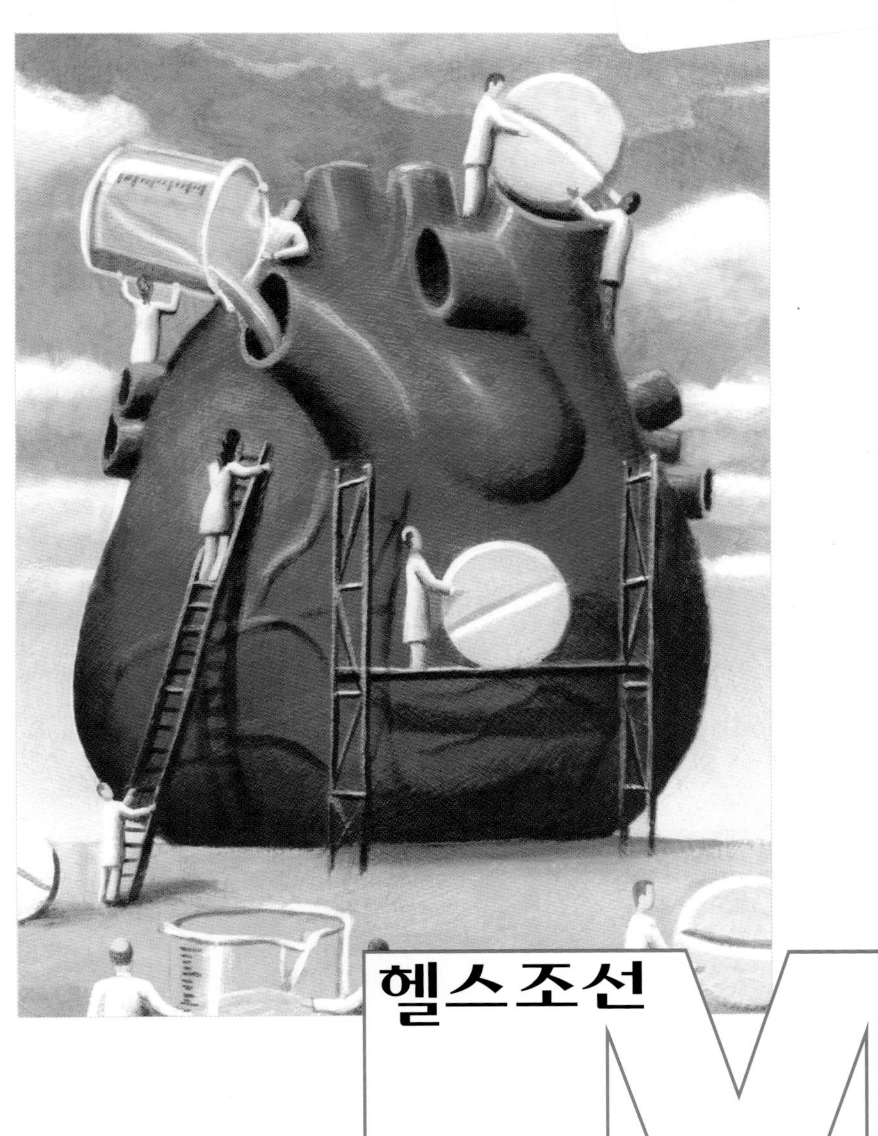

헬스조선

M 10

심혈관 질환 클리닉

Contents

Medical Advice 09

심혈관 질환 유발하는 고혈압의 원인과 치료 · 관리

혈관의 주적(主敵), 고혈압

Medical Advice 10

이상지질혈증, 콜레스테롤, 당뇨병 등과 심혈관 질환과의 관계

혈관 건강의 F학점

Medical Advice 11

심장 질환 예방을 위한 생활 가이드

심장과 올바른 생활 습관

Health Tip

고려대학교의료원 심혈관센터

세계 톱 클래스 의료진의 원스톱 진료 시스템, 24시간 전문 진료팀 상주

최근 식생활 및 생활 습관의 변화와 운동 부족, 비만 등으로 인하여 고혈압, 당뇨, 고지혈증이 증가하면서 동맥경화성 심장 질환이 급증하고 있으며, 이는 장기적으로 심부전 및 부정맥 환자의 증가를 가져오고 있다. 이미 국내 심혈관 질환의 증가율은 이미 서구 사회를 앞지르고 있는 실정이다. 건강하던 사람이 어느 날 갑자기 심근경색으로 인한 돌연사로 숨지는 것을 주변에서 쉽게 접할 수 있을 만큼 심혈관 질환은 우리 생활 속 깊은 곳까지 파고들고 있다. 고려대의료원 심혈관센터는 이처럼 생명과 직결되는 심혈관 질환을 치료하고 예방하기 위해 체계적이고 전문화된 선진 의료 서비스를 제공하고 있다. 현존 최고 사양의 최첨단 심혈관 디지털 영상 촬영 치료기기를 도입 운용 중이며, 세계 수준의 관상동맥과 부정맥 전문 치료 시스템을 구축하고 있다. 그 밖에 심장초음파, 운동부하 검사, 홀터심전도, 혈관탄력도 및 혈관 생리검사, 64채널 심장단층촬영기, 양전자방출 단층촬영 및 동위원소 심장관류 검사 등의 첨단 시설을 갖춘 각종 검사실과 내당일 시술까지 원스톱으로 가능하게 하는 심혈관 환자 전용 회복실 등을 진료실과 동일선상에 배치 심장 질환의 진단, 치료, 회복을 아우르는 원스톱 진료 시스템을 구축하고 있다. 특히 언제 어디서 발생할지 모르고 시간이 지나면 지날수록 치명적인 심혈관 질환의 특성 때문에 365일 24시간 심장 전문 의료팀이 상시 대기하고 있다. 국내 최고 수준의 센터 내 시설, 장비 인프라와 함께 가장 돋보이는 것은 국제적으로 손꼽히는 의료진으로 최고의 진용을 구축하고 있다. 동맥경화증과 고지혈증, 부정맥, 고혈압, 협심증 등 심장 질환의 기초 및 임상 의학 분야의 세계 최고의 권위자들이 대거 포진하고 있다.

진료안내 및 문의

고려대학교 안암병원 심혈관센터 02)920-6714, 6855
고려대학교 구로병원 심혈관센터 02)2626-1040, 1050
고려대학교 안산병원 심혈관센터 1577-7516

고려대학교의료원 심혈관센터 집필진

심완주 고려대학교 안암병원 심혈관센터 교수
김영훈 고려대학교 안암병원 심혈관센터 교수
임도선 고려대학교 안암병원 심혈관센터 교수
홍순준 고려대학교 안암병원 심혈관센터 교수
박성미 고려대학교 안암병원 심혈관센터 교수
박상원 고려대학교 안암병원 심혈관센터 교수
최종일 고려대학교 안암병원 심혈관센터 교수
안철민 고려대학교 안암병원 심혈관센터 교수
박재형 고려대학교 안암병원 심혈관센터 교수
박재석 고려대학교 안암병원 심혈관센터 교수
김용현 고려대학교 안암병원 심혈관센터 교수
곽재진 고려대학교 안암병원 심혈관센터 교수

오동주 고려대학교 구로병원 심혈관센터 교수
서홍석 고려대학교 구로병원 심혈관센터 교수
박창규 고려대학교 구로병원 심혈관센터 교수
나승운 고려대학교 구로병원 심혈관센터 교수
김응주 고려대학교 구로병원 심혈관센터 교수
임홍의 고려대학교 구로병원 심혈관센터 교수
김진원 고려대학교 구로병원 심혈관센터 교수
최철웅 고려대학교 구로병원 심혈관센터 교수
최운정 고려대학교 구로병원 심혈관센터 교수
신승용 고려대학교 구로병원 심혈관센터 교수

송우혁 고려대학교 안산병원 심혈관센터 교수
안정천 고려대학교 안산병원 심혈관센터 교수
조원민 고려대학교 안산병원 심혈관센터 교수
임상엽 고려대학교 안산병원 심혈관센터 교수
김성환 고려대학교 안산병원 심혈관센터 교수
신 철 고려대학교 안산병원 수면장애센터 교수
장기영 고려대학교 안산병원 소아심장클리닉 교수

발행인 | 임호준
공동 기획 | 고려대학교의료원 심혈관센터

책임 편집 | 헬스조선 편집팀
진행 | 공현주(creative publishing)
디자인 | design F.O.B
일러스트 | 김혜영
교정 | 박소영
사진 | 헬스조선

출력 | 아이앤지 프로세스
인쇄 | 조광출판인쇄(주)

발행처 | (주)헬스조선
주소 | 서울시 중구 태평로 1가 61번지 조선일보사 업무동 3층
문의전화 | (02)724-7611(편집),
(02)724-7614(마케팅)
홈페이지 | www.healthchosun.com
출판 신고 | 2006년 1월 12일 제 2-4324
발행일 | 2009년 10월 30일

ISBN 978-89-93357-19-6 04510
978-89-958500-4-6 04510(set)

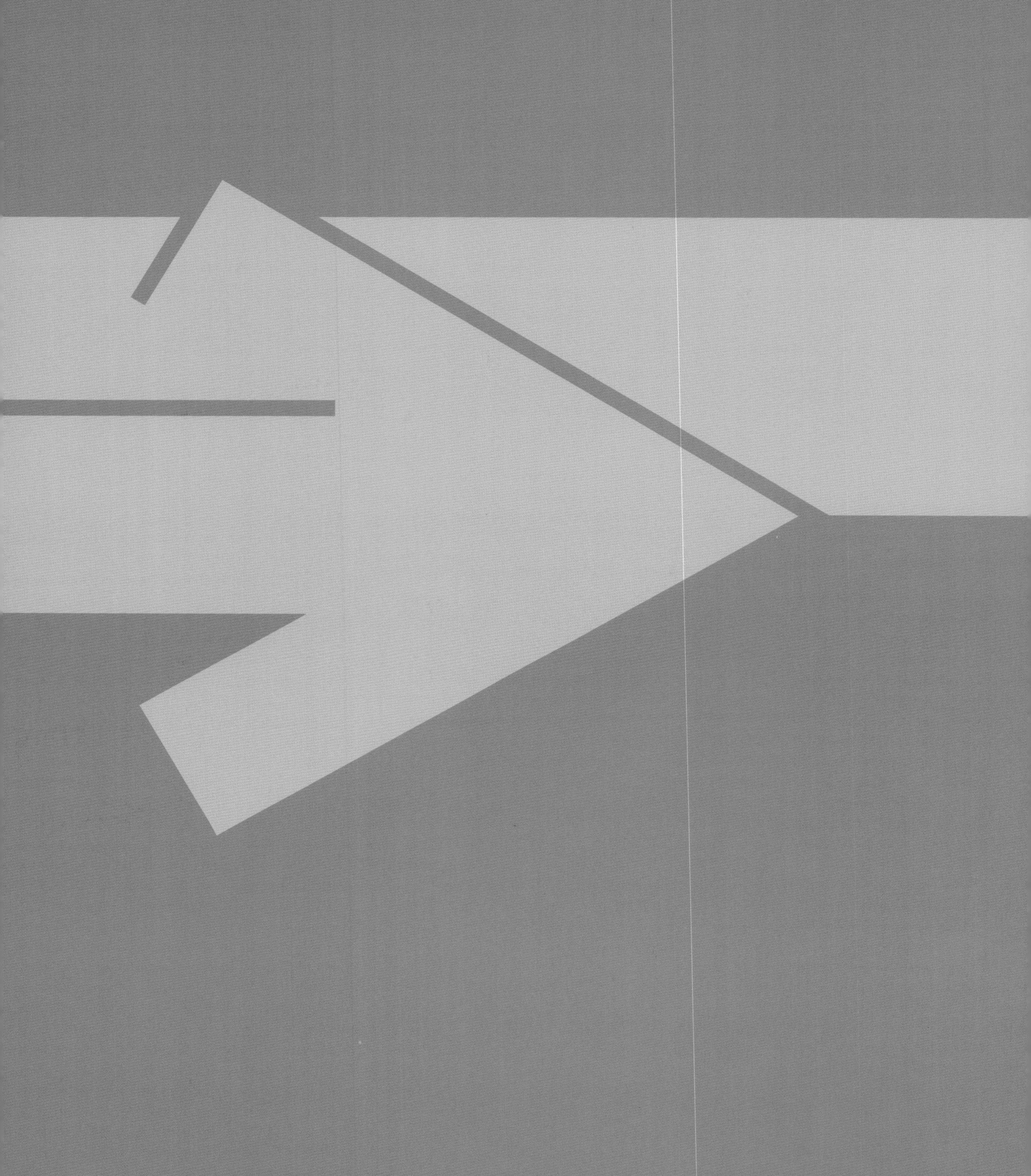

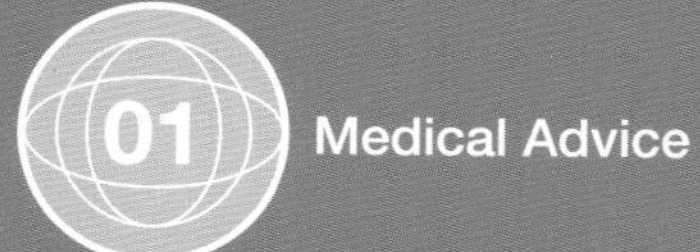

Medical Advice

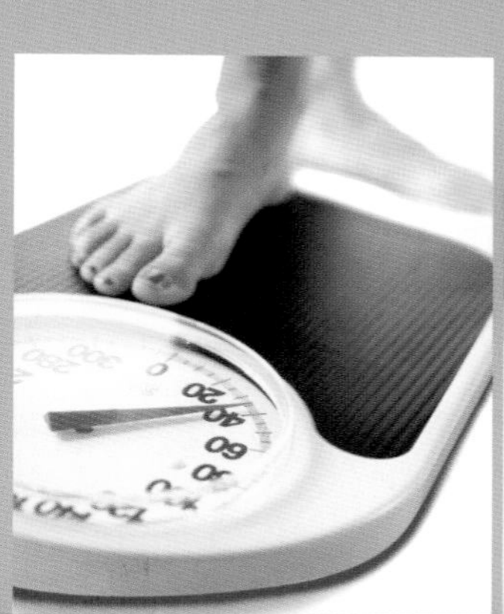

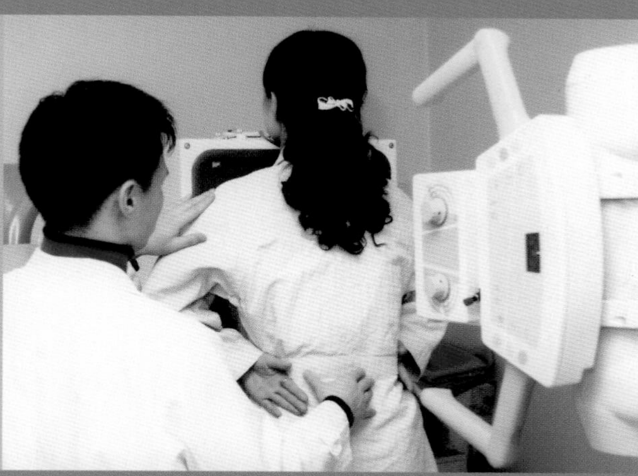

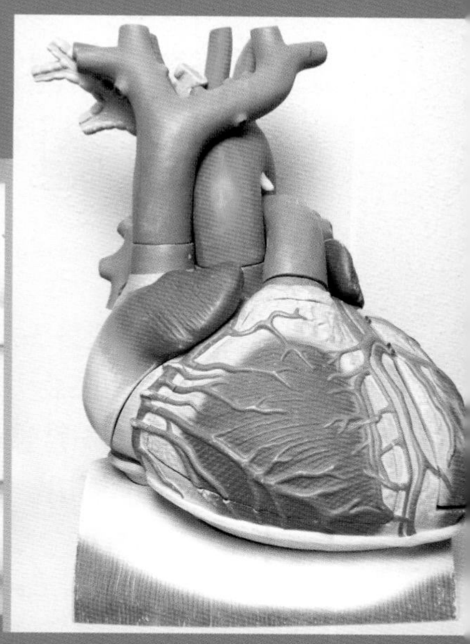

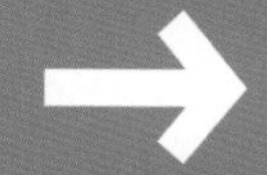

심혈관 질환, 암 제치고 사망 원인 1위에 오르다

심혈관 질환이 몰려온다

사람이 태어나서 죽을 때까지 한 번도 쉬지 않고 뛰는 심장.
심장은 단 한번이라도 이상이 와서 작동을 멈추면 목숨을 앗아간다.
암을 제치고 사망률 1위로 떠오른 심혈관 질환은 어떤 병일까?

1 심혈관 질환 사망률이 빠르게 증가하는 이유

2 건강의 바로미터, 혈관이 당신의 목숨을 좌우한다

3 심부전증의 원인과 증상 · 치료법

4 심장의 구조와 기능

5 심계항진의 원인과 진단 · 치료법

고지혈증 · 고혈압 · 당뇨병 · 비만 · 흡연 · 스트레스 등이 원인

심혈관 질환 사망률이 빠르게 증가하는 이유

갑자기 가슴에 통증을 느낄 때 우리는 심장 이상을 의심한다. 미처 치료할 틈도 없이 갑자기 상태가 악화되는 허혈성 심장 질환은 중년 이후 돌연사의 가장 큰 원인이다. 어떤 위험 인자가 허혈성 심장 질환을 유발하는지 알아보자.

심완주(고려대학교 안암병원 심혈관센터 교수)

"그렇게 건강하던 사람이 갑자기 죽었다니…", "가슴이 답답해 체한 것으로 알고 병원에 갔는데 심장 혈관이 막혀 스텐트 시술을 받았어요" 등 중년 이상인 사람들은 대부분 이런 말을 들은 경험이 있다. 더욱이 이런 경우가 점점 늘고 있다.

심장병은 증상이 발생한 후 치료할 여유 없이 갑자기 상태가 악화되는 사례가 많은 것이 특징이다. 따라서 평소에 조심해야 하는 대표적 질환이다. 특히 문제가 되는 것은 급사(急死)의 주된 원인인 허혈성(虛血性) 심장 질환 발생이 증가하고 이로 인한 사망률도 증가하고 있다는 점이다.

통계청의 사망 원인 자료를 보면 인구 10만 명당 심장 질환으로 인한 사망자가 1997년 35.6명에서 2007년 43.7명으로 증가했다. 심장 질환은 크게 허혈성 심장 질환과 심부전이나 심내막염 등을 포함하는 기타 심장 질환으로 나눌 수 있는데, 이 중에서 허혈성 심장 질환의 증가세가 두드러지고 있다. 허혈성 심장 질환 사망률이 1997년 인구 10만 명당 13.7명에서 2007년에는 29.5명으로 10년간 무려 215%나 증가했다.

허혈성 심장 질환이 급증하는 이유는?

우선 대단히 빠른 속도로 증가하는 허혈성 심장 질환이 생기는 원인을 알아보자. 허혈성 심장 질환은 심장 근육에 혈액을 공급하는 심장 혈관이 좁아지거나 막히는 질환이다. 심장 혈관이 좁아지는 병이 협심증이고, 혈관이 완전히 막혀 혈액순환이 끊어진 상태가 심근경색증이다. 혈관이 좁아지거나 막히는 이유는 90% 이상이 혈관의 동맥경화증이 원인이다.

동맥경화는 혈관이 탄력을 잃고 혈관 벽에 죽상판이라고 하는 부스럼이 생긴 상태이며, 이 죽상판이 깨지면 혈전이 생기면서 혈류가 완전히 차단된다. 이러한 현상이 뇌혈관에 생기면 뇌졸중, 신장 동맥에 생기면 신경색증, 다리 혈관에 생기면 다리 괴사, 심장 혈관에 생기면 심장마비가 발생한다. 즉 모든 혈관 질환은 본질적으로 같은 질환이다.

따라서 동맥경화증이 증가하는 원인이 바로 허혈성 심장 질환 증가의 이유가 된다. 동맥경화증은 기본적으로 혈관이 노화되면서 나타나는 현상이다. 하지만 노화 외에도 동맥경화증을 더 빨리 진행하게 하는 요인들이 밝혀졌다.

그 요인은 고지혈증, 고혈압, 당뇨병, 비만, 흡연, 스트레스 등이다. 이들은 가장 중요한 동맥경화증의 위험 인자다. 따라서 동맥경화증의 위험 인자가 어떻게 변화하는지를 잘 살펴보면 앞으로 허혈성 심장 질환

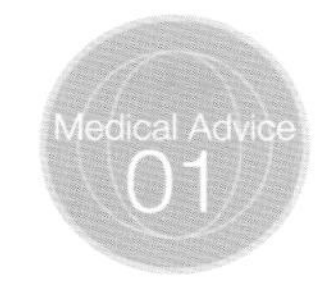

이 얼마나 발생할지를 예측할 수 있다.

불행하게도 국내에서 동맥경화증의 위험 인자 중 흡연을 제외한 요인들은 지난 20년간 꾸준히 증가한 것으로 보고되었다. 우선 한국인의 혈중 콜레스테롤 수치는 약 5~10년에 10mg/dL씩 증가, 현재 60세 이상 인구의 고지혈증 유병률은 20%를 넘는다. 콜레스테롤이 1mg/dL 증가할 때마다 심장병 발생이 2~3% 증가한다는 점을 고려하면 매우 우려할 만한 현상이다.

당뇨병과 비만 증가는 두말할 나위가 없다. 지난 25년간 20세 이상 성인의 당뇨병 발생률은 1.5%에서 7~9% 로 증가, 무려 5배 이상 폭증했다. 현재 우리나라의 당뇨병 발생률은 우리보다 비만한 사람이 월등히 많은 미국과 비슷한 것으로 알려져 있다.

한국인의 몸무게도 점점 무거워지고 있어 BMI(체질량지수: 몸무게를 키의 제곱으로 나눈 것)가 25 이상을 비만으로 정의하면, 한국인의 비만율도 10년 사이에 26.3%에서 32.4%로 증가했다. 또한 사회가 복잡해지고 생존을 위해 더욱 경쟁적인 태도로 살아야 하는 현대인의 스트레스 증가는 상당하다고 생각할 수 있다.

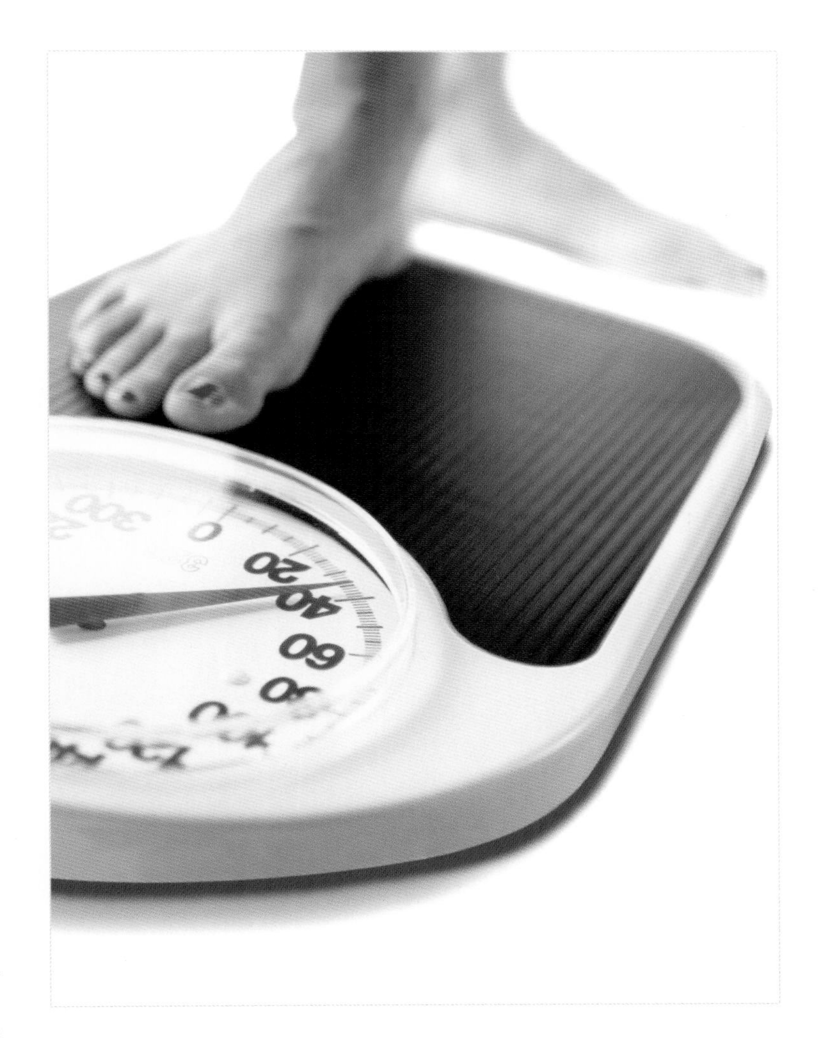

비만, 스트레스, 노화도 심혈관 질환의 원인

지난 30~40년간 이런 각각의 위험 요인들이 지속적으로 증가하고 있어 앞으로도 동맥경화증 증가 현상은 당분간 지속될 것으로 보인다. 특히 많은 사람이 동맥경화증의 위험 인자를 복합적으로 가지고 있다는 점이 더 문제다. 예를 들면 스트레스를 심하게 받아 지속적으로 담배를 피워대면서, 먹는 것으로 위안을 삼는 바람에 몸무게가 증가하고 이 때문에 고지혈증, 고혈압, 당뇨병 등이 생기는 악순환의 고리가 형성되는 것이다. 이런 위험 인자들을 많이 가지고 있을수록 동맥경화증은 더 젊은 나이에, 더욱 심한 형태로 발생 · 진행한다.
동맥경화증은 노화의 한 소견으로 볼 수도 있다. 이런 점에서 허혈성 심장 질환이 늘 수밖에 없는 이유 중 하나는 노인 인구의 증가다. 현재 한국인의 수명은 1970년 이후 여성이 17.1년, 남성은 17.4년 증가했다. 여성의 평균수명은 82.7년으로 OECD 국가 평균(81.8년)보다 0.9년 길고 남성의 기대수명은 76.1년으로 OECD 국가의 평균과 같았다. 65세 이상의 노인인구 비율은 1970년 3.1%에서 현재는 9.9%로 증가했다. 그만큼 심장 질환이 늘어난 것이다.

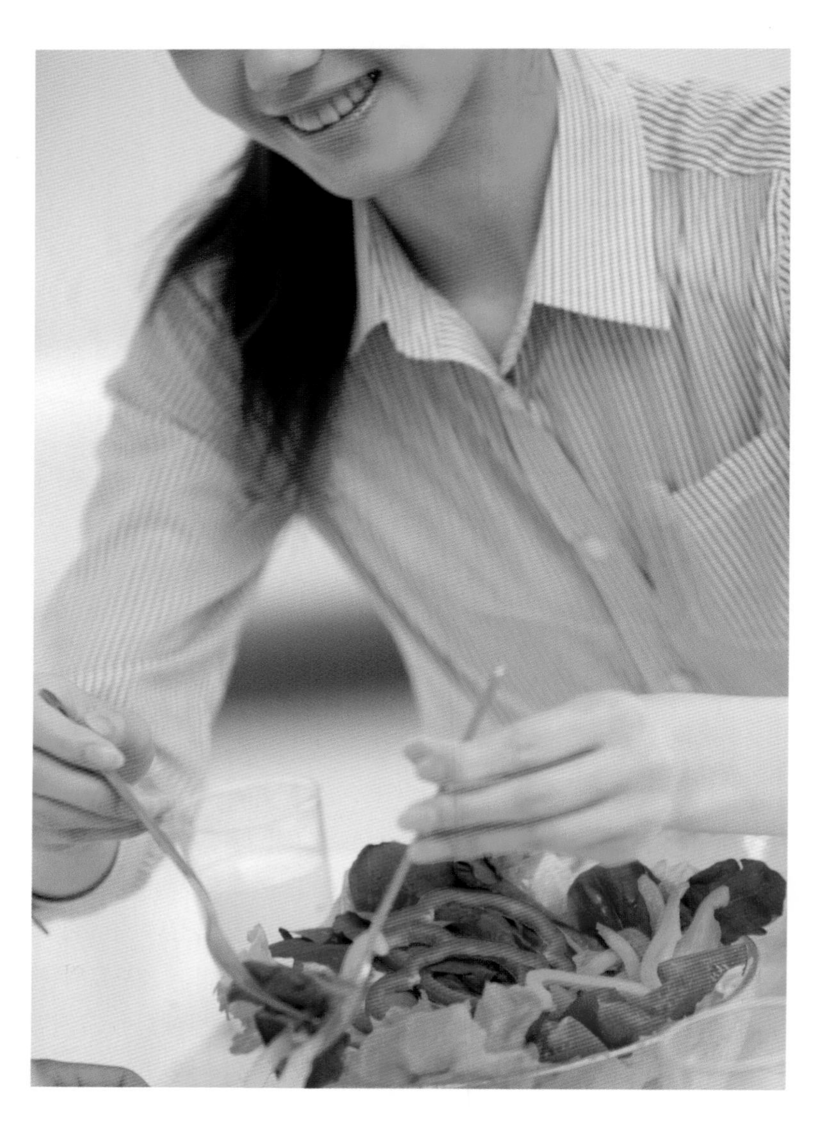

심장 질환은 발생하면 매우 치명적이지만, 한 가지 다행인 점은 질환의 원인이 상당수 밝혀져 있다는 것이다. 즉 이들 위험 인자를 잘 조절하면 심장 질환은 비교적 잘 예방할 수 있다. 위험 인자를 조절하면 심혈관 사망률을 줄일 수 있다는 사례는 미국에서 찾아볼 수 있다. 미국에서는 지속적으로 콜레스테롤과 혈압을 조절 · 관리하고 흡연율을 줄인 결과, 지난 10년간 심혈관 질환과 뇌졸중으로 인한 사망률이 30%가량 줄어든 것으로 확인되었다.
지금부터라도 동맥경화증 위험 인자를 제거하려는 노력을 시작하자. 심혈관 질환을 가장 경제적으로 예방하는 길인 동시에 최선의 건강 비법은 몸무게를 조절하고, 금연하고, 적절한 운동을 하고, 균형 잡힌 식사를 하는 것이다.

혈관 노화를 촉진하는 요인과 젊은 혈관 유지하는 방법

건강의 바로미터, 혈관이 당신 목숨을 좌우한다

우리 몸에서 가장 중요한 역할을 하는 심장. 심장에서 나온 혈액을 온몸 구석구석 운반 하는 통로 구실을 하는 혈관은 우리 건강을 좌우한다. 혈관이 노화되어 막히면 뇌졸중이나 심근경색증을 유발한다. 혈관을 노화시키는 원인과 혈관 나이를 젊게 유지하는 방법을 살펴보자.

심완주(고려대학교 안암병원 심혈관센터 교수)

혈관 노화가 뇌졸중, 심근경색증 부른다

몸의 장기 중에서 쉬고 싶어도 못 쉬는 대표적인 장기가 심장이다. 심장은 보통 분당 60~70회 수축해 온몸의 혈액순환을 지속적으로 유지해야 하기 때문이다. 게다가 운동할 때는 40~50대 중년도 분당 수축 회수가 150회 정도까지 증가해야 혈액순환이 정상적으로 유지된다.

평균수명까지 사는 것을 기준으로 할 때 심장은 평생 약 30억 회 수축한다. 심장(정확하게는 심장의 좌심실)이 수축해 뿜어져나온 혈액은 대동맥을 거쳐 동맥으로 나뉘며 세(細)동맥과 모세혈관 순으로 지나간다. 그 모세혈관에서 말초 장기를 포함한 전신으로 피가 공급된다.

말초 장기에서 발생하는 대사 산물과 노폐물은 정맥을 거쳐 심장으로 운반됐다가 폐와 신장을 통해 몸 밖으로 배출된다. 혈관을 한 줄로 연결하면 약 12만 km에 이르는데, 이는 지구를 약 두 바퀴 반을 휘감을 수 있는 길이다. 혈관 전체의 무게는 몸무게의 3% 정도를 차지한다.

혈관은 도로망 또는 상하수도와 같은 역할을 한다. 혈관은 단순한 혈액 운반 통로 역할만 하는 것은 아니다. 혈관 벽은 3층 구조로 이뤄져 있다. 혈액과 맞닿는 가장 안쪽의 내막은 내피세포가 얇은 층으로 되어 있고, 이 내피세포에서는 혈관 벽에 핏덩이들이 들러붙지 않게 하는 물질이나 혈관을 수축 또는 이완하는 데 관여하는 여러 물질들을 분비한다.

혈관의 중간막은 근육세포와 섬유질로 이뤄져 있으며 필요할 때 혈관을 수축·이완하는 작용을 한다. 혈관 가장 바깥쪽 외막(外膜)은 혈관이 압력을 받아도 터지지 않도록 구조가 질기게 되어 있다.

이처럼 혈관은 필요에 따라 직경이 변하기도 하고, 스스로 청소 작용을 하는 물질을 만들어내기도 한다. 이런 혈관이 제대로 기능하지 못해 혈액 공급이 원활하지 않으면 각종 장기에 피가 부족한 허혈(虛血)이나 괴사가 일어난다. 그 기능을 멈추면 결국 사망에 이른다.

혈관이 노화되면 두가지 특징을 보인다.

첫째, 혈관 기능이 저하되고 그 결과로 노화된 피부처럼 탄력이 떨어진다. 탄력이 떨어지면 혈관의 경직도가 높아진다. 즉 혈관이 잘 늘어나거나 줄어들지 못하고 딱딱해진다. 그러면 심장이 수축할 때 혈관이 받는 압력이 더 올라가고 이완할 때 압력은 심하게 감소한다.

이런 사람들의 혈압을 측정하면 수축기와 이완기 혈압의 차이(이를 맥압이라고 한다)가 무척 크다. 노인들의 혈압을 재보면 이완기는 별 변화가 없으면서 수축기 혈압만 확 올라간 것을 볼 수 있는데, 이는 혈관의 경직도가 높아졌기 때문이다.

둘째, 혈관 내피세포의 기능이 저하되면서 혈액 중의 지방 성분이 혈관 벽에 침착되며 매끈했던 혈관 내벽에 부스럼 같은 동맥경화반이 형성된다. 일단 동맥경화반이 형성되면 국소적으로 혈관에 염증이 생기고, 이때 분비된 여러 화학물질에 의해 혈소판이 모여들어 혈관벽이 두꺼워지며 혈관의 내경(안지름)이 좁아진다.

혈관 내경이 좁아지는 과정은 서서히 진행될 수 있지만, 갑자기 핏덩어리가 형성돼 혈관을 막을 수도 있다. 그러면 그 혈관이 먹여 살리는 장기의 혈액순환이 갑자기 감소되면서 조직이 괴사된다. 뇌나 심장에 혈액을 공급하는 혈관이 막히면 뇌졸중(뇌경색)이나 심근경색증이 발생한다.

고혈압 · 당뇨병 · 고지혈증 등이 혈관 노화 촉진

그렇다면 혈관의 노화는 나이와 비례하는가? 꼭 그렇지는 않다. 건강한 생활을 해왔다면 70세 노인이라도 혈관 나이는 30~40대일 수 있고, 반대로 건강하지 않은 생활을 해왔다면 30대라도 혈관 나이는 60대일 수 있다.

혈관은 다른 장기와 마찬가지로 노력에 따라 젊게 관리할 수 있다. 혈관을 젊게 유지하려면 혈관 노화를 촉진하는 요인을 알고 이를 피해야 한다. 혈관 노화를 촉진하는 요인은 다음과 같다.

먼저 고혈압이다. 고혈압은 혈관 벽에 압력을 과도히 가하고 혈관을 경화시키는 주범이다. 혈압이 높으면 뇌졸중이나 심근경색증이 나타날 확률이 4~5배 증가한다. 그러나 고혈압을 적절히 관리하면 혈관 합병증을 50~70% 방지할 수 있으므로 고혈압 환자는 꾸준한 약물 치료가 꼭 필요하다.

당뇨병과 고지혈증도 혈관 노화를 촉진하는 주요 요인이다. 당뇨병은 동맥경화증을 유발하는 요인일 뿐 아니라 혈관에 영양을 공급하는 미세혈관 기능에 장애를 일으켜 혈관을 약하게 만든다. 고지혈증이 있는 사람이 혈관 내피세포가 조금이라도 손상되면 혈관 내벽에 지방

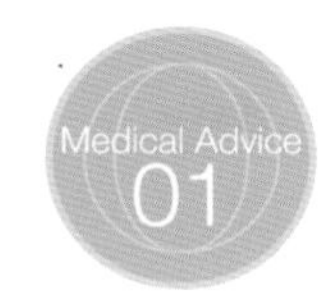

이 들러붙어 혈관이 좁아진다.

담배는 잘 알려진 혈관 노화의 주범이다. 담배를 피우면 직접적으로 산소 부족 상태가 되고 체내에 만성질환과 노화의 원인이 되는 유해 활성산소를 많이 만들며 활성산소를 없애는 항산화제까지 파괴한다. 또한 혈관의 내피 기능도 저하시키고 말초 혈관을 수축시켜 혈액순환을 방해한다.

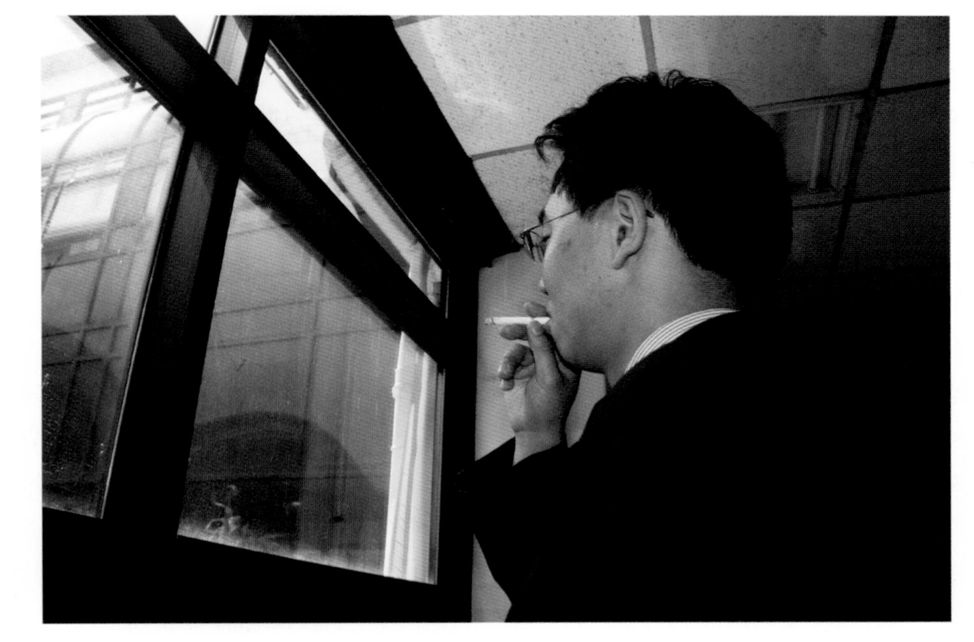

이 밖에도 스트레스를 받거나 젊은 나이에 동맥경화증을 진단받은 가족력이 있어도 혈관 노화가 빨리 진행된다.

올바른 식습관과 적절한 운동이 가장 중요

그렇다면 혈관 나이를 젊게 유지할 수 있는 방법은 없을까? 먼저 올바른 식습관이 중요하다. 균형 잡힌 식사를 하되 과일과 야채 등을 충분히 섭취하고 육류를 지나치게 섭취하는 대신 생선을 먹는 것이 바람직하다. 트랜스지방이 함유된 음식인 마가린이나 패스트푸드의 섭취를 줄인다. 그러나 식단에서 모든 육류를 제거하고 야채만 먹는 것도 영양실조나 빈혈의 위험이 있으므로 좋지 않다. 간단히 말하면 밥과 국, 나물, 김치, 생선 또는 약간의 고기로 구성된 한식 식단을 권장한다.

둘째는 적절한 운동을 꾸준히 하는 것이다. 하루 30분 이상 일주일에 4~5회 운동을 한다. 운동은 고지혈증이나 고혈압 조절은 물론 체중 감량 효과도 얻을 수 있다.

흡연자는 무엇보다도 금연이 가장 중요하다. 고혈압과 당뇨병, 고지혈증이 있는 사람은 전문가의 도움을 받아 지속적으로 적합한 치료를 받아야 한다.

많은 사람이 혈관 건강에 좋은 약이나 건강기능식품을 추천해달라고 요청한다. 혈관 노화를 예방하는 것으로 확인된 건강식품은 없다. 그러나 동맥경화증의 위험이 높은 50세 이상의 남성에게는 저용량 아스피린이 도움된다는 것은 알려진 사실이다.

나이 드는 것은 자연의 법칙이다. 다만 그 나이에 겪는 변화보다 혈관 노화가 훨씬 더 많이 진행됐다면 억울한 일이 아닐 수 없다. 따라서 혈관 노화를 촉진하는 요인을 알고 이를 피하는 노력을 해야 건강하게 오래 살 수 있다.

호흡곤란, 부종, 전신 무력감 등을 동반한다

심부전증의 원인과 증상 · 치료법

심장이 수축이나 이완을 제대로 하지 못해 혈액순환이 안 되며 이로 인해 각 기관의 기능이 떨어져 생기는 증상을 심부전증이라 한다. 점점 증가 추세를 보이는 심부전증의 원인은 무엇이며, 증상과 치료 방법은 어떤 것이 있을까?

나승운(고려대학교 구로병원 심혈관센터 교수)

심부전증이란 무엇인가?

심부전증(Heart Failure: HF)이란 심장 구조나 기능에 문제가 있어서 몸 안 중요 조직의 대사에 필요한 혈액을 적절하게 짜서 보내주는 기능이 떨어져 생기는 이상 증세와 신체 상태를 일컫는다.

최근에는 '수축기 심부전(Systolic HF)'과 '이완기 심부전(Diastolic HF)' 두 가지로 나눠 부르기도 한다. 수축기 심부전이란 심장이 정상적인 수축 기능을 유지하지 못해 심장에서 혈액을 뿜어내는 '심박출량'이 감소하고, 심실 속 혈액이 적절히 비워지지 않아 시간이 경과하면 심실의 크기가 늘어나 수축 기능이 더 떨어지는 전통적인 심부전증을 이야기한다. 이완기 심부전이란 심실이 이완(수축 후 심실이 늘어나는 과정)이 잘 되지 않아 이완기 때 심실 내 압력이 증가하는 것이 문제가 되는 심부전증이다.

심부전증의 빈도는 계속 증가 추세다. 미국에서는 연간 100만 명이 심부전으로 입원 치료를 받고, 5만 명이 사망한다.

심부전증의 대표 증세와 임상 진단

심장이 적절히 수축이나 이완을 제대로 하지 못해 순환이 안되고 울혈(혈액의 국소 적체)에 의해 발생하는 호흡곤란, 부종(특히 양측 발목 부종), 피곤함, 전신 무력감 등의 증세를 동반한다. 이 외에도 밤에 자다가 숨이 차서 깨거나 기침을 자주 하거나 조금만 움직여도 숨이 차는 등의 증세도 나타난다.

건강검진 결과에서는 경정맥 확장, 간 비대증, 복수, 황달, 우울증 등이 흔히 나타나며, 청진기로는 양측 폐에서 나음(rales)이 들리기도 한다. 흉부 X-선 검사상 폐충혈이나 늑막삼출이 관찰된다. 이 같은 다양한 임상 증세와 함께 흉부 X-선 검사, 심장초음파, 심전도 그리고 혈액에서 울혈성심부전표지자(BNP)의 상승 소견 등을 종합하여 확진한다.

심부전증의 발생 원인과 악화 인자

심부전증의 원인으로는 심외막 질환(심낭압전: 심장 근육과 근육 밖을 싸는 외막 사이에 삼출액이나 혈액이 고여 발생), 판막 질환(대동맥판 또는 승모판 폐쇄부전증 등), 심근 질환(확장성 심근증, 허혈성 심근증 등), 관상동맥 질환(협심증, 심근경색증 등), 부정맥(지속되는 빈맥 등) 등이 꼽힌다.

임상적으로 중요한 것은 심부전증을 갑자기 악화시키는 인자들이 있다는 점. 이러한 인자를 관리하는 것이 질병의 악화를 예방하고, 치료를 적절히 진행하는 데

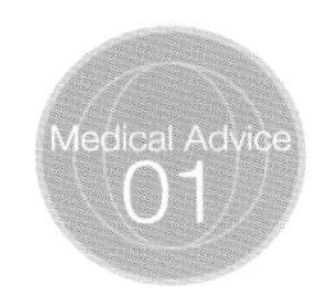

중요하다. 악화 인자로는 감염병, 부정맥(가장 흔한 악화 인자), 환경적 · 감정적 스트레스, 심근경색증, 폐색전증, 빈혈, 갑상선 기능항진증, 임신, 고혈압의 악화, 심근염, 감염성 심내막증을 들 수 있다.

심부전증의 치료

심부전증 치료의 5원칙은 다음과 같다.

- 일반적인 생활 방식 개선
- 기저 심장 질환 치료
- 심부전증의 악화 인자의 치료
- 심장 기능 악화 예방
- 심부전증 자체 증상 조절

심부전증을 가진 사람들이 일상생활에서 특히 유의해야 할 것은 염분 섭취 제한, 호흡기계 감염을 예방하기 위한 인플루엔자와 폐렴구균 등에 대한 예방접종이다. 또 금주가 필수며, 아주 덥거나 추운 지방으로 힘든 여행을 떠나는 것도 피해야 한다.

음식은 적은 양씩 자주 나눠 먹는 것이 좋고, 분노와 스트레스 등을 피해야 한다. 과도한 신체 움직임이나 운동 대신 걷기나 자전거 타기 등의 규칙적인 운동과 체중 조절이 중요하다.

심부전증의 주된 약물 치료

① 과도한 충혈을 개선해주는 이뇨제 투여

② 심근경색이나 허혈의 악화를 막아주는 ACEI(Angiotensin-Converting Enzyme Inhibitor 안지오텐신 전환효소 억제제), ARB(Angiotensin Receptor Blocker 안지오텐신 수용체 차단제), Aldosterone antagonist (알도스테론 길항제) 등의 약제와 Beta Blocker(베타 차단제) 투여가 중요한 것으로 알려져 있다.

③ 심장의 수축력을 증가시키는 약제가 도움이 될 수 있는데, 디기탈리스(Digitalis) 계열의 디곡신(Digoxin), 교감신경 항진제(Sympathetic amine)에 속하는 도파민(Dopamine), 도부타민(Dobutamine) 등 그리고 포스포디에스터라제 억제제(Phosphodi esterase inhibitor)에 해당하는 암리논(Amrinone), 밀리논(Milrinone) 등의 약물이 있다. 이러한 약물 치료들은 심장내과 전문의의 안내에 따라 투여를 적절히 조절해야 한다.

④ 심장의 부담을 줄여주는 혈관 확장제가 선택적으로 도움이 될 수 있는데, 니트로푸르사이드(Nitroprusside), 나이트로글리세린(Nitroglycerine), 네시리타이드(Nesiritide), 히드랄라진(Hydralazine) 등의 약제가 쓰일 수 있다.

심부전증의 비약물 치료

① 심실의 율동 재동기화 조율 치료 CRT(Cardiac Resynchronization Therapy) 전극 3개를 인공 심박동기처럼 심장 내에 설치해 심장의 적절한 수축을 유도)

② 부정맥 관리 삽입형 제세동기 ICD(Implantable Cardioverter-Defibrillator)

③ 기계적인 순환 보조 장치(Mechanical circulatory support)

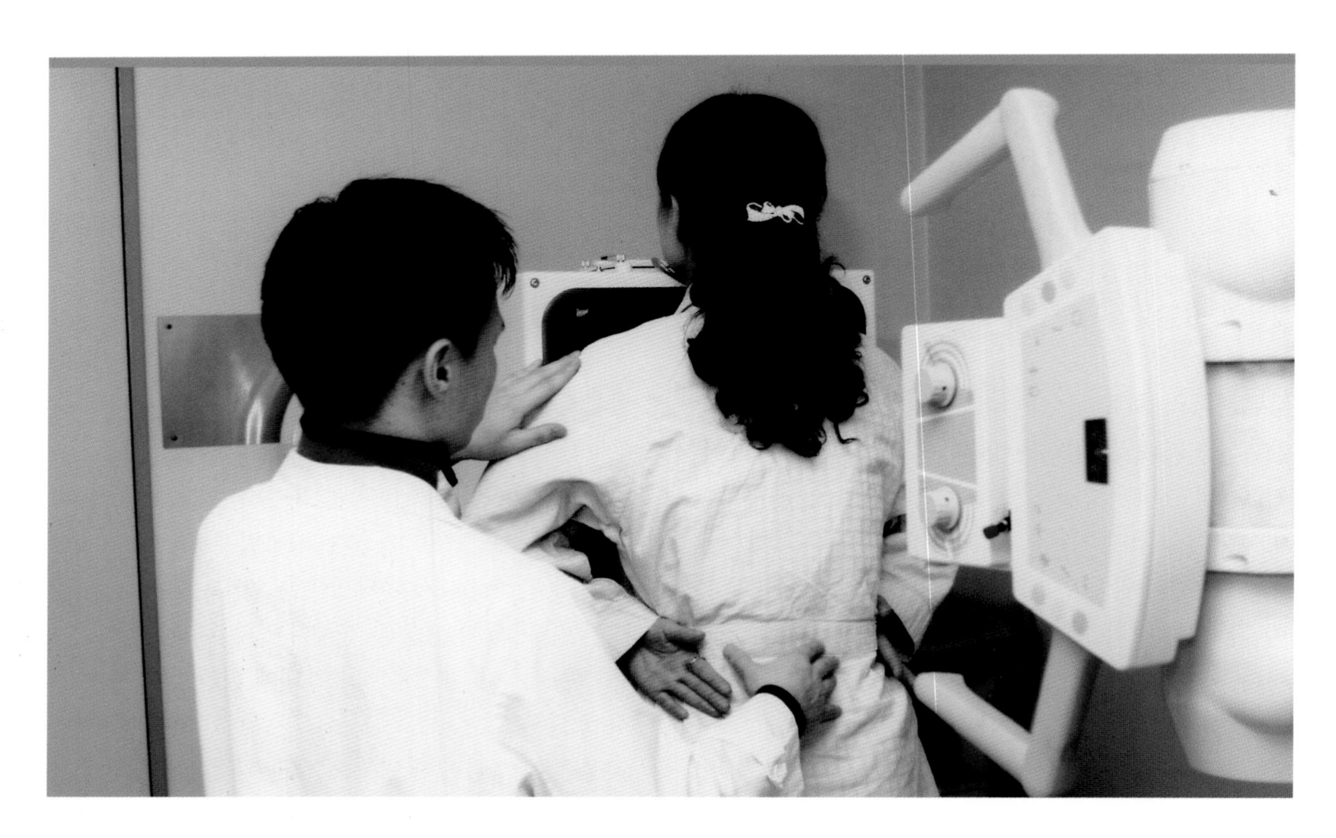

④ 좌심실 또는 양심실 조율(Left ventricular or Biventricular pacing)
⑤ 심장 수술 (심실제형성수술 Ventricular remodeling surgery), 다이내믹심근병증(Dynamic cardiomyo pathy), 승모판 재건술(Mitral valve repair)
⑥ 심장 이식(Cardiac transplantation) 등의 방법이 있다.

심부전증의 예후 및 권장 사항

기저 심질환을 잘 치료하고 악화 인자 관리를 잘하면 예후가 더 좋을 수도 있지만 일반적으로는 병이 계속 진행되고, 울혈 증세가 없어지더라도 2년 생존율은 80% 정도다. 적극적인 치료를 해도 증세가 지속되면 6개월 생존율이 50%로 떨어진다.

즉 심부전 진단을 받고 적절한 치료로 증세가 없어진 경우는 연간 치사율이 5% 이내며, 경도의 증세는 10%, 중등도 증세는 20~30%, 심한 증세는 30~80%에 이른다. 사망의 주된 기전은 급사가 40%, 심부전증이 지속적으로 악화되어 사망하는 경우가 40%, 기타의 사망 원인이 20%로 알려져 있다.

심부전증이 의심되면 조기에 적극적으로 원인 질환을 찾아내 관리해야 한다. 아울러 심부전을 악화시키는 요인들이 발생하지 않게 적극적으로 예방해야 하고, 평소 생활 방식을 개선해 적극적으로 대처해야 한다. 증세가 악화되면 적극적인 약물 및 비약물 치료를 시작해 삶의 질을 개선하고 예후를 좋게 하는데 노력해야 한다.

평생 25억 회 이상 뛰는 심장은 어떻게 생겼을까?

심장의 구조와 기능

두 주먹을 합한 크기의 심장은 평생 25억 회 이상 뛰는 튼튼한 장기다. 하지만 심장은 조금만 이상이 생겨도 기능을 제대로 하지 못한다. 심장 박동이 몇 초만 멎어도 사람은 의식을 잃고 이 상태가 몇 분간 지속되면 사망에 이른다. 심장의 기본적인 구조와 기능에 대해 알아보자.

송우혁(고려대학교 안산병원 심혈관센터 교수)

심장은 온몸에 피를 순환시키는 펌프

심장이 어떻게 생겼는지를 설명하는 이 글을 읽다 보면 아마도 독자들은 초등학교나 중학교 시절에 배웠던 단어들을 다시 떠올리게 될 것이다. 대부분의 사람들은 심방이나 심실, 동방결절, 방실결절, 대동맥 등을 학교 다닐 때 교과서에서 본 뒤에는 평생 다시 만날 기회가 거의 없다.

심장의 구조를 말하기 전에 우선 심장의 역할을 알아보자. 심장은 온몸에 피를 순환시키는 펌프라고 할 수 있다. 우리 몸을 구성하는 모든 신체 조직은 생존과 활동에 산소와 영양분을 필요로 한다.

몸의 구석구석까지 혈액에 산소와 영양분을 실어 보내고 이산화탄소와 노폐물을 실어와 폐로 보내 이산화탄소를 몸 밖으로 내보내고 다시 산소를 받아들여야 한다. 또 일부 노폐물은 간이나 콩팥으로 보내 처리해야 한다. 이런 과정에 관여하는 혈액의 체순환과 폐순환이 이루어지게 하는 펌프 역할을 하는 것이 심장이다.

우리의 몸은 70%가 수분으로 되어 있고, 그중 약 10%가 피다. 즉 몸무게의 약 7%가 혈액이며, 부피는 5L쯤 된다. 심장은 안정된 상태에서 1분에 70회쯤 뛰는데, 한 번 뛸 때마다 60~70mL의 피가 심장에서 방출된다. 1분이면 전신의 피가 한 번쯤 순환한다.

운동을 하면 1회 박동 때 방출되는 혈액의 양이 200mL까지 증가하며, 분당 심장박동수도 증가해 안정시 상황보다 6배까지 심박출량이 늘기도 한다. 심장은 하루에 평균 10만 회 박동한다. 70세까지 산다고 하면 밤낮으로 쉬지 않고 평생 25억회 이상 뛰는 아주 튼튼한 장기다.

동물들도 모두 심장 또는 심장과 비슷한 기능을 하는 장기를 가지고 있다. 진화의 단계에 따르면 어류부터는 완전한 형태의 심장을 가지고 있다. 어류와 양서류, 파충류, 조류와 포유류로 갈수록 진화의 단계에 따라 심장의 구조도 점점 복잡해진다.

두 주먹 크기의 2심방 2심실 구조

심장의 형태를 설명하기 전에 심방과 심실에 대한 이해가 필요하다. 심장 근육에 의해 심장 내에 형성된 공간이 있는데 이 중 심방은 피가 온몸이나 폐를 돌아 고이는 장소다. 일종의 저장 창고라고 생각하면 이해가 쉽다.

심실은 이 심방에 모여 있는 피를 빨아들여 전신과 폐로 내보내는 펌프의 주된 역할을 하는 곳이다. 어류는 심장이 심방과 심실이 하나씩인 '1심방 1심실'

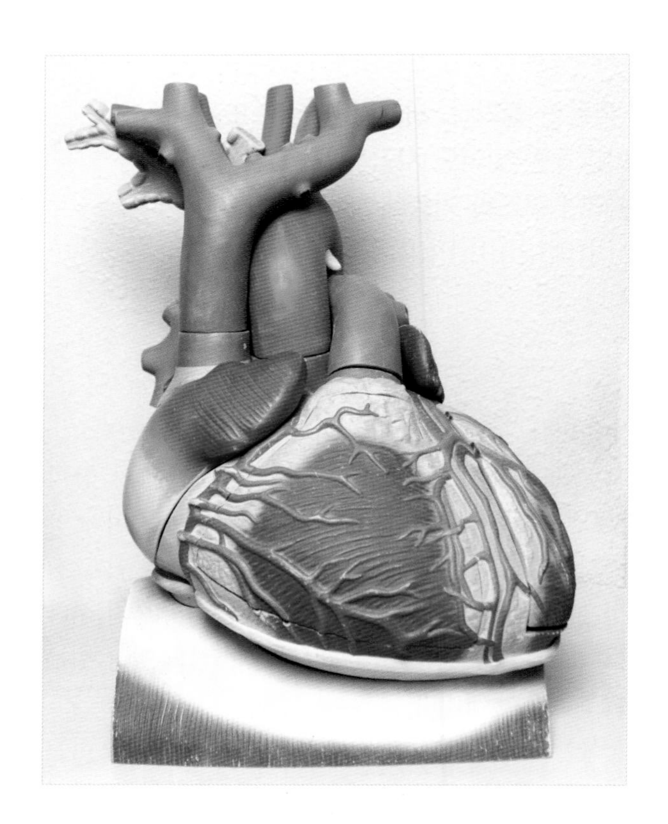

구조로 돼 있고, 양서류는 심방 2개에 심실이 하나인 '2심방 1심실', 파충류는 심실이 불완전하게 나누어져 있는 '2심방 1심실' 구조로 되어 있다. 인간을 포함한 모든 포유류와 조류는 심방과 심실이 2개씩인 '2심방 2심실' 구조로 체순환과 폐순환이 분리되어 있다.

흥미로운 것은 인간의 경우 어머니의 뱃속에 있는 태아 때는 심장이 진화의 단계를 모두 거치면서 하나의 심장 속에 '2심방 2심실' 구조로 자리 잡는다는 것이다.

심장은 가슴뼈와 갈비뼈, 척추에 의해 보호받는 가슴 속에 위치하며, 그중에서도 양쪽 허파 사이의 가장 안쪽에 존재한다. 흔히 심장이 가슴 왼쪽에 있는 것으로 알고 있으나 실제로는 가슴의 거의 정중앙에 있다. 이는 원추형 모양인 심장의 앞쪽 심첨부가 태생기에 약간 왼쪽으로 돌아가면서 자리를 잡기 때문에 생긴 오해이다. 즉 심장은 가슴뼈의 하단부 정중앙, 횡경막 바로 위에 있으며, 심첨부만 왼쪽으로 돌아간 형태다.

심장은 길이가 약 12~15cm, 폭이 약 9cm인 원추형 모양이고, 무게는 350~400g 으로 대충 두 주먹을 합한 정도의 크기다.

심방과 심실, 심장판막, 심장혈관 등으로 구성

심장의 주요 구조물은 격벽과 판막에 의해 나누어져 있는 2개의 심방과 2개의 심실, 심방과 심실, 심실과 대동맥, 폐동맥 사이에 존재하는 심장판막, 심장 자체에 피를 공급하는 심장혈관, 심장 근육을 수축시키는 전기적 자극을 전달하는 전도계 등이 있다. 또 심낭이 외부에서 심장을 감싸고 있고 대동맥과 대정맥, 폐동맥과 폐정맥이 심방과 심실에 이어져 있다.

즉 심장의 구조를 이야기할 때 심방과 심실, 심장판막, 심장혈관, 전도계, 심낭, 심장에 이어진 대혈관 등으로 구분해 말하며, 심장병은 심장을 이루고 있는 구조들 중 한 가지 이상에서 문제가 발생해 생긴다.

심방과 심실은 주로 근육층으로 이루어져 있으며 좌심방과 좌심실, 우심방과 우심실로 나뉜다. 폐에서 산소를 공급받은 피가 폐정맥을 통해 좌심방에 모이면 좌심실이 수축 · 이완하면서 좌심방의 피를 받아들여 대동맥을 통해 피를 전신으로 뿜어낸다. 전신을 순환한 피는 우심방으로 들어온 뒤 우심실을 거쳐 폐로 보내진다.

이처럼 피는 온몸과 폐를 순환하는데, 좌심실이 우

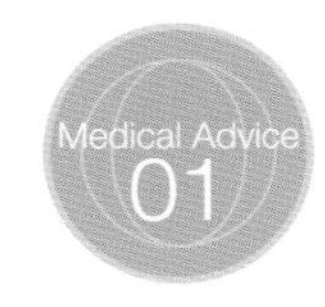

심실보다 근육이 더두껍다. 이는 혈액을 폐로 순환시키는데 필요한 힘보다 전신으로 순환시키는 데 더 많은 힘이 들기 때문이다. 좌심실은 수축할 때 강한 압력으로 피를 뿜어내는 데 이 압력이 '수축기 혈압'이다.

심장 내부에는 심방과 심실 사이, 심실과 대혈관 사이에 심장판막이 있다. 이들은 심실이 수축과 이완을 하며 피를 순환시킬 때 피가 역류하지 못하도록 막는 일종의 체크 밸브 역할을 한다. 심장판막은 4개가 있다. 좌심방과 좌심실 사이의 승모판, 좌심실과 대동맥 사이의 대동맥판, 우심방과 우심실 사이의 삼첨판, 우심실과 폐동맥 사이에 폐동맥판 등이다.

심장판막이 여러 가지 원인에 의해 손상돼 판막 협착증이나 폐쇄부전증이 생기면 혈액이 심장 내에서 원활하게 순환하지 못한다. 이로 인해 심장의 펌프 기능에 이상이 생기면 심장 구조도 변하고 심부전증의 원인이 된다. 심하게 손상받은 심장판막은 인공 심장판막으로 교체해야 한다.

심장은 평생 25억 회 이상 뛰는 튼튼한 장기

심장도 다른 장기들과 마찬가지로 산소와 영양분을 공급받아야 활동할 수 있으며, 이를 공급하는 것이 심장의 관상동맥 혈관이다.

심장혈관은 심장 바로 위 대동맥에서 시작되며, 크게 왼쪽 심장혈관(좌 관상동맥)과 오른쪽 심장혈관(우 관상동맥)이 있다. 이 중 좌관상동맥은 대동맥에서 나오자마자 바로 '좌전하행지'와 '좌회선지'란 2개의 큰 가지로 나누어져 주로 좌심실의 혈액순환을 담당하며, 우관상동맥은 주로 우심실과 좌심실의 아래쪽 일부분의 혈액순환을 담당한다.

우리가 흔히 협심증이나 심근경색증이라고 하는 것은 동맥경화증 등에 의해 심장혈관이 좁아지거나 막혀서 발생하는 것으로 급사의 원인이 된다.

심장 근육에는 보통의 골격근과 달리 스스로 흥분하는 '자동능'이라는 특이한 능력이 있는데 이것이 두드러지게 특화된 조직이 있다. 이 조직은 '동결절'이라고 하며 우심방 뒤쪽에 있다.

동결절에서는 심장을 뛰게 하는 전기적 신호가 분당 70회 정도 규칙적으로 발생한다. 이는 자율신경계의 지배를 받아 빠르게 혹은 느리게 진행된다. 동결절에서 발생한 전기적 신호는 심방과 방실결절을 통해 히스 속에 연결되고 푸르키니녜 섬유를 통해 심실 근육 수축을 일으킨다. 동결절에서 시작되어 심방을 거쳐

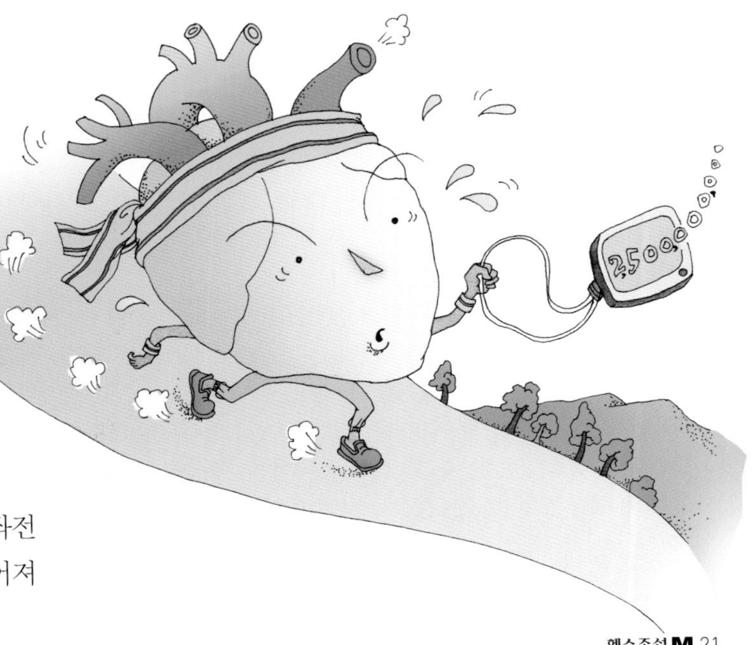

방실결절, 히스 속, 푸르키니네 섬유, 최종적으로는 심실 근육으로 이어지는 전기적 회로에 문제가 생기면 심장이 정상적인 리듬을 잃고 박동하지 못하는 부정맥이 발생한다.
심장은 평생 25억 회 이상 뛰는 아주 튼튼한 장기지만 구조에 조금만 이상이 생겨도 기능을 제대로 하지 못하는 심부전증에 빠질 수 있다. 또 심장 박동은 몇 초만 멎어도 의식을 잃고 기절하며, 몇 분간 지속되면 사망에 이른다.
늙으면 심장도 나이를 먹어 이곳저곳에 문제가 발생할 수 있다. 하지만 평소에 식이요법과 운동을 게을리 하지 않고 고혈압과 당뇨병 등 성인병 관리를 잘 하면서 담배까지 피한다면 오랫동안 건강한 심장을 유지할 수 있을 것이다.

Health Tip

심장이 오른쪽에 있는 사람도 있을까? 장기영(고려대학교 안산병원 소아심장클리닉 교수)

"심장이 오른쪽에 있는 사람도 있나요?"라는 질문을 가끔 받는다. 대답은 한마디로 "있다."
심장은 일반적으로 왼쪽 가슴에 있는 것이 정상이다. 심장이 왼쪽에 있는 경우를 좌심증이라 하고, 심장이 오른쪽에 있는 경우를 우심증이라고 한다. 대부분의 사람은 좌심증이기 때문에 심장이 오른쪽에 있다고 하면 깜짝 놀라서 병원을 찾는 경우가 종종 있다. 남성 중에는 우심증이 있으면 군대에 가지 않아도 되느냐고 묻기도 한다. 우심증이라고 해도 군대 면제가 되는 것은 아니다.
가끔 주변에 우심증 때문에 군대를 면제 받은 사례를 드는 경우도 있는데, 이는 우심증이 원인이 아니라 우심증에 동반된 다른 심장 기형이 있기 때문일 것이다. 심장이 오른쪽에 있다는 자체만으로는 혈역학적으로 문제를 일으키지 않는다. 당연히 동반되는 증상도 없다. 흉부 X-선을 촬영하면 심장이 오른쪽에 있는 것을 확인할 수 있다.
다만 우심증이면서 심장의 다른 기형이 동반된다면 문제는 다르다. 우심증을 동반한 심장은 구조가 정상인 경우부터 복잡한 기형까지 다양한 소견을 보인다. 폐나 간과 같은 다른 장기의 위치는 정상인데 심장만 오른쪽에 있는 우심증은 대부분 복잡한 심장 기형을 동반한다. 다른 장기의 위치 이상이 동반된 우심증, 즉 '경상우심증'은 정상인보다는 선천성 심장병의 동반이 더 흔한 것으로 알려져 있다.
'경상우심증'에 동반된 심장병의 정확한 빈도는 알려져 있지 않으나 신생아에서 발견됐을 때는 약 50%, 성인 때 발견되면 10% 미만에서 심장 기형이 동반되는 것으로 보고돼 있다. 따라서 우연히 흉부 X-선 촬영 때 우심증이 발견된 경우 병원에서 검사해봐도 대개 이상은 없다.
우심증에 동반되는 심장 기형을 살펴보면 심실중격 결손 같은 단순 심장 기형이 있는가 하면 팔로사징, 양대혈관 우심실 기시, 완전 대혈관 전위, 수정 대혈관 전위 같은 복잡한 심장 기형이 동반되는 경우도 있다. 우심증 외에 다른 심장 기형이 동반되는 경우는 동반되는 심장 기형에 의한 심장병 증상이 나타날 수 있고, 심장병 치료를 요하기 때문에 심장 전문의의 진찰과 검사가 필요하다.

갑상선 기능항진증, 갱년기, 스트레스, 부정맥 등이 원인

심계항진의 원인과 진단 · 치료법

평소에는 느끼지 못하던 심장 박동을 갑자기 느끼는 심계항진(가슴 벌렁거림). 이 증상은 주로 심한 스트레스나 갱년기, 갑상선 기능항진증, 우울증, 빈혈, 부정맥 등이 원인이다. 심계항진의 진단과 치료법은 어떤 것이 있을까?

신승용(고려대학교 구로병원 심혈관센터 교수)

심계항진이란 무엇인가?

심계항진이란 자신의 심장이 뛰는 것이 느껴지는 것이다. 계속해서 심장은 뛰고 있지만 평상시에는 느끼지 못하는 것이 일반적이다. 심계항진을 호소하는 환자들은 '가슴이 쿵쾅거린다'거나 '가슴이 벌렁거린다'며 병원을 찾는다. 또는 '맥박이 거른다'는 증상을 호소하는 환자들도 드물지 않게 만날 수 있다.

심장은 쉴 새 없이 뛰고 있지만 평소에 느끼지 못하던 심장 박동을 갑자기 느끼는 데는 이유가 있다. 즉 심장의 율동이 변한다거나 맥박이 빨라지거나 느려지기 때문이다.

심계항진의 원인

◆정상적인 반응 정상적으로 긴장하거나 스트레스를 받았을 때 가슴이 두근거리는 것은 자연적인 반응이다.

◆갑상선 기능항진증 몸의 대사 과정이 과도하게 활발해지고 발열, 체중 감소, 맥박수 증가 등이 이차적으로 동반된다.

◆갱년기 갱년기에는 가슴이 두근거리거나 얼굴이 화끈거리고 땀이 나는 증상들이 동반된다. 이는 호르몬 감소로 인해 나타나는 일시적인 증상이므로, 필요하면 호르몬 치료가 증상 호전에 도움이 될 수 있다.

◆우울증 슬픔보다 짜증, 불안, 불면증, 심계항진과 같은 각종 신체 증상을 호소하는 경우가 흔하다.

◆공황장애 어느 한순간에 폭발적으로 가슴이 두근거리는 증상을 호소한다.

◆심한 스트레스 심방 또는 심실의 조기 수축이 발생하면서 가슴이 두근거릴 수 있다. 이때는 휴식을 취하고 술이나 담배, 커피 등 카페인이 함유된 음식을 삼가면 증상이 호전될 수 있다.

◆빈혈, 임신 높은 심장의 박출량이 요구되므로 가슴이 두근거릴 수 있다.

◆부정맥 심계항진의 가장 흔한 내과적 원인이다. 심방 또는 심실 조기 박동, 조기 흥분 증후군, 발작성 상심실성 빈맥, 심실성 빈맥, 방실 차단, 동기능 부전 증후군 등이 대표적인 예다. 이 외에도 선천성 심장병,

심근경색, 협심증 등과 같은 심장 질환이 있을 때도 이차적으로 부정맥이 발생할 수 있다.

심계항진의 진단

심계항진의 원인은 매우 다양해서 원인을 찾기 위해 많은 노력이 필요하다. 그중 가장 중요한 것이 증상에 대한 문진과 환자의 병력 청취다.

사례 1

30대 후반의 가정주부인 K씨는 집안일을 하려고 일어서서 움직이기만 하면 가슴이 두근거려 아무것도 할 수가 없었다. 자연히 누워 있는 시간이 늘어나고 바깥 활동이 줄었다. 병원을 찾아 검사를 했으나 큰 이상은 없다는 이야기만 할 뿐 진단명은 알 수 없었다. 급기야는 가족마저 환자를 정신병 환자처럼 대하면서 우울증까지 얻게 되었다.

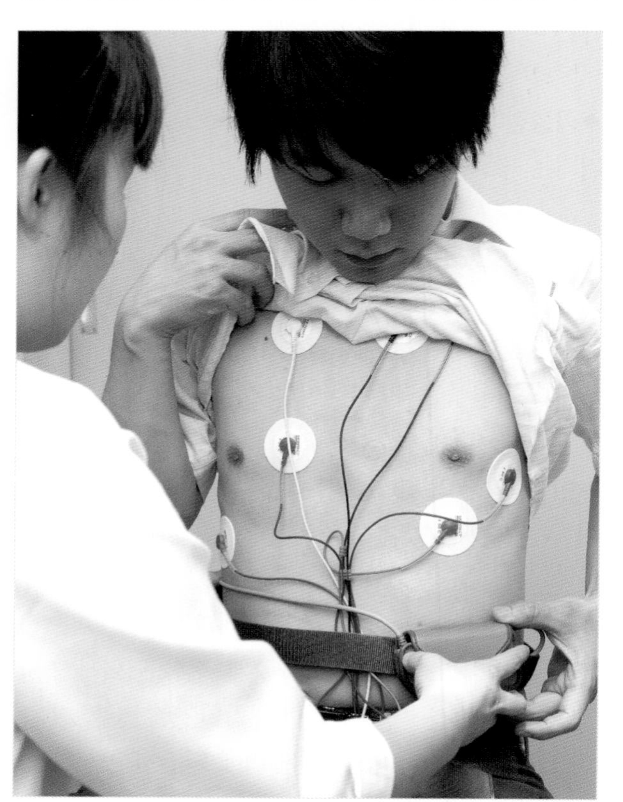

이 같은 경우는 종종 만날 수 있는 유형의 환자로 기립성 빈맥 증후군(Postural Orthostatic Tachycardia Syndrome)이다. 아직까지 정확한 기전이 규명된 것은 아니지만 자율신경계의 부조화가 원인으로 알려져 있다. K씨는 정확한 병명을 찾은 후 약물 치료를 시작했고 점차 증상이 호전되었다. 정신과 치료도 중단할 수 있을 만큼 호전된 상태다. 문진과 병력 청취 만큼이나 중요한 것이 검사다.

◆선별검사 심계항진을 호소하는 환자는 위에서 설명한 원인들을 확인하기 위한 기본적인 선별검사로 맥박수, 혈압, 흉부 X-선 검사, 심전도, 혈액검사, 갑상선 기능검사 등의 확인이 필요하다.

◆내과적인 원인 감별을 위해 필요한 검사들 추가적으로 심장에 관련된 원인들을 진단하기 위한 검사로는 표준 12유도 심전도, 24시간 활동 심전도, 운동 부하 심전도, 심장 초음파, 심도자술, 심혈관 조영술, 전기 생리학적 검사 등이 필요하다.

심계항진 치료

심계항진의 원인 질환으로 진단되면 각각의 원인에 따른 치료를 받아야 한다. 예를 들면 긴장이나 스트레스에 따르는 정상적인 반응이라면 안심을 시키고 마음을 편하게 갖도록 하면 된다.

갑상선 기능항진증이라면 그에 해당하는 약물 또는 수술 치료를 받으면 심계항진은 함께 나아질 것이다.

Medical Advice 01

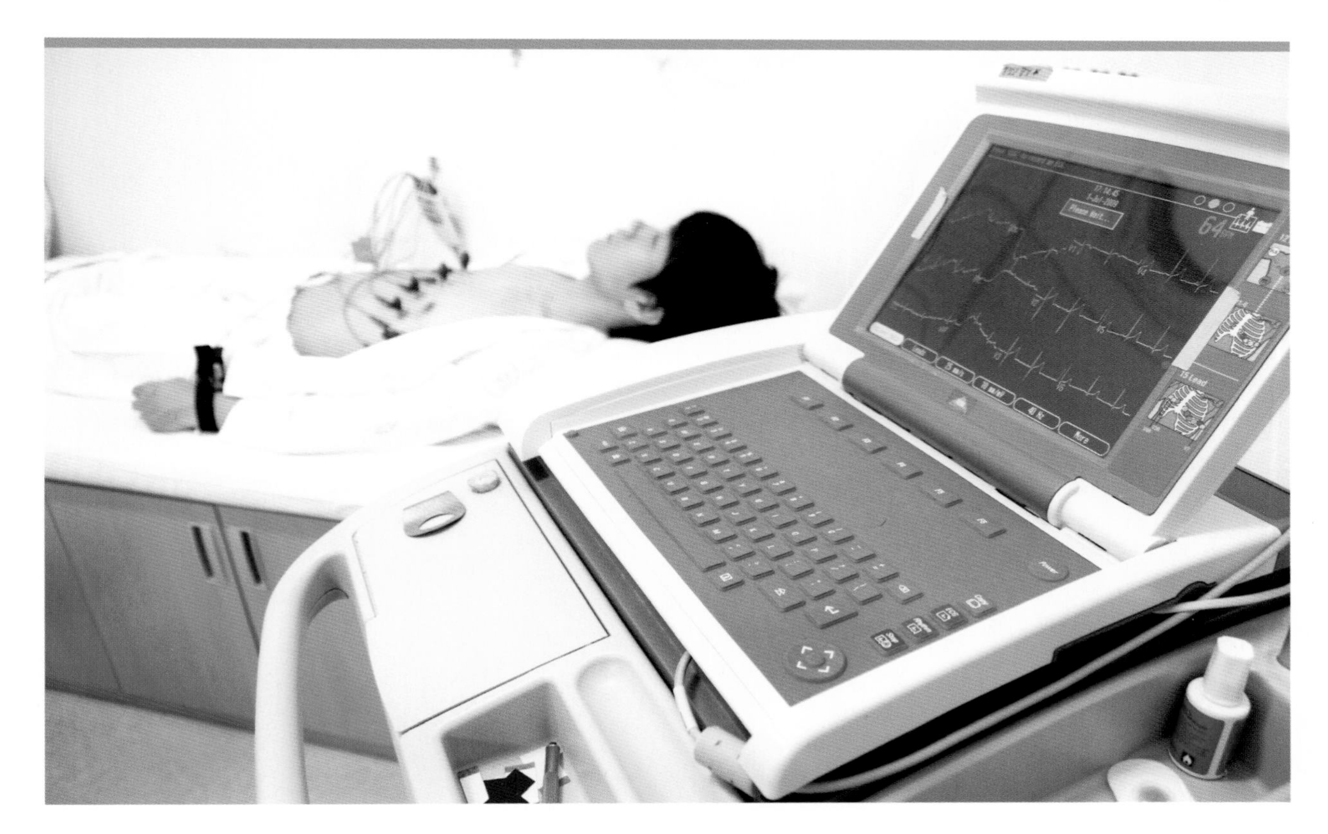

정신과 질환들도 원인 질환에 따른 적절한 상담, 약물 요법을 통해 증상을 호전시킬 수 있다. 이렇듯 심계항진의 원인에 대한 정확한 진단이 이루어진 후에는 원인에 따른 적절한 치료를 받으면 증상 호전을 기대할 수 있다.

사례 2

젊고 건강한 20세 현역 군인인 M씨. 현역으로 근무할 만큼 건강했고 이전에 다른 병을 앓은 과거력은 없었다. 그런데 얼마 전부터 훈련 도중 갑자기 가슴이 두근거리곤 했으나 10~20분 이면 저절로 나아져 대수롭지 않게 여기고 지냈다고 한다. 그 이야기를 들은 군의관이 검사를 권유해 심전도 검사를 받았다. 그 결과 M씨는 조기 흥분 증후군을 진단받았다.

조기 흥분 증후군은 심장에 비정상적인 '부회로' 가 존재하는 병이다. 이 경우 간헐적인 심계항진을 호소할 수 있다. 대부분은 발작성 상심실성 빈맥 형태로 나타나지만 때로는 심방 세동이 발생되고 부회로를 통한 빠른 심실 반응에 의해 심실 세동으로 전환되어 급사할 수 있기 때문에 심각한 병이다.

다만 전극도자 절제술이라는 시술로 비정상적인 부회로를 제거하면 완치가 가능하다. 시술은 국소마취를 한 뒤 1~2시간이면 가능하고, 재발률은 약 3% 이내로 높은 성공률을 기대할 수 있다. M씨는 시술을 받은 후 퇴원해 건강하게 군복무를 마쳤다.

이처럼 가슴이 두근거릴 때는 혼자서 고민하지 말고 전문가를 찾아가 상담을 받아보고 필요한 경우에는 적절한 검사를 받아보는 것이 바람직하다.

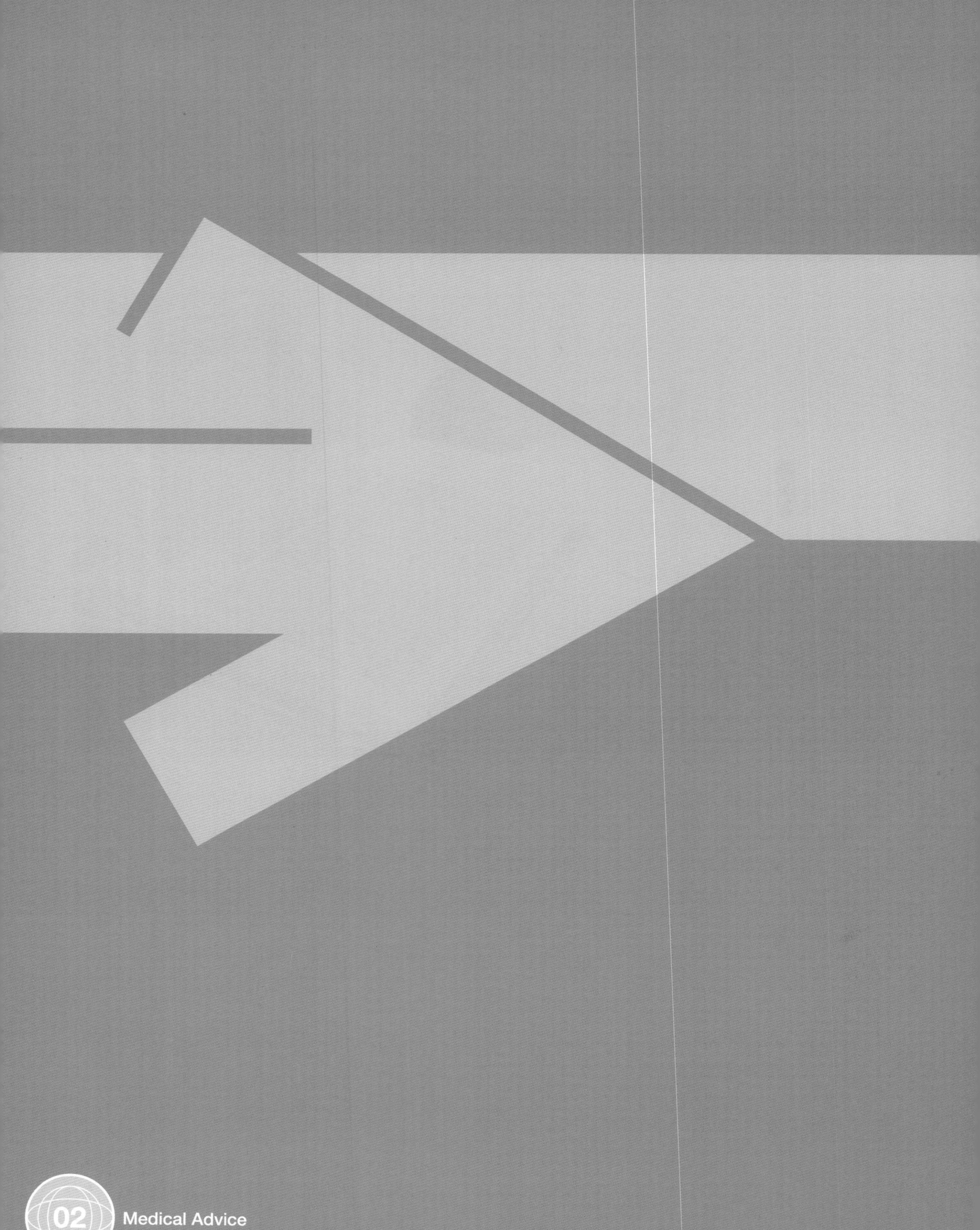

02 Medical Advice

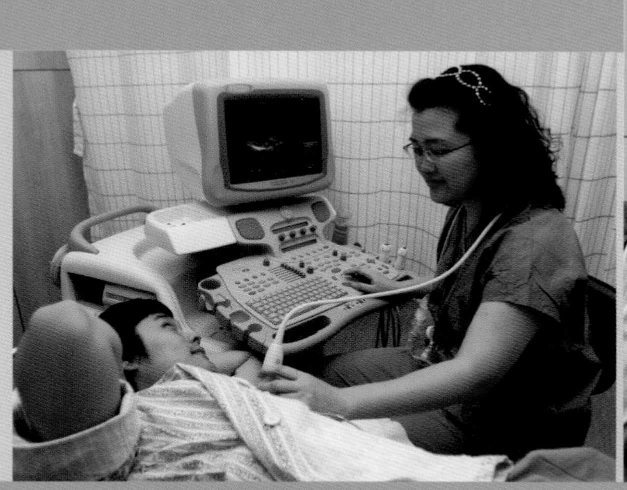

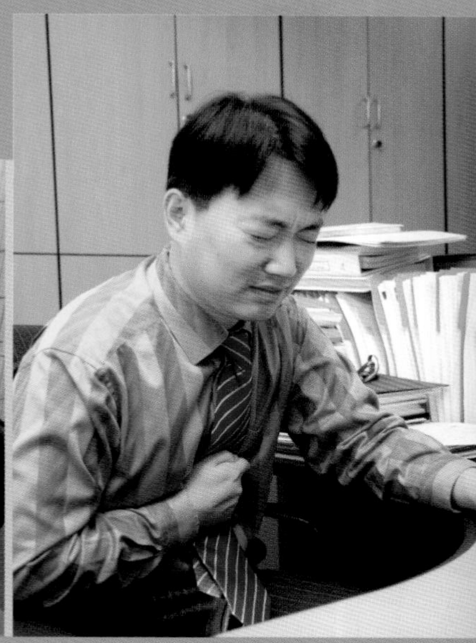

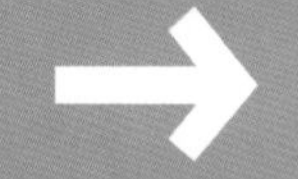

관상동맥의 문제로 유발되는 심장 질환

협심증과 심근경색증

심장 근육에 영양소를 공급하는 관상동맥에 문제가 생기면 협심증이나 심근경색증이 발병한다. 심장의 중추 연료 보급로 역할을 하는 관상동맥의 주요 기능은 무엇이며 협심증과 심근경색증의 위험도와 치료법에 대해 자세히 알아보자.

관상동맥, 심장 근육에 영양소를 공급한다
심장의 고속도로, 관상동맥의 구조와 기능

혈류를 통해 심장 근육에 영양소를 공급하는 동맥과 그 가지인 관상동맥.
관상동맥은 마치 우리 몸에서 고속도로와 같은 역할을 하며, 여기에 문제가 생기면 협심증이나 심근경색증이 발생한다. 관상동맥의 구조와 주요 기능에 대해 살펴보자.

나승운(고려대학교 구로병원 심혈관센터 교수)

우리 몸에서 고속도로 역할을 하는 관상동맥

심장은 온몸에 피를 보내는 펌프로, 인체에서 심장으로부터 피를 공급받지 않는 기관이나 조직은 없다. 심장도 예외가 아니다. 관상동맥(冠狀動脈)은 심장 근육(심근)에 혈류를 공급하는 동맥들과 그 가지들을 지칭하는 말이다. 관상동맥은 대동맥 기시부에서 좌우 두 갈래로 나눠 심장 전체를 둘러싸며 피를 공급하는데, 그 모양이 관(冠)처럼 생겼다고 해서 관상동맥이라고 한다.

관상동맥은 크게 3대 가지인 좌전하행지, 좌회선지, 우관상동맥으로 나뉜다. 이들 주요 3대 가지에서 작은 분지(分枝)들이 갈라져나와 전체 심근에 혈류를 공급하여 심장이 수축하고 이완하는 데 필요한 산소와 영양분을 공급해준다.

특히 좌측 관상동맥은 대동맥에서부터 뻗어나온 하나의 기시부인 좌주간지에서 주된 두 개의 동맥인 좌전하행지와 좌회선지로 나뉘어 심장의 앞쪽과 측벽쪽에 혈액을 공급한다. 따라서 좌주간지에 심각한 병이 생기면 주된 두 개의 혈관 기능에 중대한 영향을 미칠 수 있어 매우 중요한 부위라 할 수 있다. 우관상동맥은 대동맥에서 시작하여 심장의 우심방과 우심실, 좌심실의 하벽 측에 혈액을 공급한다.

쉽게 설명하면 3대 주된 가지는 우리 국토 전체에 물류를 공급하는 경부고속도로, 호남고속도로, 영동고속도로에 해당한다. 각 고속도로에서 갈라져 나가는 작은 고속도로나 지역 국도는 관상동맥의 여러 가지 분지들의 구조 및 기능과 유사하다.

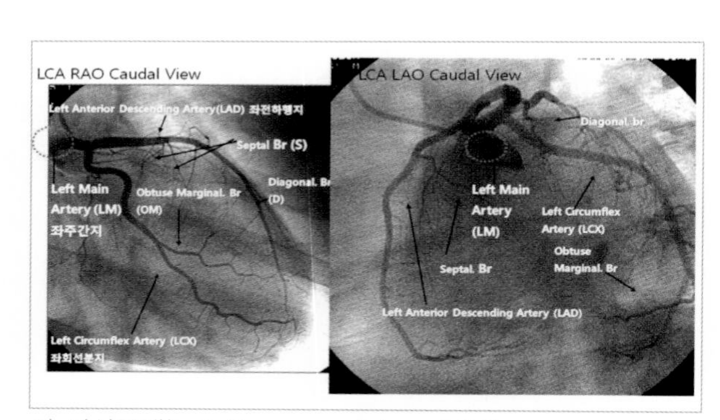

좌 관상동맥(Left Coronary Artery: LCA)

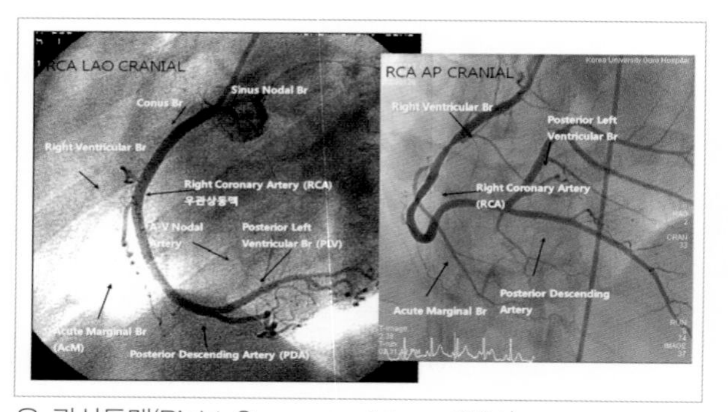

우 관상동맥(Right Coronary Artery: RCA)

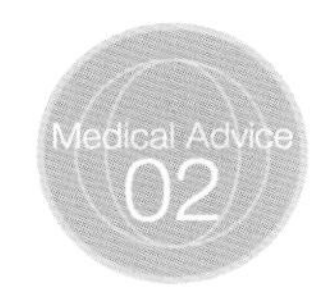

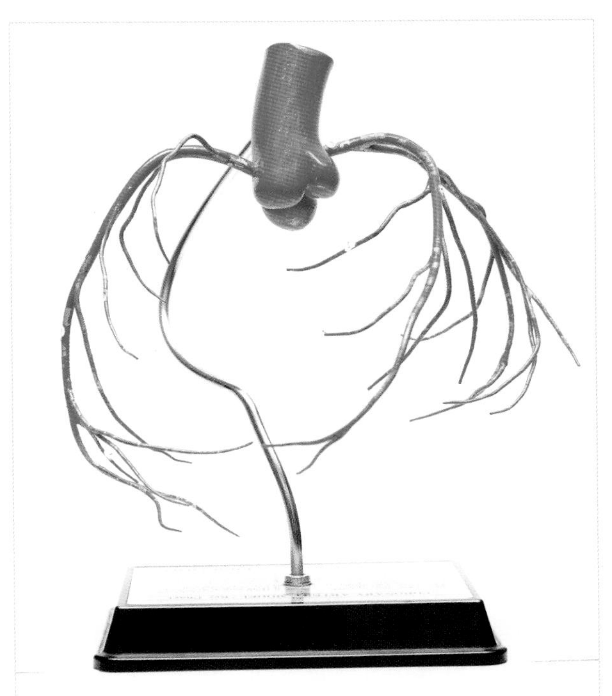

좌전하행지에서 나오는 일차적으로 중요한 두 가지들은 사선으로 분지하는 사선분지와 심실의 중격 쪽으로 분지하는 중격분지들이 있다. 또 좌회선지에서 나오는 주된 가지는 모서리분지들이 있고, 우관상동맥에도 분지들이 있다.

관상동맥은 심장 근육에 영양소 공급

관상동맥의 일차적인 기능은 심장 근육에 영양소를 공급하는 것이며, 관상동맥의 혈액량은 대동맥에서 나오는 전신 혈액량의 약 5%에 해당한다. 심장의 기능과 활동이 왕성하여 대사 산물이 많아지면 관상 순환계의 혈관은 확장되어 혈액 순환을 증가시킨다. 이러한 현상은 혈액 중 산소의 감소나 이산화탄소의 증가에 의해서도 일어날 수 있다.

관상동맥의 과도한 혈관 수축, 동맥경화증과 그로 인한 협착 등으로 흉통이 발생하는 것을 협심증이라고 하며, 혈관이 막혀 관상동맥이 혈액을 공급해주는 심장 근육 부위에 괴사가 일어나는 것을 심근경색증이라고 한다. 협심증과 심근경색증은 대표적인 관상동맥 질환이다.

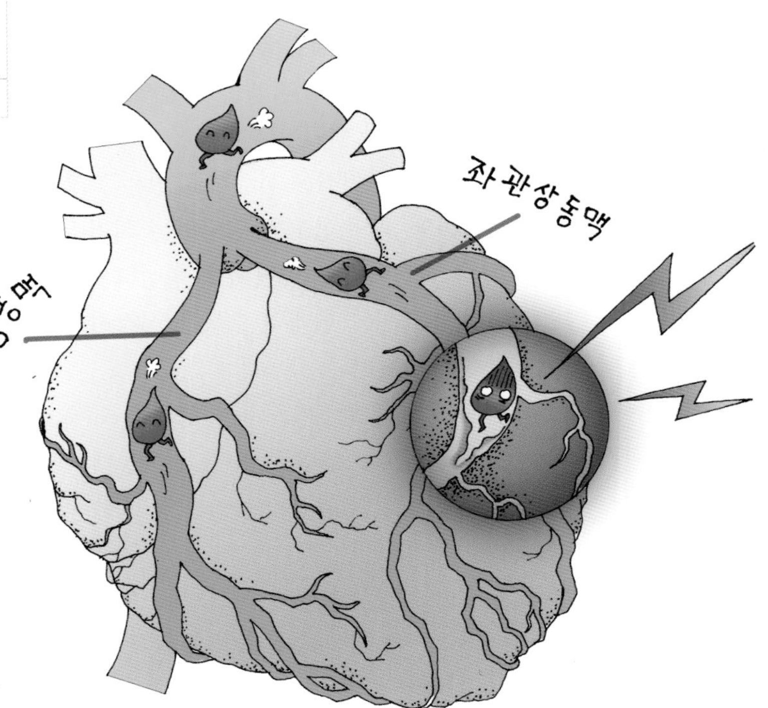

혈관 수축, 교감신경계 항진 등이 동맥경화반 파열 부른다

관상동맥 협착은 왜 생기나?

관상동맥 협착을 만드는 가장 큰 원인은 동맥경화증이다. 동맥경화증은 동맥경화반의 파열로 발생하는데, 스트레스 호르몬의 과도한 분비나 혈관 수축, 교감신경계 항진 등이 원인이다. 추운 겨울, 이른 새벽, 심한 정신적 · 육체적 스트레스로 발생하는 관상동맥 협착증에 대해 알아보자.

김진원(고려대학교 구로병원 심혈관센터 교수)

관상동맥 협착은 동맥경화반의 파열로 발생

관상동맥의 협착 병변을 만드는 주요 원인은 동맥경화증이다. 동맥경화증은 비교적 젊은 연령부터 발생, 장기간에 걸쳐 서서히 진행된다. 따라서 갑작스러운 혈관 폐색은 동맥경화 병변만으로는 발생하기가 어려우며 대개 동맥경화반의 급작스러운 파열로 발생한다.

동맥경화 병변은 진행 과정 중에는 얇은 섬유막이 지질을 함유하고 있는 동맥 내벽과 혈액을 안정적으로 분리하고 있다. 만일 어떠한 원인이든지 섬유막이 파열되거나 표피가 벗겨지면 지질을 함유하고 있는 물질들이 혈소판 등 혈액 내의 응고를 담당하는 여러 물질들을 활성화해 혈전이라는 피딱지를 형성하게 된다.(사진 1) 이러한 혈전이 혈액의 흐름을 심각히 방해하면 여러 증상이 나타난다.

인체는 갑작스럽게 형성된 혈전으로부터 생명을 보전하기 위한 자가 보호 기능을 갖고 있다. 관상동맥 내에서 이상 혈전이 발생하면 혈전을 녹이는 혈액 용해 기전이 활성화된다.

이때가 생명을 가늠하는 가장 중요한 시점으로, 혈전의 응고 기전과 내부 용해 기전의 상대적 우위에 따라 혈전의 생성이 진행되어 혈관의 폐쇄가 지속되는 급성심근경색으로 발전하기도 한다. 또한 혈전의 생성이 빠르게 용해되어 혈액의 흐름을 방해하지 않기도 하는데 이런 경우 흉통 등의 증상 없이 지나가기도 한다.

기존의 연구에서는 이러한 무증상의 반복적 동맥경화반 파열 및 치유가 혈관 협착의 중요한 한 기전이라고 보고한 바 있다. 혈전 형성으로 일단 동맥이 완전히 폐색되었더라도 일부에서는 혈전이 자연적으로 용해되어 다시 혈액이 흐르는 과정을 겪기도 한다.

자연 용해는 심장 근육의 손상을 지연시켜 생명을 보존하는 중요한 기전이나 혈액의 재관류 시 심장 내 전기적 흐름의 심각한 불균형을 초래하여 급사에 이르게 하는 중요한 기전이 되기도 한다.

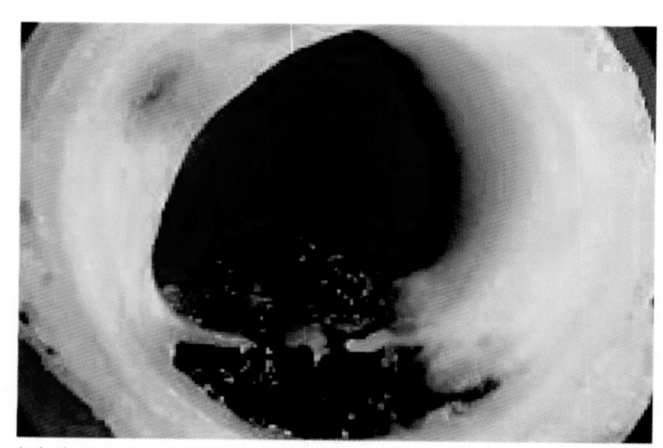

(사진 1) 동맥 내 혈전이 형성된 모습(피떡)

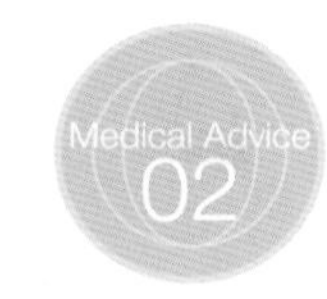

따라서 동맥경화의 진행을 근본적으로 억제하기 위한 치료적 접근과 더불어 동맥경화반의 급격한 파열을 효과적으로 예방하는 것이 매우 중요하다. 과거의 연구에 따르면 동맥경화반의 파열 혹은 미란은 혈관의 협착 병변이 상당히 진행됐을 때 발생한 경우가 20% 미만으로, 혈관의 협착 정도와 동맥경화반의 파열 위험도 간에 관련성이 비교적 미약하다고 알려져 있다.

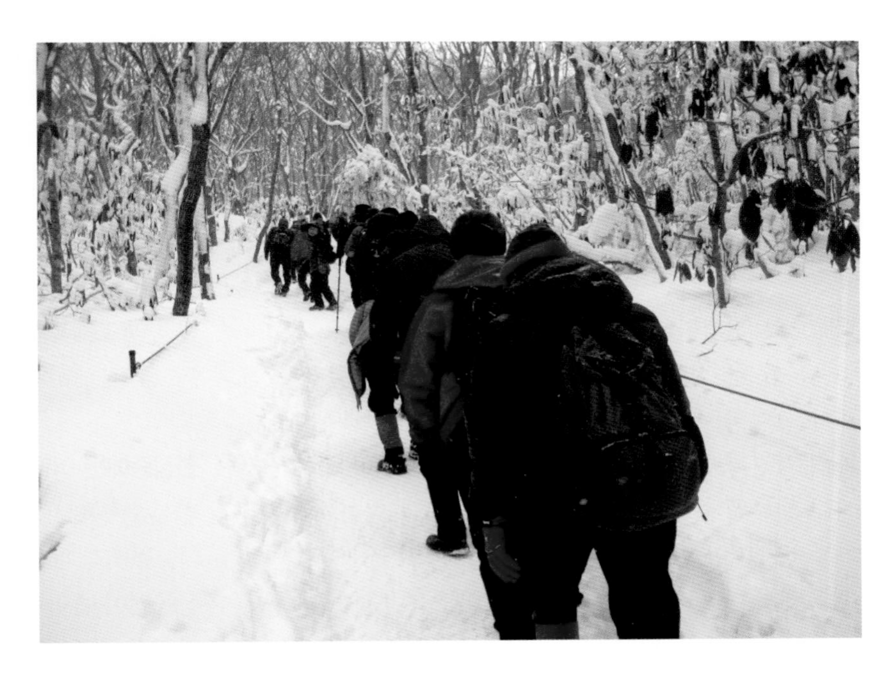

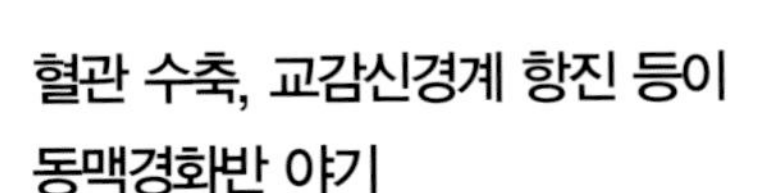

혈관 수축, 교감신경계 항진 등이 동맥경화반 야기

동맥경화반의 파열을 일으키는 병변은 섬유막의 두께가 얇고 혈관 내벽의 지질이 많이 함유되어 있는 것이 특징이다. 또한 동맥경화반에 염증이 동반된 경우 잘 발생하는데, 특히 동맥경화반의 어깨 부위에 염증세포인 대식세포의 침윤이 많은 경우 잘 발생하는 것으로 알려져 있다.

하지만 이러한 병태생리적 연구는 매우 제한적 정보만을 줄 수밖에 없는 한계를 지니고 있어 어떤 환자에게서 동맥경화반의 파열이 발생할지를 예측하는 것은 아직까지 어려운 상황이다. 이러한 한계를 극복하기 위해 많은 연구가 진행되고 있으며, 크게 혈관 내의 미세한 구조적 변화를 알아내기 위한 연구와 염증 반응과 연관된 분자생물학적 변화를 감지하여 동맥경화반의 파열을 미리 예측하려는 측면에서 연구가 이루어지고 있다.

또한 혈액 내 미세 물질의 변화를 통해 미리 혈관 내 변화를 예측하려는 연구도 이루어지고 있어 향후 결과를 기대해볼 만하다.

혈관의 미세 변화를 통한 예측은 상당히 어려운 일이지만 임상적으로 어떤 환자에게서 심근경색이 잘 발생하는지는 비교적 잘 알려져 있다. 특히 이른 새벽, 추운 겨울날, 과도한 정신적 · 신체적 스트레스를 겪은 경우 잘 발생하는데, 이는 스트레스 호르몬의 과도한 분비 및 혈관의 수축, 교감신경계의 항진 등이 관여한다고 보고 있다. 따라서 평소 심혈관 위험 인자에 대한 주의 깊은 조절과 함께 가능한한 위험 환경에 노출을 피하는 것이 좋다.

소리없이 다가와 순식간에 가슴을 조이며 목숨을 앗아가는

협심증과 심근경색증

동맥경화로 관상동맥이 좁아지거나 혈관이 수축 · 협착되어 나타나는 협심증은 평소 자각 증상이 없는 점이 더욱 무섭다. 혈관이 완전히 막히면 심근경색으로 이어진다. 협심증과 심근경색의 예방과 치료법을 알아보자.

임도선(고려대학교 안암병원 심혈관센터 교수)

작년으로 기억한다. 쌀쌀한 날씨에 서울 삼청동으로 나들이를 간 적이 있는데, 청와대 근처의 한 갤러리에서 그림 하나가 눈길을 끌었다. '협심증' 이라는 제목을 가진 작품이었다. 작가는 '말 한마디로 누군가에게 상처를 주었던 경험' 을 몽환적으로 표현한 작품이라고 했지만 매일 협심증과 시름하던 난 기이한 그림 앞에서 한동안 눈길을 떼지 못했다.

협심증과 심근경색증이란 무엇일까? 주변의 많은 사람들이 고통받고 있지만 드라마에서만 나오는 것처럼 느껴지는 병. 내가 겪기 전에는 멀게만 느꼈던 협심증과 심근경색증에 대해 알아보자.

협심증과 심근경색증이란?

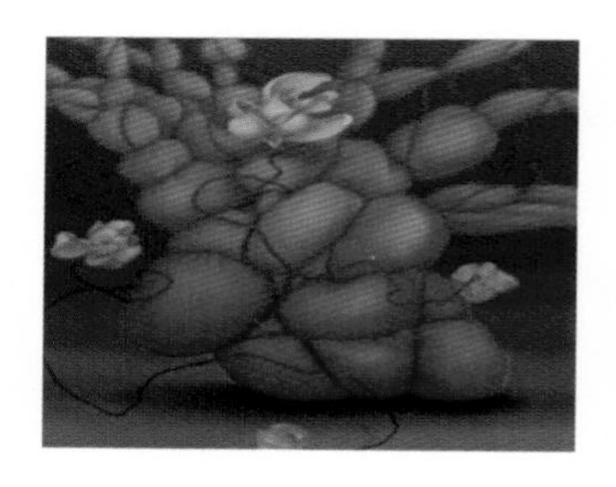

심장은 우리 몸에 혈액을 공급하는 펌프다. 이런 심장이 기능할 수 있도록 심장에도 혈액이 공급되어야 한다. 이것을 담당하는 혈관을 관상동맥(冠狀動脈)이라고 한다. 이 관상동맥이 좁아지거나 막혀 심장 근육에 혈액이 충분히 공급되지 못하는 병이 협심증이며, 이 현상이 지속돼 심장 근육의 조직과 세포가 괴사하는 병이 바로 심근경색증이다. 이들을 허혈성(虛血性) 심장 질환이라고도 한다.

협심증에는 어떤 종류가 있을까?

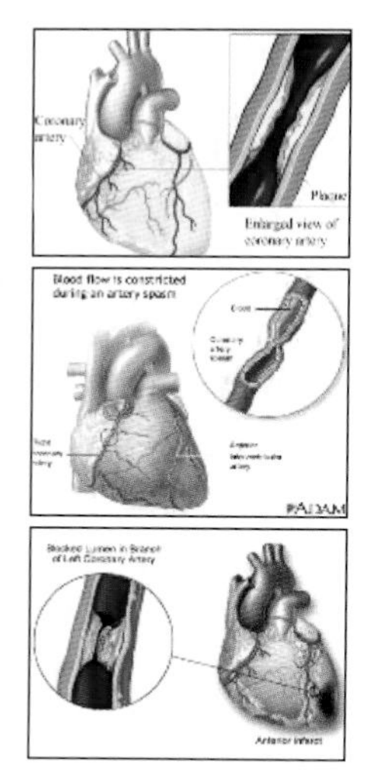

협심증에는 세 가지 형태가 있다. 동맥경화증으로 인하여 관상동맥이 좁아져 생기는 안정형 협심증, 죽상경화반(粥狀硬化斑)의 파열에 의해 급격한 협착으로 생기는 불안정형 협심증, 그리고 혈관의 수축으로 생기는 변이형 협심증이다. 이들 모두 지속될 경우 심근경색증으로 발전할 수 있다.

어떤 증상이 나타나는가?

흉통을 경험한 사람들은 '쥐어짜는 듯했다', '묵직했다' 는 등의 표현을 한다. 가슴 중앙을 포함하여 왼쪽 어깨나 등으로 방사되는 통증을 호소하는 경우가 많지만 속이 쓰린 것처럼 혹은 턱이나 치아가 아픈 느낌으로 나타나는 경우도 있다.

안정형 협심증은 운동을 하거나 계단, 언덕을 오를

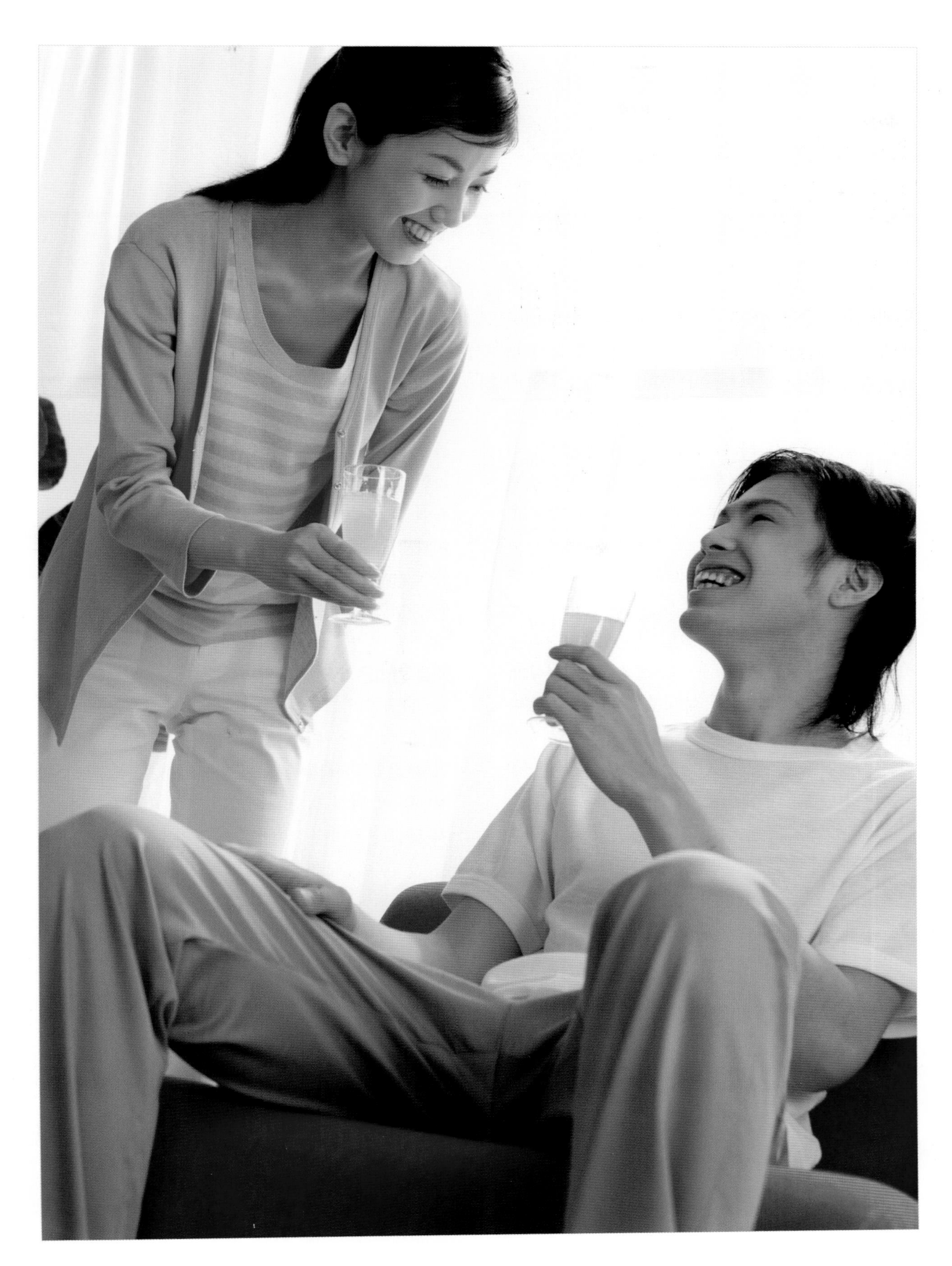

때 통증이 유발된다. 불안정형 협심증의 경우 휴식할 때에도 통증이 발생할 수 있으며, 변이형 협심증은 주로 새벽이나 이른 아침 혹은 과음 후 술이 깰 때쯤 통증이 발생하는 경우가 많다. 협심증은 대개 통증이 5분 이내에 끝나며, 안정을 취하거나 니트로글리세린 설하정을 혀 아래 넣으면 가라앉는다. 심근경색증으로 진행될 경우 30분 이상 통증이 지속될 수 있으며, 쉬거나 약을 복용해도 반응하지 않는 경우가 많다.

원인은 무엇인가?

관상동맥의 안쪽 벽은 내피세포(Endothelial cell)로 이루어져 있는데, 노화 현상으로 혹은 흡연, 고혈압, 당뇨병이나 고지혈증 등의 위험 요인에 의해 손상을 받게 될 경우 죽상경화가 진행될 수 있다. 죽상경화반이 파열되면 혈소판이 활성화되고 순식간에 혈전이 혈관을 막을 수 있는데 이것이 바로 심근경색증이다.

관상동맥 내 죽상경화반들
(출처 : Cardiovascular Ultrasound)

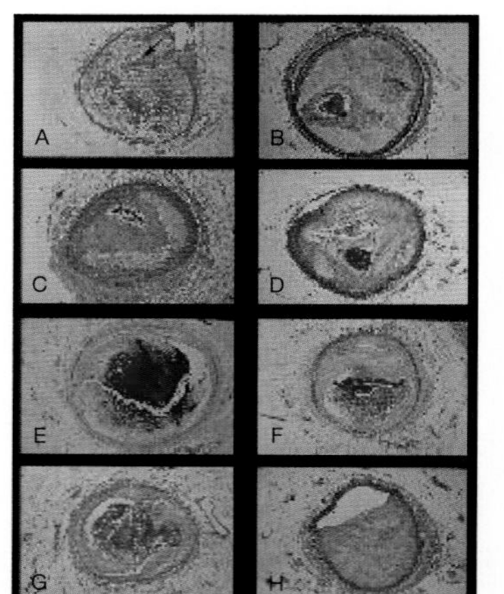

(A) 큰 죽종(Atheroma)이 있는 죽상반
(B) 섬유화되어 있는 죽상반
(C) 항응고제인 헤파린을 구성하는 프로테오글리칸의 작용이 있는 죽상반
(D) 급성혈전에 의한 협착으로 헤파린을 사용하여 출혈이 동반된 작은 죽종
(E) 파열된 죽상반
(F) 심한 출혈성 죽상반
(G) 심한 협착 부위의 출혈성 죽상반과 연결된 폐색성 혈전
(H) 반달형 협착

진단과 검사 방법은 무엇인가?

병력 청취와 생활 습관, 가족력 및 위험 요인 확인은 진료를 통해서만 가능하다. 심전도와 운동 부하검사, 24시간 활동 심전도를 통해 심근허혈을 나타내는 징후를 확인할 수 있고, 흉부 X-선 촬영과 심장 초음파를 통해 심장의 구조적 이상이나 심근벽의 운동성을 확인할 수 있다.

혈액검사를 통해 필수적인 혈구 상태 및 지질, 신장의 여과 기능 등을 확인하는 것은 당연하지만 심근경색증의 경우 트로포닌(Troponin), 크레아티닌 키나아제(CK-MB) 등의 심장 효소 수치를 확인해야 한다.

치료 방법은 무엇인가?

'최대한 빨리 그러나 안전하게'가 모든 치료의 원칙일 테지만 결코 쉽지 않다. 협심증의 경우 앞서 말한 감별 검사들에서 가능성이 확인되면 혈관 조영술을 시행하고, 막힌 혈관이 있다면 약물 치료를 해야 할지 풍선과 스텐트를 이용한 확장술을 시행할지 여부를 결정한다. 때로 수축 유발 검사를 통해 혈관 수축이 확인될 경우 손상된 내피세포가 회복기까지 혈관 수축을 예방하는 약물을 복용하기도 한다.

급성심근경색 중 심전도상 ST분절이 상승된 경우 즉시 스텐트를 이용한 혈관 확장술을 시행하지 않을 경우 생명을 잃게 된다.

경과 및 예후는 어떤가?

혈관 조영술 결과 약물 치료가 결정되었다면 검사 후 몇 시간 후면 집에 갈 수 있지만 스텐트를 사용한 혈관 확장술을 받는다면 최소한 2~3일간은 입원해 경과를 지켜보게 된다. 특히 ST분절이 상승한 급성

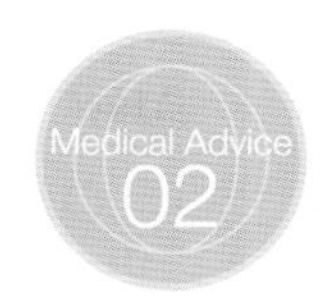

심근경색증의 경우 입원 기간이 문제가 아니라 생존 여부가 중요할 정도로 위험하다.

급성심근경색증 환자의 1일 이내 사망률은 연령에 따라 15~40%로 매우 높으며, 이 중 1/3은 병원에 도착하기도 전에 심실세동이라는 치명적인 부정맥으로 사망한다. 치료가 잘 이루어질 지라도 현재 국내 1년 사망률은 13%를 웃돌고, 이후 연간 약 3%의 환자들이 사망하는 무서운 병이므로, 추후 관리와 예방이 매우 중요하다.

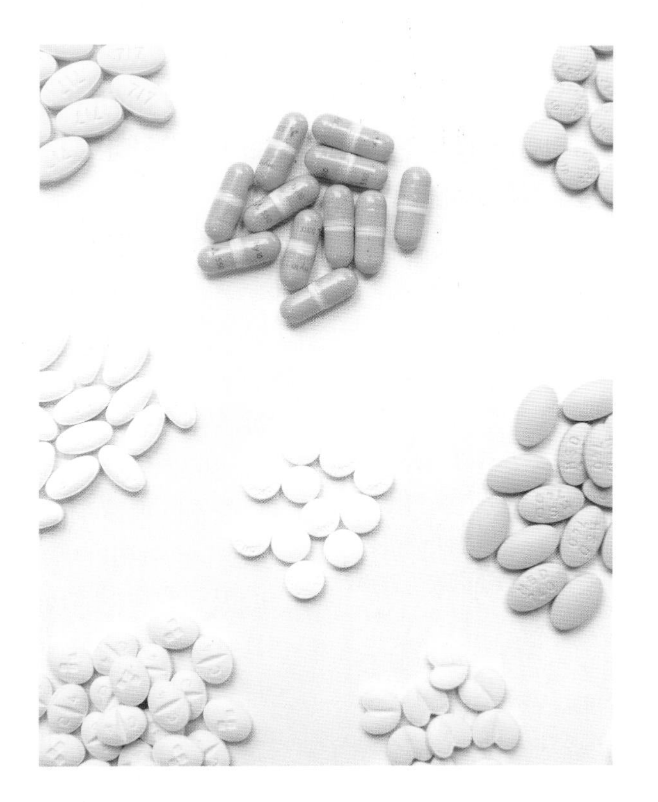

예방 및 추후 관리는 어떻게 하나?

금연과 유산소운동, 식생활 개선 등 누구나 알고 있지만 시행하지 않는 것들은 말하지 않겠다. 앞서 언급한 위험 인자(고령, 가족력, 고혈압, 당뇨병, 고지혈증, 흡연)가 있는 사람은 허혈성 심장 질환에 관심을 가지고 흉통 발생 시 진료를 받아보는 것이 좋다.

또한 급성심근경색증 환자의 상당수에서 교감신경의 급격한 자극(심한 운동, 기온 저하, 싸움 등)으로 발생하는 경우도 있으니 무리한 운동이나 추운 날 갑작스런 외출, 과도한 스트레스 등은 피하는 것이 좋다.

치료를 받은 환자라면 현재 복용하고 있는 항혈소판제, 혈관 확장제, 지질 저하제 등의 복용을 철저히 지켜야 한다.

"제가 무슨 병으로 치료를 받은 건가요?"

"심근경색증입니다. 위험하셨어요."

"들어보기는 했는데 어떤 병인지 잘 모르겠네요."

협심증이나 심근경색증으로 입원해 치료를 받은 환자들의 반응이다.

살기 좋아질수록 서구식 식생활과 운동 부족으로 허혈성 심질환 환자는 점점 증가하고 있지만 병에 대한 지식은 전보다 많이 나아지지는 않은 듯하다.

모 포털 사이트 질병 검색순위에 협심증은 74위, 심근경색증은 83위를 기록하고 있을 정도로 협심증과 심근경색증은 평소 관심이 없는 질병 중 하나다. 최근 수족구병이나 신종 인플루엔자로 떠들썩하지만 사실 수족구병은 급성기 동안 관리를 잘하면 대부분 일주일 정도 지나 자연 회복되는 병이고 신종 인플루엔자 A의 사망률 또한 5~10%로 급성심근경색증 사망률보다 낮다.

병이 자신에게 닥치기 전에 예방하고 관리하는 것이 야말로 최선의 치료다. 평소 조금만 관심을 기울이고 주의하는 것이 협심증과 심근경색증이라는 무서운 병으로부터 자신을 지키는 최고의 방패라는 것을 명심해야 한다.

흉통의 감별 진단법

흉통이나 호흡곤란 있으면 모두 심장병인가?

흔히 흉통을 느끼거나 호흡이 곤란하면 협심증이나 심근경색증을 의심한다. 흉통은 경우에 따라 사망에 이를 수도 있기 때문에 정확한 감별 진단이 무엇보다 중요하다. 흉통을 일으키는 병은 어떤 것이 있는지, 어떻게 감별하는지 짚어보자.

임도선(고려대학교 안암병원 심혈관센터 교수)

 # 사례

김모(53 · 주부) 씨는 가슴이 아파 119를 불렀다. 평소 큰 병 없이 지내던 김씨는 6개월 전부터 명치 부위에 뻐근한 통증이 한 달에 2~3회 있었다. 하지만 흉통은 1~2분간 있다가 저절로 없어지곤 했다. 운동이나 음식물과의 연관성도 뚜렷하지 않아 참고 지냈다.

그런데 최근 그 빈도가 증가하더니 하루에 두세 차례 증상이 발생하자 응급실로 왔다고 했다. 심전도검사를 한 결과 이상 소견이 있었으나 심장 초음파 결과 좌심실의 수축 기능이 정상이고, 좌심실벽 운동장애도 없었다. 신기하게도 응급실에 온 뒤에 통증이 말끔히 사라졌던 것이다.

"아프지 않으니 이제 집에 데리고 가겠다"는 보호자를 주치의가 설득해 심도자실로 왔다.

관상동맥 조영술을 한 결과 변이형 협심증이 진단됐지만 응급실로 올 만큼 극심한 흉통을 일으킬 정도는 아니어서 석연치 않았다.

다음 날 내시경과 복부 초음파를 한 결과 위암으로 의심되는 병변이 발견되었다. 생검 결과를 기다리는 동안 복부 CT로 암의 전이 상태를 확인했다. 외과에서 전면적 위절제술을 받은 김씨는 현재 항암 치료를 받고 있다. 남편은 "그날 응급실에서 그냥 집으로 갔더라면 어떤 일이 벌어졌을지 생각만 해도 아찔하다"고 했다.

응급실에 와서 "가슴이 아프다", "숨이 차다"고 얘기하는 환자들을 진료해도 종종 진단을 내리기가 어렵다. 흉통은 배꼽 위부터 턱 아래에 있는 모든 장기가 원인이 될 수 있기 때문이다. 흉통의 원인은 치료가 필요 없는 것부터 정확한 진단을 하지 않으면 사망할 수 있는 것까지 다양하기에 감별 진단이 매우 중요하다.

가슴 부위에서 발생하는 통증을 흉통이라고 하는데, 흉통은 크게 협심증이나 심근경색증이 원인인 것과 그 밖의 원인에 의한 것으로 나눌 수 있다. 협심증 또는 심근경색증이 아닌데 흉통을 일으키는 병은 어떤 것들이 있으며, 감별 진단은 어떻게 하는지 알아두어야 한다.

앞에서 예로 든 김씨는 암이 발견된 것은 불행한 일이지만 이처럼 조기 발견한 것은 다행한 일이 아닐 수 없다. 따라서 흉통이 있다고 해서 무턱대고 심장만 의심해서는 안 된다. 가슴과 그 주변에는 대동맥, 식도, 위, 간, 췌장, 폐 등 심장과 가까운 장기들이 많이 있기 때문에 혹시 모를 종양이나 다른 질병들을 감별해야 할 필요가 있다.

허혈성 심장 질환에 의한 흉통

그렇다면 어떤 증상이 있을 때 협심증이라고 의심할 수 있는지 알아보자. 우선 협심증을 앓는 환자들은

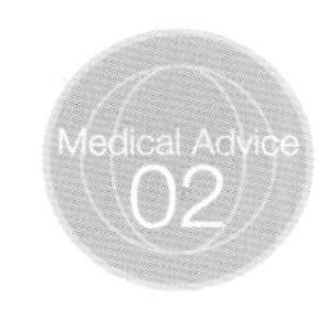

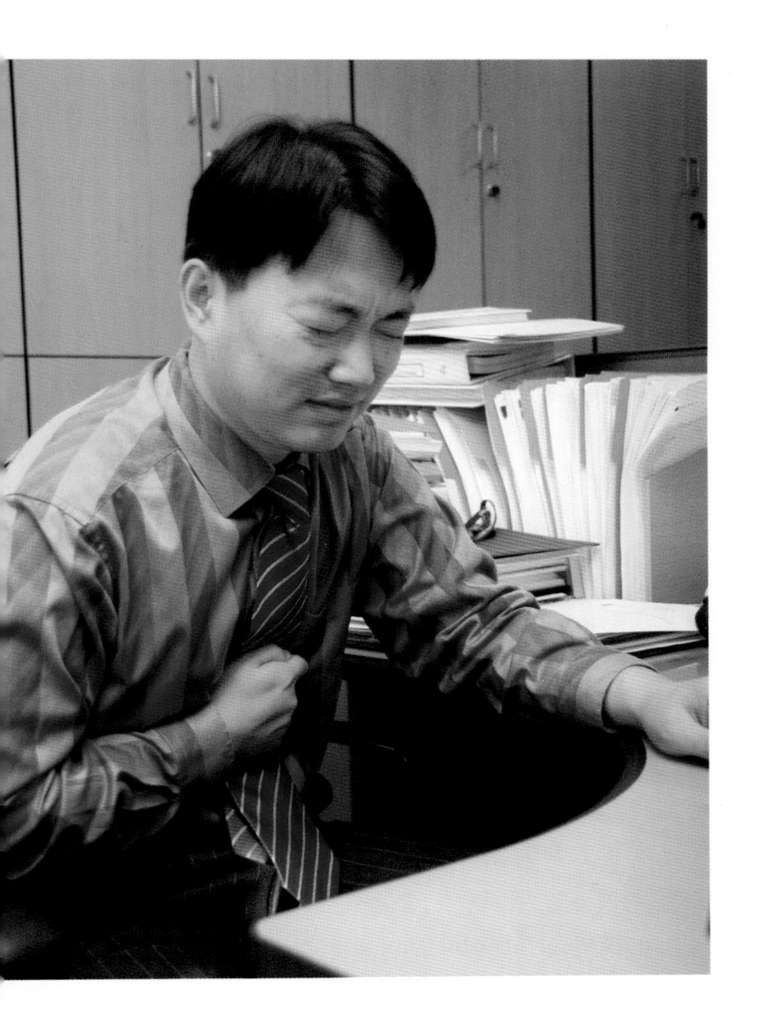

대개 비슷한 표현으로 통증을 호소한다. 예컨대 '가슴이 조인다', '짓누른다', '쥐어짠다', '무거운 것으로 꽉 누르는 것 같다', '타는 것 같다' 등이다.
아울러 안정형 협심증은 증상이 2~10분 지속된다. 스트레스를 받거나 흥분했을 때, 찬 공기에 갑자기 노출됐거나 식후 또는 계단을 오를 때나 운동할 때 악화된다. 하지만 니트로글리세린 설하정을 혀 아래 넣거나 휴식을 취하면 통증이 없어지는 것이 특징이다. 불안정성 협심증이나 심근경색증이 있으면 안정하고 있을 때나 잠에서 깨어날 때 흉통이 나타나기도 하는데, 통증의 강도가 안정형 협심증에 비해 심하다. 또 식은 땀이 나거나 어지러움, 구역질, 호흡곤란 등을 일으키기도 한다. 특히 급성심근경색증의 통증은 30분 이상 지속되며, 경우에 따라서는 몇 시간씩 가기도 하고, 니트로글리세린 설하정이 효과가 없다.

허혈성 심장 질환 이외의 흉통

협심증 외의 흉통은 겪은 사람에 따라 표현 방법이 조금씩 다르다. '칼로 찌르는 것 같다', '날카롭다', '호흡을 하면 더 아프다', '아픈 곳이 여기저기 돌아다닌다', '특정 몸 동작을 하면 심해진다', '운동을 완전히 마치고 나면 아프다' 등으로 표현된다. 대표적으로 흔한 질환은 식도 역류, 심낭염, 대동맥 질환, 늑막염 등이다.

1. 소화기계 질환

소화기계 질환에 의한 통증은 식도 경련, 위·식도 역류, 식도 파열, 소화성 궤양, 악성 종양 등으로 의해 생긴다. 증상은 가슴 한가운데가 타는 듯하고 트림, 목에 뭔가 걸린 듯한 느낌이다.
운동량과는 무관하며 술이나 자극성 있는 음식, 아스피린 등의 약제, 누운 자세나 아침 공복 시에 악화되며, 제산제나 물을 마시면 호전되는 특징이 있다. 식도 경련은 니트로글리세린 설하정에 반응한다는 점에서 변이형 협심증과 유사하지만 내시경을 통해 확인할 수 있다. 이 외에도 췌장염이나 췌장암이 있으면 흉골하 통증이 나타난다.
치료는 주로 약물로 한다. 치료를 중단하거나 약물 용량을 줄이면 증상이 재발하는 경우가 많으므로 임의로 약물을 중단하면 안 된다.
카페인 음료나 담배는 증상을 악화시킨다. 또 기름진 음식, 초콜릿, 페퍼민트, 과도한 알코올 등도 하부 식도 괄약근의 압력을 저하시키므로 섭취를 피하는 것이 좋다.

2. 심낭염

심낭염은 심장의 바깥 면을 싸고 있는 심막의 염증이다. 심막은 무통성 조직이어서 평소에는 아픔을 느끼지 못한다. 하지만 이곳에 생긴 염증이 주위의 늑막을 자극하면 흉통을 일으킬 수 있다. 늑막성이고 날카롭고 찌르는 듯한 양상이며, 흉골 아래를 쥐어짜는 듯한 양상을 보일 수도 있다. 이 때문에 허혈성 심장 질환과 혼동하기 쉽다.
심낭염은 대개 감기 증상을 동반하며, 통증도 협심증에 비해 더 예리하게 느껴지는 게 보통이다. 또 기침이나 심호흡, 자세 변화(몸을 뒤집거나 비틀면)에 의해 악화되는데, 몸을 앞으로 구부리고 앉으면 완화되는 것이 특징이다. 통증 시간도 몇 시간에서 며칠 동안 지속될 수 있다. 치료는 절대 안정하면서 약물 치료를 하며, 필요에 따라 심막천자를 시행한다.

3. 대동맥 박리

혈압 조절을 하지 않는 고혈압 환자에게 잘 나타난다. 말판증후군 같은 유전적 결함으로 중막 자체에 변성이 발생하여 생기기도 하며 외상에 의해서도 발생할 수 있다.
만성일 때는 통증이 없는 경우도 있으나, 일반적으로 갑작스럽게 가슴이 쪼개지는 듯한 통증이 흉부에서 시작해 등쪽으로 나타난다. 통증을 경험한 사람들은 '가슴이 쪼개지는 것 같다', '칼로 찢는 것 같다', '도끼나 망치로 내려치는 것 같다' 고 표현한다.
가장 심한 통증의 하나로 꼽히며, 대개 처음에 아주 심하고 이후 몇 시간 이상 지속된다. 심근경색증이 동반되지 않는 한 심전도는 정상이기 때문에 흉부 X-선 검사, 식도 초음파나 CT, MRI 등으로 진단한다.
중환자실에서 통증 조절과 함께 혈압을 조절(수축기 혈압 100~120mmHg, 맥박수는 60~70회/분 목표)하면서 내과적, 외과적, 중재적 치료를 결정한다.
예방을 위해서는 금연과 함께 고혈압, 동맥경화증의 예방과 치료가 중요하다. 가족력이 있으면 나이가 젊고 증상이 없더라도 주기적으로 병원을 찾아 전문의의 진료와 검사를 받는 것이 매우 중요하다.

4. 호흡기계 질환

폐색전, 폐고혈압, 늑막염 혹은 폐렴, 기관지염, 기흉, 종양, 종격동염, 종격동 기종 등이 있을 때 나타날 수 있으며, 흉곽의 측면이나 후면에서 주로 통증을 느낀다. 통증의 특징은 칼로 자르는 듯이 날카롭고, 심호흡과 기침할 때 심해지며, 흉곽을 움직이지 않고 가만히 있으면 완화된다는 점이다.
치료는 산소요법과 약물 치료, 흉강천자(흉강 속에 액체 상태의 물이 괴었을 때 천자침으로 이를 뽑아내는 방법), 또는 흉관 삽입을 시행해 긴장성 기흉으로 진행되는 것을 막는다. 특별한 예방법은 없지만 담배를 피우면 재발 확률이 높기 때문에 금연이 원칙이다.

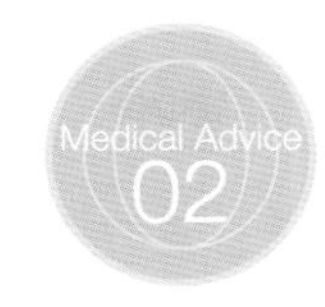

5. 근골격계 질환

감염, 운동, 자세 등에 의한 늑연골 손상, 어깨 혹은 척추의 관절염, 추간판 탈출증, 흉곽출구증후군(Thoracic Outlet Syndrome), 대상포진 등에 의해서도 저리거나 바늘로 콕콕 찌르는 듯한 흉통이 올 수 있다. 통증은 수시간에서 수일, 수개월 동안 지속되기도 하고 누르면 압통이 동반되는 것이 특징이다. 대상포진은 항바이러스제로 치료한다.

6. 신경성 흉통

이와 비교되는 통증으로 가장 흔한 것은 심장성 신경증이 있다. 흔히 신경성이라고 하는 가슴 통증이다. 전형적으로 '답답하다', '숨이 잘 쉬어지지 않는 것 같다'는 불쾌감을 호소할 뿐 통증이라고 말하기는 힘들다.

흉통의 검사 방법

흉통의 검사 방법은 문진, 신체 검진, 심전도, 흉부 X-선 검사, 혈액검사, 심장 초음파, CT 등이 있다. 문진을 통해 흉통의 위치와 성격, 방사되는 곳은 없는지, 처음 겪는 것인지, 지속적인지, 급성인지, 반복적으로 발생하는지 혹은 수일간 지속되었는지를 묻고, 유발 요인과 통증 감소 요인 등도 알 수 있다. 예컨대 흉통이 운동, 움직임, 음식 섭취에 의해 변하는가, 또는 제산제를 복용하거나 자세를 앞으로 구부리면 나아지는가 등이다. 또 발열, 기침, 객혈, 호흡곤란, 위산 역류증이 흉통과 함께 동반되는지 등도 문진으로 확인한다.

특별한 원인 질환이 없을 때는 '안심' 이 최고의 치료법이지만 대동맥 박리나 협심증, 심근경색증 등이 있으면 반드시 전문의에게 치료를 받아야 한다.

흉통은 감별 진단이 중요하다. 인터넷이나 책을 보고 자가 진단하는 것은 상당히 위험할 수 있으므로 흉통이 있을 때는 가까운 병원을 찾아가 정밀검사를 받아볼 것을 권한다.

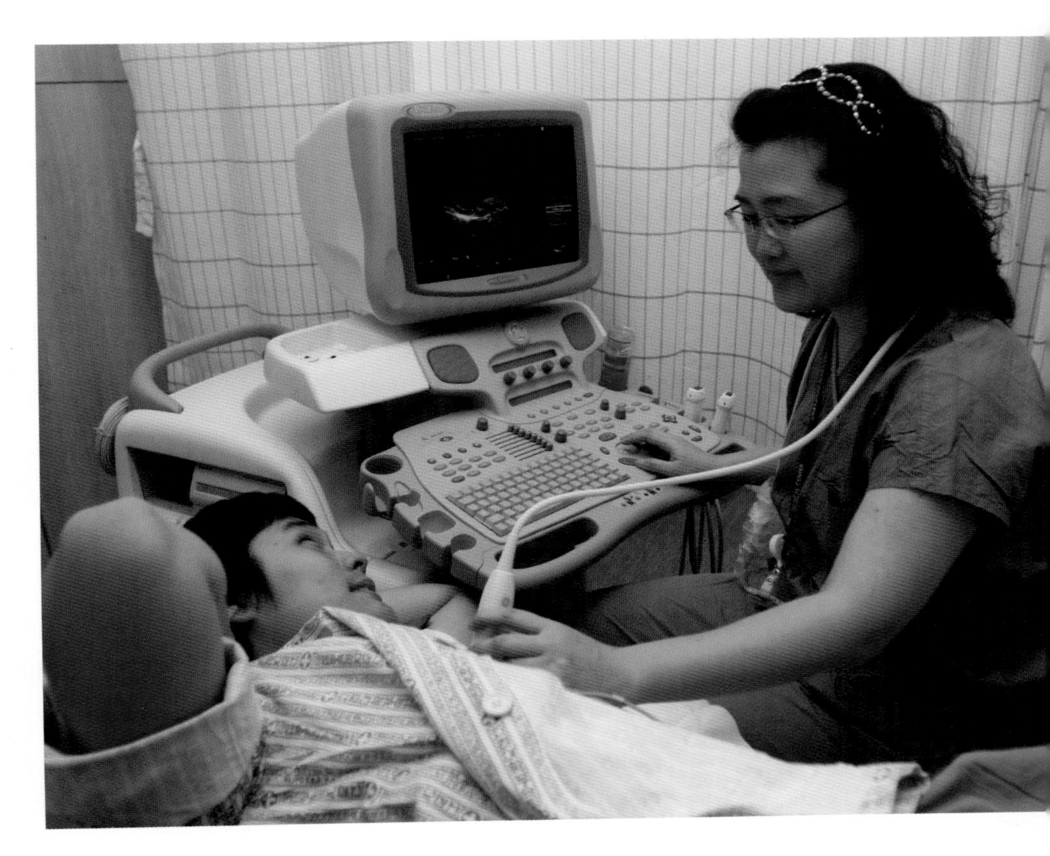

심혈관 질환으로 사망하거나 치료 받은 유명인들

심혈관 질환, 젊은 나이에도 발병한다

심혈관 질환은 가족력과 고혈압, 당뇨병, 고지혈증, 흡연, 스트레스 등의 위험 인자로부터 발생한다. 특히 요즘에는 젊은 나이에도 많이 발병하는 추세여서 주의를 기울여야 한다. 심혈관 질환으로 사망하거나 치료를 받은 우리 주위의 유명 인사들을 한번 떠올려 보자.

안철민(고려대학교 안암병원 심혈관센터 교수)

가족력과 생활환경이 주요 요인인 심혈관 질환

질병으로부터 탈출하기 위한 여러 가지 노력은 오래전부터 지속되어 왔다. 하지만 질병의 위험은 신분이나 지위의 고하, 인종을 막론하고 피해가기가 어려웠다. 심혈관 질환에서도 마찬가지다.

1945년 제2차 세계대전 때 당시 세계에서 가장 중요한 세 인물인 처칠, 스탈린, 루스벨트가 얄타회담에서 함께 앉아 있는 유명한 사진이 있다. 이들은 세계의 운명을 결정한 중요한 인물들이었다. 한 가지 아이러니한 점은 이 세 사람이 모두 나중에 혈관 질환으로 사망했다는 것이다.

처칠은 78세에 뇌졸중이 발병, 병상에서 산소 마스크를 통해서도 담배를 피우다가 90세에 사망했다. 스탈린의 사망은 정확히 알려지지 않았으나 식사 도중 뇌출혈로 사망한 것으로 추정된다. 루스벨트도 뇌졸중으로 사망했다. 아이젠하워나 닉슨 전 미국 대통령도 뇌·심혈관 질환으로부터 자유롭지 못했다.

심혈관 질환, 특히 관상동맥에 발생하는 협심증, 심근경색증은 혈관을 통해 풍선 등을 넣어 좁아진 부분을 확장하는 시술이나 다른 곳의 혈관을 떼어 붙여주는 관상동맥 우회로 수술 등으로 해결한다.

빌 클린턴 전 미국 대통령은 방한했을 때 조깅하는 모습이 인상적이었다. 그는 건강한 신체의 소유자로 생각되었지만 58세라는 비교적 젊은 나이에 어머니 가계의 심장병 전력과 평소 높은 콜레스테롤 수치 등으로 심혈관 우회로 수술을 받았다.

대통령 재직 시절 백악관 밖으로 나가 햄버거를 사먹기로 유명했으며, 그의 패스트푸드 선호 습관은 밤 토크쇼의 주제로 다뤄진 적이 있을 정도다. 건강 관리가 단순한 운동만으로 부족함을 알 수 있다.

건강미의 대명사로 늘 부러움을 사던 배우 출신 미 캘리포니아 주지사인 아널드 슈워제네거는 1997년 대동맥 판막 질환으로 판막치환 수술을 받고 한동안 활동을 중단한 적이 있다. 2008년 비밀리에 심장 우회로 수술을 받고도 최근 뇌졸중으로 위독설이 돌아 떠들썩했던 북한의 김정일도 심장마비로 사망한 것으로 의심되는 김일성과 다르지 않은 유전인자와 생활환경 때문에 앞으로도 심혈관 질환으로부터 자유롭기가 힘들 것으로 생각된다.

심혈관 질환, 젊은 나이에도 발생하는 추세

이러한 심혈관 질환으로 고통받은 유명인들은 우리나라에도 적지 않다. 2008년 38세의 나이에 심근경색증으로 사망한 가수 K군은 많은 사람들에게 충격

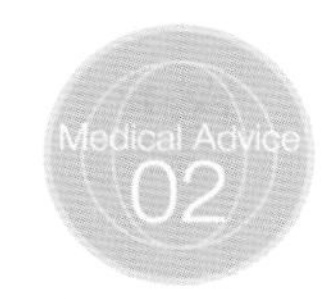

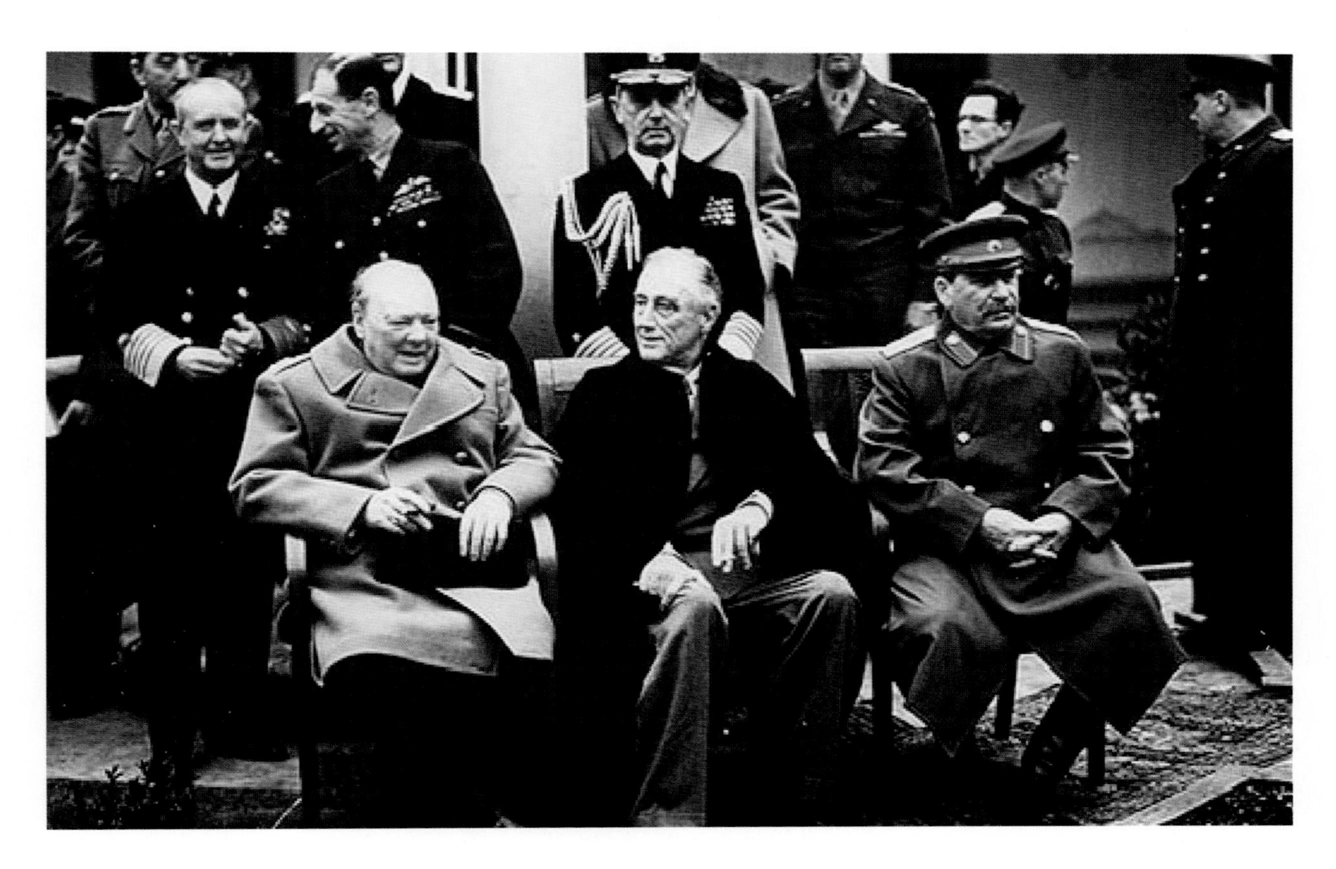

을 주었다. K군은 심혈관 질환 가족력이 있었고, 대사증후군에 해당하는 위험 인자를 가진 상태였던 것으로 알려졌다. 그는 이미 2005년 이후 수차례 심혈관 시술을 받았던 것으로 알려져 젊은 나이에도 발생해 악화되는 경향을 보이는 최근 심혈관 질환의 특징을 보여주었다. 연예인이란 직업적 특성으로 인한 불규칙한 생활과 스트레스, 흡연과 식습관 등도 심혈관 질환의 원인이 됐던 것으로 본다. 더욱이 고혈압, 당뇨병, 고지혈증, 가족력 등의 위험 인자는 발병 가능성을 더 높인다.

지난 2006년 심장마비로 인한 급사로 추정되는 희극인 K씨와 더불어 최근 J씨도 급사하였고, 배우 K씨, 가수 B씨는 뇌졸중으로 쓰러져 입원 치료를 받았다. 또 개그맨 L씨, 탤런트 Y씨, J씨, 야구인 H씨도 심혈관 질환으로 치료를 받았다.

유명인들의 삶이 특별해 보여도 한 생명체로서 평범한 사람들과 같이 태어나고 질병으로 인해 치료 받아야 한다. 객관적인 증거를 통한 면밀한 진단과 치료적 접근이 모두에게 적용되고 이루어져야 함을 다시 한번 깨닫게 한다.

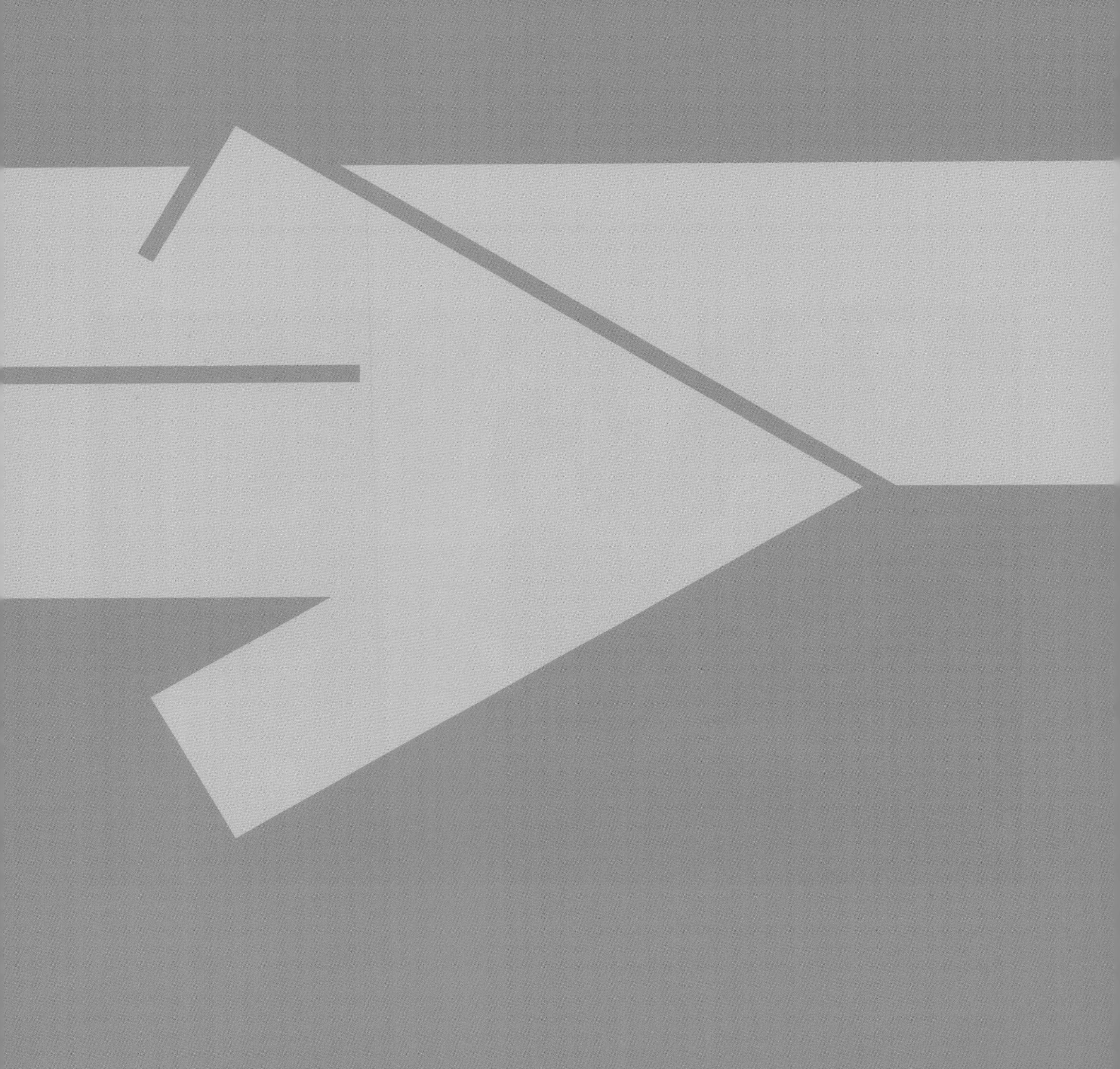

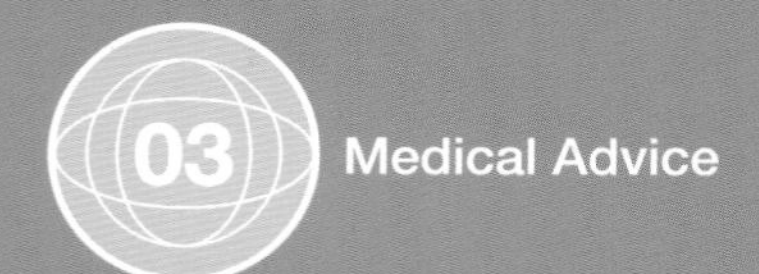
03
Medical Advice

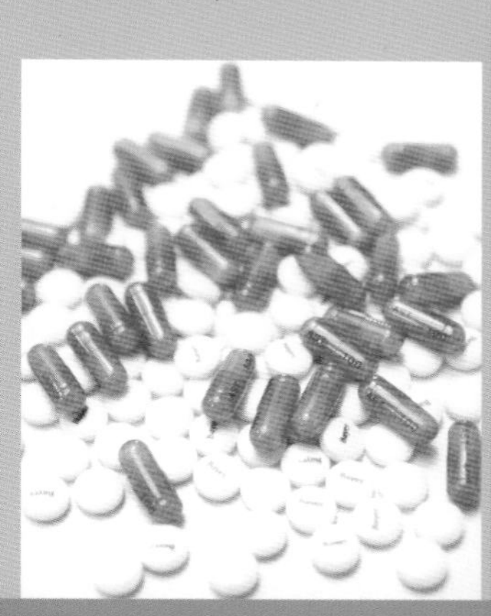
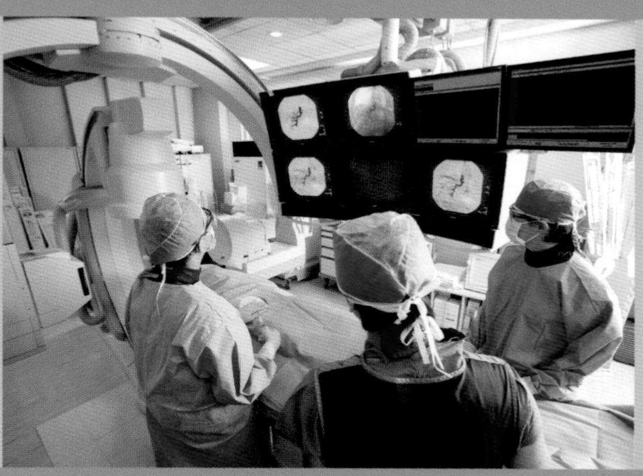

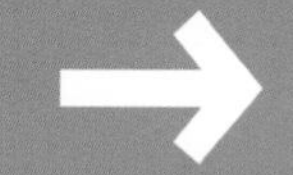

심장 질환 치료의 절정, 관상동맥 중재술

관상동맥 질환의 최신 치료법

현대 의학의 획기적인 발전 중 하나가 바로 관상동맥 중재술이다.
가슴을 열지않고 간단하게 막힌 심장혈관을 뚫는 이 중재시술의 발달로
인해 환자들은 큰 도움을 받고 있다. 관상동맥 질환의 최신 치료법과
그 수술 현장을 생생하게 경험해보자.

1 관상동맥 중재술
2 관상동맥 협착과 치료 약물
3 좁아진 혈관을 풍선으로 확장한 뒤 스텐트를 삽입하는 시술
4 악화된 승모판 제거하고 인공판막으로 삽입하는 시술

심장혈관 치료에 혁명적 변화를 가져온 '현대 의학의 꽃'

관상동맥 중재술

협심증 환자의 좁아진 혈관을 넓혀주는 기술은 끊임없이 발전되고 있다. 최근에는 풍선 확장술과 스텐트 시술, 약물 복용을 결합한 치료법이 좋은 효과를 내고 있다. 관상동맥 중재술의 발전 과정과 미래를 소개한다.

김진원(고려대학교 구로병원 심혈관센터 교수)

풍선 확장술 후 혈관 수축 방지 위해 스텐트 삽입

관상동맥 중재술은 '현대 의학의 꽃' 이라고 할 수 있는 분야로, 심장혈관 질환 치료에 큰 변화를 가져왔다. 관상동맥은 직경 3mm 내외의 작은 혈관이다. 이 혈관이 좁아지거나 막히면 가슴이 조이거나 무거운 것이 누르는 듯 심한 통증을 호소하고, 자칫하면 사망에까지 이르게 된다.

관상동맥 중재술 중 풍선 성형술은 비교적 간단한 과정으로 이루어져 있다. 즉 허벅지 부위에 있는 대퇴동맥이나 손목 부위에 있는 요골동맥을 통해 심장 혈관까지 내부가 비어 있는 작은 관을 삽입한 후, 혈관의 협착 부위가 가장 잘 보이는 위치에서 병변의 사진을 촬영한다.

목표로 하는 협착 부위가 확인 되면 0.014인치의 극히 가는 철사를 좁아진 혈관 부위에 통과시킨 후 목표 혈관의 직경에 적절한 작은 풍선을 부풀려 병변을 압축해 좁아진 부위를 넓힌다.(그림 1)

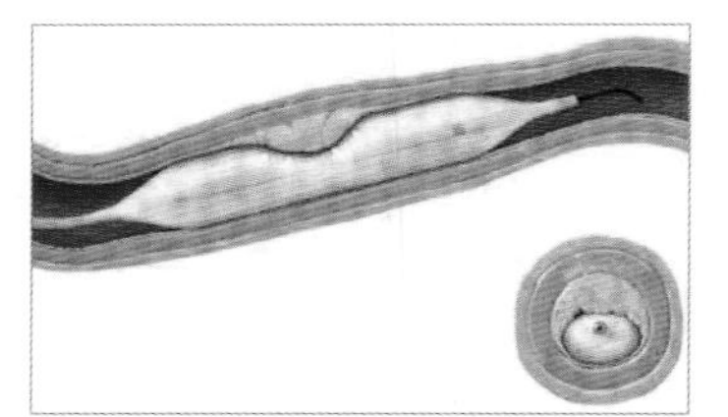

(그림 1) 관상동맥 중재술 중 풍선성형술

풍선 성형술을 통해 좁아진 혈관 부위가 넓어지면 시술 직후부터 혈액의 흐름이 원활해지면서 가슴 통증이 가시는 극적인 호전을 기대할 수 있다.

그러나 풍선 확장술은 상당히 효과적인 방법임에도 30~60%로 재발률이 비교적 높아 중요한 한계점으로 여겨져 왔다. 즉 성공적으로 혈관이 확장됐더라도 일정 시간 후 혈관이 다시 좁아지는 것이다.

주원인은 풍선을 확장할 때 생긴 혈관 내벽의 미세한 손상이 치유되는 과정에서 새 살이 돋아나는 것과, 시간이 지나면서 확장되었던 혈관 자체가 다시 수축하는 것이다. 또 풍선 확장 후 혈관 내벽의 찢어지는 정도가 심해 오히려 혈전을 강력하게 생성함으로써 혈액 흐름을 방해하는 위험한 상황도 풍선 확장술의 큰 제한점이 되어왔다.

이러한 기전을 억제하기 위한 여러 약제들이 연구되었으나 실제 임상에서 효과를 나타낼 정도로 좋은 효과를 보이는 약제는 아직까지 없는 실정이다. 제한점을 해결하기 위한 노력의 일환으로 최근에는 풍선 확장술 후 작은 용수철 모양의 스텐트라는 기구를 확장된 부위에 삽입하여 혈관이 다시 수축하는 것을 방지하고 있다.

(그림 2)

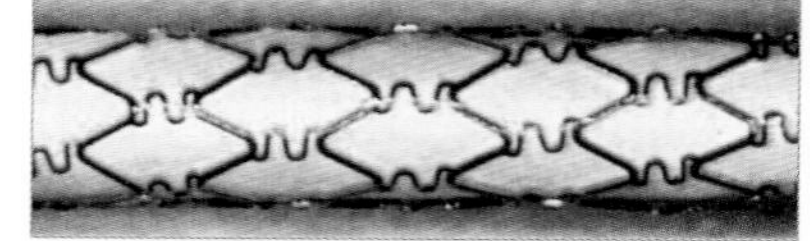

(그림 2) 혈관내 스텐트를 삽입한 모습

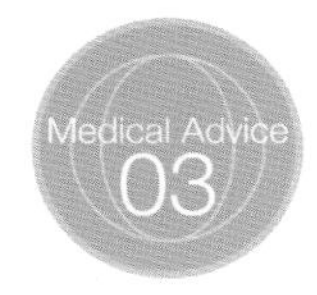

새 살 형성 억제하는 약물 용출성 스텐트 개발

스텐트는 혈관 자체의 수축을 효과적으로 억제하고 풍선 확장 시 발생한 혈관 내벽 손상에 의한 혈전 형성을 성공적으로 방지할 수 있는 것이 장점이다. 스텐트가 관상동맥 중재술의 큰 발전을 가져온 것은 사실이나 이물질에 의한 인체 내 반응으로 피떡(혈전)이 발생하고, 시간이 지나면서 스텐트 안으로 새 살이 자라나오는 문제점이 있다.

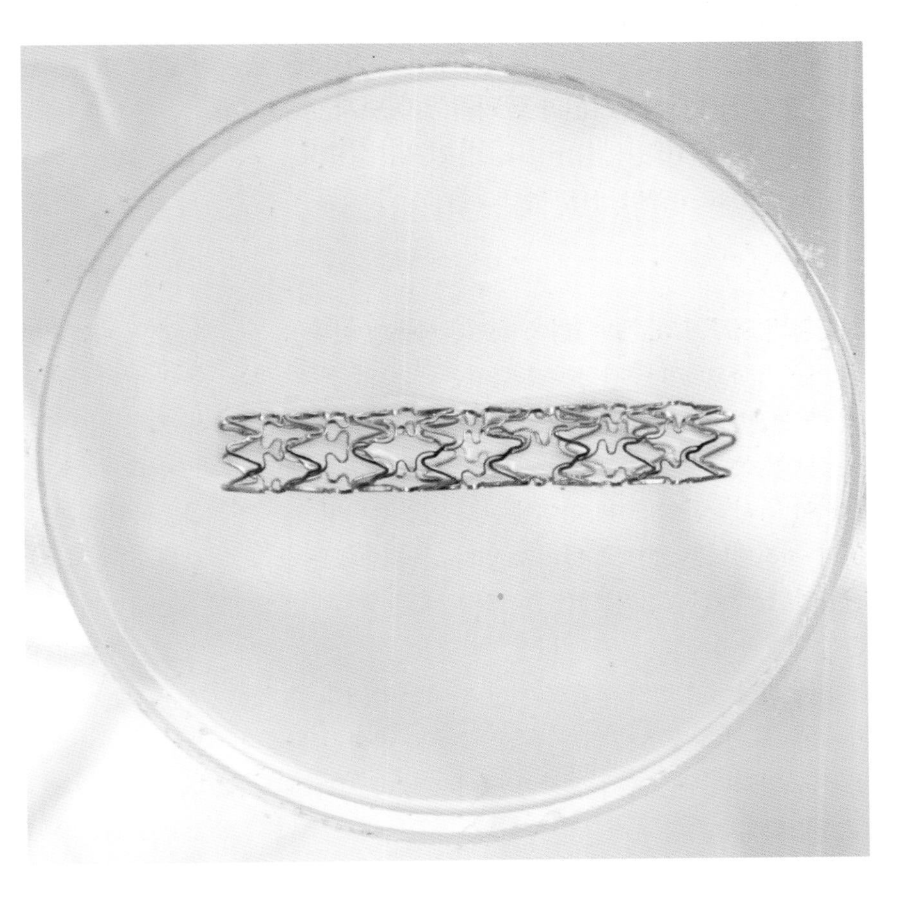

이러한 문제점 중 피떡의 발생은 스텐트를 고압력의 풍선을 사용하여 혈관벽에 밀착시키는 시술의 기술적 진보와 혈전 발생을 억제하는 강력한 약제의 개발로 최소화할 수 있게 되었다. 스텐트 내부로 새 살이 자라나는 현상은 비교적 해결이 어려웠는데, 최근 스텐트에 새 살의 형성을 강력히 억제하는 약제를 코팅해 서서히 방출되도록 고안한 약물 용출성 스텐트가 개발돼 해결의 실마리를 찾게 되었다. 지금은 다양한 약제를 코팅한 여러 제품이 출시되어 전 세계에서 많은 환자에게 시술되고 있으며, 국내에서도 많은 심혈관 환자가 그 혜택을 받고 있다.

다만 약물 용출성 스텐트도 아직 완벽하지는 않다. 약물 용출성 스텐트는 혈관이 다시 좁아지는 재발을 획기적으로 감소시켰으나, 스텐트 내벽의 치유가 너무 지연되어 금속이 장시간 그대로 혈액 내에 노출되는 문제점을 가지고 있다.

따라서 혈전 형성을 억제하는 두 가지 이상의 약제를 적어도 1년간은 복용해야 하며 경우에 따라서는 더 장기간 약물을 복용해야 한다. 최근에는 이러한 단점들을 보완하여 일정 기간이 지나면 금속이 녹아 없어지는 스텐트도 개발되고 있어 향후 좋은 치료 효과가 기대된다.

아스피린, 스타틴, 베타차단제 등이 심혈관 질환 치료한다

관상동맥 협착과 치료 약물

식생활이 서구화됨에 따라 심장혈관에 콜레스테롤이 쌓이는 관상동맥 협착은 10대부터 시작된다. 문제는 혈관의 70%가 막히는 50대까지 40년간 증상이 없다는 것. 관상동맥 협착을 치료하는 다양한 약물의 작용 기전과 효과를 알아보자.

홍순준(고려대학교 안암병원 심혈관센터 교수)

식생활의 서구화로 우리나라에서도 관상동맥 질환이 계속 증가하고 있다. 관상동맥 협착은 심장의 세 가닥 큰 혈관에 콜레스테롤이 과다하게 축적되면서 관상동맥이 좁아지는 현상이다. 관상동맥 협착은 10대에서부터 시작하여 50세 이후에는 흉통을 유발할 정도까지 진행되는 것으로 알려져 있다. 콜레스테롤이 관상동맥 내에 점진적으로 축적되면서 관상동맥이 좁아진다.

문제는 관상동맥 협착이 70% 이상 진행될 때까지 증상을 못 느끼는 경우가 많다는 점. 운동을 하다가 통증을 느낀다면 관상동맥 협착이 많이 진행한 상태라고 생각할 수 있다.

관상동맥 협착은 운동할 때에 주로 나타나고, 쉬면 흉통이 가라앉는 안정형 협심증과 관상동맥 협착 부위가 파열되면서 혈전이 형성되어 나타나는 급성관상동맥증후군으로 진행할 수 있다. 관상동맥 협착과 관련하여 많은 약물들이 사용되고 있으며, 환자의 흉통을 감소시키고 심근경색증과 사망률을 낮추는 데 기여하고 있다.

관상동맥 협착 치료를 위한 아스피린과 스타틴

관상동맥 협착과 관련하여 가장 많이 사용되고 있는 약물은 아스피린이다. 아스피린은 혈소판의 활성과 응집을 억제하여 1차 예방 목적으로도 많이 사용되고 있으며, 심근경색증, 뇌졸중에 의한 사망률을 낮춘다고 알려져 있다.

아스피린은 관상동맥 협착 환자에게 특별한 금기가 없으면 사용하는 것이 좋다. 아스피린은 75mg에서 325mg까지 용량을 다양하게 사용할 수 있다. 최근에 발표된 USPSTF(US Preventive Services Task Force)의 결과에 따르면 하루 아스피린 75mg으로 충분한 1차 예방 효과가 있으며, 오히려 높은 용량에서는 예방 효과에 차이가 없으나 출혈의 위험성을 증가시키는 것으로 보고하였다.

'만병통치약'처럼 알려진 스타틴은 간에서 콜레스테롤 합성을 억제하여 '나쁜 콜레스테롤'로 알려진 LDL 콜레스테롤은 낮추고 '좋은 콜레스테롤'로 알려진 HDL 콜레스테롤은 높인다.

ASTEROID 연구에 의하면 LDL 콜레스테롤을 70mg/dL 이하로 유지하면 관상동맥 협착 부위를 줄일 수 있다는 놀라운 결과도 있다. 이는 24개월 동안 스타틴을 투여한 뒤 관상동맥 초음파 검사를 한 결과 관상동맥 죽상경화증이 호전된 것으로, 지금까지 관상동맥 협착 진행을 억제하는데 만족했던 기존의 연

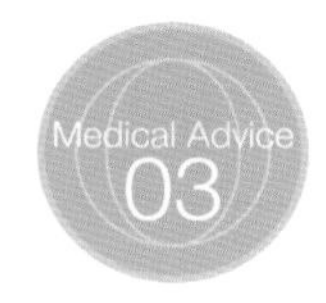

구보다 더 진보된 내용이라고 할 수 있다.

스타틴은 1차 예방 효과보다 2차 예방 효과가 더 크다고 알려져 있으며, LDL 콜레스테롤을 낮추면 낮출수록 심혈관 질환의 발생을 감소시킬 수 있다. 스타틴은 단순히 관상동맥 협착의 진행을 멈추거나 동맥경화증 병변을 안정화하는 것뿐만 아니라 내피세포 기능을 개선하고 항산화 작용을 하며, 골수 줄기세포의 이동을 활성화하기 때문에 관상동맥 협착 환자에게 꼭 필요한 약물이라고 생각된다.

심혈관 질환 치료를 위한 베타차단제와 ACE 차단제

베타차단제는 심장 박동수를 줄여주고 혈압을 낮추므로 심근의 산소 소비량을 줄여준다. 그 결과 관상동맥 협착이 있는 환자에게서 흉통을 줄여주는 효과가 있으며 심근경색증과 급사의 위험을 낮춰준다.

천식이나 만성 폐쇄성 폐 질환이 있는 경우에 베타차단제를 써야 한다면 $\beta 1$ 선택성 베타 차단제를 사용하는 것이 좋다. 관상동맥 협착에 의한 흉통을 줄여주는 또 다른 약제로 질산염제(나이트레이트)가 있다. 이는 내피세포에서 NO로 전환되어 관상동맥 혈관을 확장시켜 흉통을 줄여주고, 혈소판 응집에 의한 혈전 형성도 억제한다.

안지오텐신 전환 효소(ACE) 차단제와 안지오텐신 수용체 차단제와 관련된 대규모 연구들이 많이 발표되었다. ACE 차단제의 대표적 연구로 알려진 HOPE와 EUROPA 연구에 따르면 심부전이 없는 관상동맥 질환 환자에게서도 ACE 차단제가 심혈관계 사건의 발생을 줄여줬다.

안지오텐신 수용체 차단제도 ONTARGET 연구에서 ACE 차단제와 비교하여 떨어지지 않는 효과를 입증함으로써 관상동맥 질환이 있는 고위험군에서 유용하게 사용될 수 있을 것이라 생각된다.

디하이드로피리딘(Dihydropyridine) 계열의 칼슘길항제인 암로디핀(Amlodipine)과 알타라트 오로스(Adalat oros) 및 논디하이드로피리딘(Non-dihydropyridine)계열의 칼슘길항제인 딜티아젬(Diltiazem), 베라파밀(Verapamil)은 관상동맥 협착 환자에서 흉통을 줄여줄 수 있다.

앞서 간략하게 언급한 약물을 사용하여 관상동맥 협착 환자의 흉통을 줄여주고 동맥경화의 진행을 억제하여 심혈관 사건의 빈도를 낮출 수 있을 것으로 생각한다.

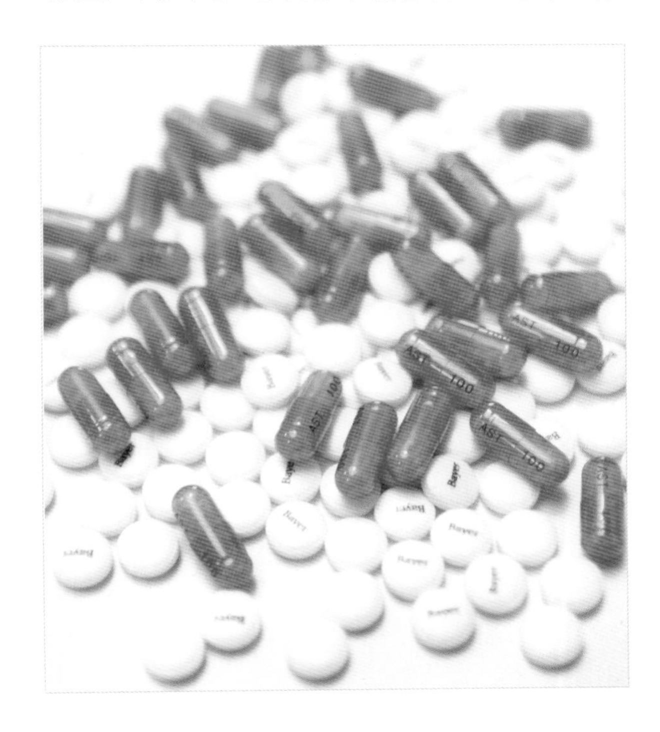

관상동맥 중재술 현장을 가다

좁아진 혈관을 풍선으로 확장한 뒤 스텐트를 삽입하는 시술

건강에 자신 있던 50대 여성이 가슴이 답답한 증상을 호소하여 협심증 진단을 받았다. 혈관조영술을 시술했더니 관상동맥이 반쯤 막혀 있었다. 심장병 치료 분야에 획기적인 발전을 가져온 관상동맥 중재술 현장을 직접 담아보았다.

스텐트를 삽입하는 관상동맥 중재술 시술

키 158㎝에 체중 58㎏으로 평생 큰 병 없이 살아온 이강숙(59) 씨. 고혈압이나 당뇨병처럼 요즘 흔한 만성질환 하나 없어 건강에는 자신이 있었다고 한다. 그런데 어느 날부터인가 계단을 오르거나 걸음걸이가 빨라지면 가슴이 답답해지는 증상이 나타났다.

그러다 갑자기 가슴이 찢어질 듯 고통스러운 사건을 겪은 날 바로 동네 의원을 찾았다. 의사는 큰 병원으로 가볼 것을 권했고, 고려대 안암병원에서 2009년 6월 10일 진료를 받았다. 혈액검사, 간기능검사, 신장기능검사 등을 받은 뒤 나온 병명은 심장 관상동맥이 절반쯤 막힌 '협심증' 이었다.

의사는 이틀 뒤에 좁아진 관상동맥을 넓히는 혈관 조영술을 할 것이라면서 혈전을 녹이는 약물인 '아스피린' 과 '플라빅스' 를 처방했다.

6월 12일 오전 9시 30분. 수술실 앞에서 4~5명의 의료진이 방사선에 노출되는 것을 막아주는 납 조끼를 수술복 위에 걸쳤다.

먼저 반신마취를 한 뒤 메스로 팔목을 약간 절개, 동맥(요골동맥)을 찾았다. 그리고 이 동맥 안으로 직경 3㎜ 정도의 카테터(약물 · 스텐트 등을 주입하는 금속관)를 넣었다.

과거에는 심장으로 카테터를 넣기 위해 주로 대퇴부의 동맥을 통했으나 최근에는 손목의 요골동맥도 많이 쓴다. 팔목은 심장까지 가는 혈관의 길이가 짧으며, 시술 뒤 회복 시간도 빨라 시술 2시간만 지나면 다닐 수 있다. 대퇴부는 회복하기까지 적어도 3~4시간쯤 걸린다.

시술 준비가 끝나자 심혈관센터 임도선 교수가 이씨의 혈관 상태를 체크하기 위한 혈관 조영술을 준비했다.

필름 역할을 하는 조영제를 혈관 안으로 투여하고 몸 밖에서 동영상 X-선으로 촬영하자 이씨의 좁아진 관상동맥 부분이 모니터에 선명하게 나타났다. 이씨는 심장에 혈액을 공급하는 세 줄기 관상동맥 혈관 4~5곳이 50%쯤 막혀 있었다.

임 교수는 보호자를 불러 "환자의 상태가 좋지 않으니 바로 관상동맥 중재술을 해야 한다"고 말했다. "이 정도라면 흉통이 심했을 텐데, 왜 이렇게 병원에 늦게 왔냐"고 묻자 보호자인 아들은 "아버지가 병원에 입원해 계셔서 어머니 건강에 신경 쓸 겨를이 없었다"고 말했다.

그 자리에서 풍선을 넣어 좁아진 혈관을 확장한 뒤 그물망(스텐트)을 삽입하는 시술이 결정됐다.

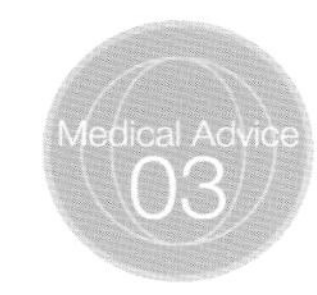

요골동맥을 통한 스텐트 삽입

먼저 3cm 정도 길이의 풍선과 스텐트가 달린 실처럼 가느다란 카테터를 요골동맥 안으로 집어넣었다. 스텐트의 굵기는 2.5㎜부터 3.5㎜까지 다양한데 좁아진 혈관의 굵기에 따라 스텐트 사이즈가 결정된다. 혈관 조영술을 통해 좁아진 혈관의 굵기를 측정한 결과, 2.75㎜ 굵기의 스텐트를 선택했다.

스텐트는 요골동맥을 따라 대동맥을 지나 심장에 도달, 관상동맥 안으로 들어갔다. 관상동맥의 직경은 큰 곳은 3~4㎜, 좁은 곳은 1~2㎜ 정도 된다. 관상동맥 중재술은 직경이 2~4㎜ 혈관에서 주로 이뤄진다. 관상동맥 끝 부분은 혈관이 너무 가늘어 스텐트 대신 약물 투여 등 다른 방법을 쓴다.

시술 중간에 임도선 교수는 환자에게 "가슴이 아프세요? 불편한 데 있으면 말씀하세요" 등의 질문을 했다. 환자는 "괜찮다"고 말했다.

좁은 관상동맥의 혈관 길을 따라 좌우로 손을 정교하게 움직였다. 시술하는 순간순간 혈관 안에 조영제를 넣고 혈관에 스텐트가 얼마나 들어갔는지 확인했다.

"각도가 장난이 아닌데" 임도선 교수가 레지던트 등 시술을 돕는 의료진에게 들으라는 듯 말했다.

정확하게 좁아진 혈관에 스텐트를 삽입하기 위해 몇

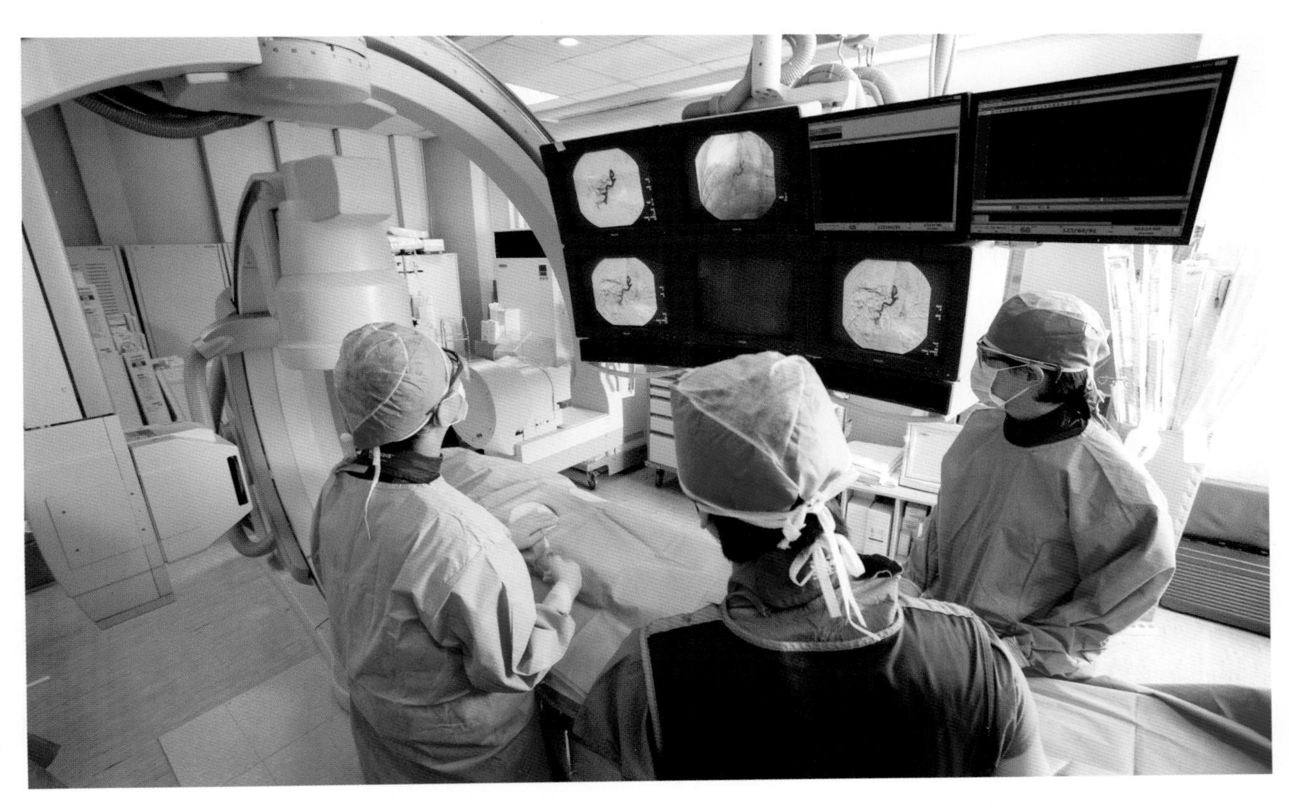

번의 시도를 거쳐 스텐트가 자리 잡을 혈관 부위에 도착했다. 풍선 기압계를 통해 압력을 넣어 풍선을 부풀려 혈관을 확장한 뒤 스텐트만 혈관에 남기고 풍선과 카테터는 다시 손목 혈관을 통해 빠져나왔다.

스텐트를 또 하나 더 넣기 전 이씨의 관상동맥에 혈전이 많은 것을 발견하고 혈전을 빼내기로 결정했다. 임도선 교수는"아스피린 등 혈전을 녹이는 약을 먹지 않았거나 약이 잘 듣지 않아 혈전이 생길 수 있다. 드물지만 시술 도중 혈소판이 과도하게 활성화돼 혈전이 많이 생기는 경우도 있다"고 말했다. 세 번 정도 혈전을 빼내고 정맥주사로 혈전 용해제를 넣었다.

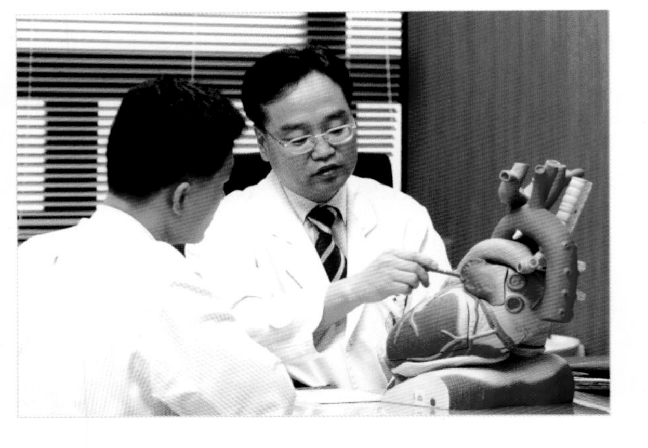

다시 팔목을 통해 스텐트를 하나 더 삽입했다. 이씨는 관상동맥의 여러 곳이 좁아져 3~4개의 스텐트를 삽입해야 하지만 이날은 오른쪽 관상동맥에만 스텐트 2개를 삽입했다.

임 교수는"한번에 모든 시술을 하지 않고, 일단 2개만 넣고 경과를 지켜본 뒤 3~4일 지나서 나머지 혈관에 스텐트를 삽입할 예정"이라고 말했다. 1시간여에 걸친 관상동맥 중재술이 마무리됐다.

내피세포 생성 억제를 위한 약물 방출 스텐트 개발

과거에는 심장 관상동맥이 막히면 외과적 수술 외에는 별다른 방법이 없었다. 약물을 투여하면 혈관을 막은 혈전을 부분적으로 녹일 수는 있었으나 근본 해결책으로 보기는 어려웠다.

처음 시도된 관상동맥 중재술은 풍선을 부풀려 혈관이 막힌 부분을 넓혀주는 것이었다. 1977년 스위스 취리히대학 병원에서 작은 풍선을 이용해 협심증을 앓고 있던 38세 남성에게 관상동맥 중재술을 시도해 성공한 것이 세계에서 처음이었다. 국내에서는 1983년 풍선을 이용한 관상동맥 중재술이 처음 성공했다.

하지만 문제점이 발견됐다. 풍선으로 넓힌 혈관 부위가 다시 좁아지는 것. 풍선 확장술을 받은 환자의 32~57%가 6개월 안에 이런 문제점을 경험했다.

이를 해결하기 위해 나온 것이 혈관을 넓힌 자리에 금속 그물망(스텐트)을 삽입하는 방법이었다. 이는 획기적인 치료법으로 주목받았으나 그물망 사이로 혈관의 내피 조직이 자라나와 혈전이 달라붙는 현상이 발생했다.

이 문제를 해결하기 위해 항암제의 일종인 약물을 스텐트에 코팅, 혈관 내피세포가 자라나오지 못하게 하는 '약물 방출 스텐트' 가 개발돼 최근에는 시술에 활발하게 쓰이고 있다. 약물 방출 스텐트의 재협착률은 5~10%로 종전보다 훨씬 뛰어난 치료 성과를 보이고 있다.

심장판막 수술 현장을 가다

협착이 악화된 승모판 제거하고 인공판막을 삽입하는 시술

판막에 이상이 생기면 혈액순환이 안돼 심장이 제 기능을 못해 흉통이나 호흡곤란, 어지럼증 증상이 나타난다. 이런 경우 판막 수술이나 판막 성형술을 시행한다. 승모판 협착증이 악화되어 인공판막 치환술을 받는 수술 현장을 다녀왔다.

승모판 협착증이 악화돼 인공판막 치환술 시술

강모(49) 씨는 1993년 심장판막에 이상이 있다는 진단을 받았지만 별 불편함 없이 15년 가까이 살았다. 그런데 지난해 조금만 움직여도 호흡이 가빠지고 숨이 찬 증상이 나타나 심장 초음파 검사를 받았다.

검사 결과 좌심방과 좌심실 사이에 있는 판막인 '승모판'이 좁아지는 '승모판 협착증'으로 진단됐다. 판막의 단면적이 좁아지면 심방에서 심실로 가는 혈류가 제한을 받는다. 좁아진 판막을 보상하기 위해 심장은 더욱 열심히 일해야 하며 결국 만성심부전이 발병한다.

그는 풍선 카테터를 좁아진 심장판막에 넣고 풍선을 부풀리는 '풍선 판막 성형술'을 받았다. 수술받은 지 1년이 지난 최근 고려대안암병원에서 심장 초음파 검사를 받았다.

검사 결과를 검토한 흉부외과 정재승 교수는 "승모판 협착증이 악화돼 앞으로 몇 달 사이에 다른 판막에까지 영향을 줄 수 있어 외과적 수술을 해야 한다"고 말했다.

의료진은 원래 있던 심장의 승모판을 제거하고 인공판막을 넣는 인공판막 치환술이 대안이라고 말하며 최종적으로 이 수술을 결정했다. 수술 전에 혈액·심전도 검사, 흉부 X-선 검사 등이 이뤄졌다.

수술 당일 오전 8시 30분 강씨가 수술대에 누웠다. 정맥으로 마취약이 투여되면서 심호흡을 몇 번 하던 강씨는 서서히 마취에 빠져들었다. 수술실 간호사가 그의 흉곽이 잘 돌출될 수 있도록 큰 베개 같은 기구를 이용해 자세를 잡았다. 의료진은 강씨의 몸을 초록색 천으로 덮은 뒤 노출된 가슴 부위에 투명 접착테이프를 붙였다. 간호사는 "감염 위험을 줄이기 위해 소독된 테이프를 가슴 전체에 붙인다"고 했다.

초록색 천에 하얗게 드러난 피부색이 두드러져 보였다. 1시간 동안의 수술 준비가 끝난 뒤 강씨의 심장판막 수술을 집도할 정재승 교수가 수술실로 들어왔다. 수술대를 둘러싸고 환자의 오른쪽에는 수술을 집도할 흉부외과 의사, 맞은편에는 1번 어시스트, 바로 옆에 2번 어시스트, 흉부외과 의사 바로 옆에는 3번 어시스트가 자리를 잡는다.

어시스트는 레지던트들이 주로 맡지만 큰 수술일 때는 펠로우(전임의)가 맡기도 한다. 심장 수술은 난이도와 위험도 등을 고려해 4~5명의 흉부외과 의사가 참여하는 것이 일반적이다. 수술실에는 마취과 의사도 자리를 지킨다. 수술실 간호사 2명과 인공 심폐기구를 맡은 체외순환사까지 총 8명이 수술 준비를 마쳤다.

좌심방 절개 후 승모판 제거, 인공 판막 삽입

1번 어시스트인 레지던트가 소독약 '베타딘'으로 수술 부위를 소독했다. 정재승 교수가 메스를 들고 목에서부터 흉곽 끝인 명치 부위까지 피부 조직을 30㎝ 가량 절개했다. 이어 전기 소작기를 이용해 가슴 정중앙의 피부 밑 지방, 근육까지 순서대로 절개해 들어갔다.

흉곽뼈는 드릴을 이용해 잘랐다. 가슴뼈를 자르자 얇은 막으로 싸인 심장이 움직이는 모습이 드러났다. '콩닥콩닥' 뛰고 있는 심장이 모습을 드러내는 순간이었다. 빨간 '하트'라기보다는 적갈색에 가까웠다.

정재승 교수가 수술대를 환자 왼쪽으로 기울였다. 가슴 약간 왼쪽에 있는 심장을 편하게 들여다볼 수 있도록 하기 위해서였다. 심장을 싼 얇은 막을 절개한 뒤 간, 폐 등 주변 조직에는 매듭을 걸어 심장만 드러나게 했다.

심장은 1초도 쉴 수 없는 장기다. 수술 도중에는 심장을 멈춰야 하므로 심장과 폐의 역할을 '인공체외순환기'가 대신한다. 이 장비는 온몸을 순환한 혈액이 심장으로 들어가는 큰 정맥(대정맥)에서 혈액을 우회시켜 혈액 속 노폐물을 제거한 뒤 산소를 주입, 바로 대동맥을 통해 온몸으로 내보낸다.

모든 준비가 완료된 뒤 심장을 정지시키는 약물을 투입하자 심장이 멎었다. 심전도 화면의 그래프가 '-'자가 됐고, 심장 박동이 '0'을 가리켰다. 심장을 멈추게 하는 신(神)의 영역을 인간이 잠시 대신하는 순간이어서일까 의료진의 표정에 긴장감이 도는 것 같았다.

간호사에게서 얼음을 전해 받은 레지던트가 환자의 심장 주변을 얼음으로 채웠다. 수술하기 위해서는 심장의 온도를 10℃ 이하로 내려야 하기 때문이다. 수술 중에는 체온이 낮아야 인체의 신진 대사율이 떨어져 장기 손상을 막을 수 있다.

정재승 교수가 메스로 심장을 조심스럽게 열었다. 좌심방을 절개해 문제가 생긴 2~3㎝ 크기의 판막(승모판)을 떼어냈다. 그리고 인공판막이 자리 잡을 곳의 크기를 정확히 잰 뒤 27㎜ 판막을 넣기로 최종 결정했다.

인공판막을 주변 조직에 연결하는 봉합 과정이 진행됐다. 심장 수술은 어느 한순간도 긴장감을 놓을 수 없지만 인공판막을 제 위치에 봉합하는 과정은 특히 예민하다. 봉합 과정을 마무리한 뒤 심장을 닫았다.

잠시 멎게 했던 심장을 되살리는 약물을 투여하고 심장에 혈액을 채웠다. 아울러 심장 내 공기를 제거했다. 심장이 살아나기 시작할 때 전기 충격을 주자 심장 박동이 다시 시작됐다. 모니터로 심장이 정상적으로 활동하는 것을 확인한 뒤 수술 부위에서 출혈이 생기지 않도록 지혈제를 뿌렸다.

수술 뒤 심장에 이상이 생겨 멎을 경우를 대비해 몸 안에 인공심장 박동기를 설치하고 흉곽을 봉합하는 것으로 수술이 마무리됐다.

혈액의 역류가 일어나는 판막 이상

심장 내에는 혈액이 한 방향으로만 흐르도록 여닫이문 역할을 하는 4개의 판막이 있다. 2개의 판막(승모판, 삼첨판)은 좌·우측 심방과 심실 사이에 있으며, 2개의 판막(대동맥판, 폐동맥판)은 각 심실과 주요 동맥 사이에 있다.

만약 심장판막에 이상이 생기면 판막을 통해 혈액이 통과하기가 어려워지거나 혈액의 역류가 일어나 심장의 펌프 작용이 원활하지 않게 돼 심장이 제 기능

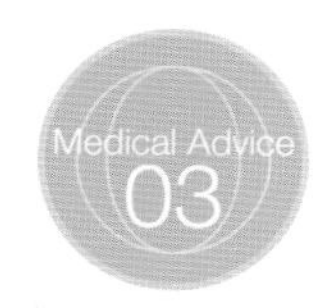

을 못한다.
판막 이상이 생기면 혈액순환이 안돼 흉통이 생기거나 호흡곤란, 어지럼증 등 다양한 증상이 나타난다. 판막의 이상으로 진단되면 초기에는 약물 치료로 증세를 완화하지만 병의 정도에 따라 또는 완치를 위해서는 수술이 필요하다.

유지돼 성형수술로 기능을 회복할 수 있는 질병 초기 단계 때 주로 쓰인다. 판막 성형술이 성공적으로 이뤄지면 인공판막보다 심장 기능 회복이 쉬우며, 수술 뒤에 항응고제를 복용하지 않아도 되는 것이 장점이다.

판막 수술과 판막 성형술

심장판막에 이상을 초래하는 원인은 다양하다. 선천적인 요인 외에 류마치즘열(Rheumatic Fever), 감염 등이 대표적인 판막 손상 원인으로 꼽힌다. 나이를 먹으면서 기능이 약해지기도 한다. 심장의 판막 4개 중에서 가장 손상이 잘 일어나는 곳이 대동맥판막과 승모판막이다.
심장판막 수술은 과거에는 매우 어려운 수술이었지만 요즘은 의학의 발달로 성공률이 높으며, 수술 뒤에는 정상 생활이 가능하다.
최근에는 문제가 된 심장판막을 제거하고 인공판막을 삽입하는 대신 자신의 판막을 고쳐 쓰는 '판막 성형술' 도 많이 이뤄지고 있다. 다만 모든 심장판막 질환에서 가능한 것은 아니며, 판막의 모양이나 기능이 상당 부분

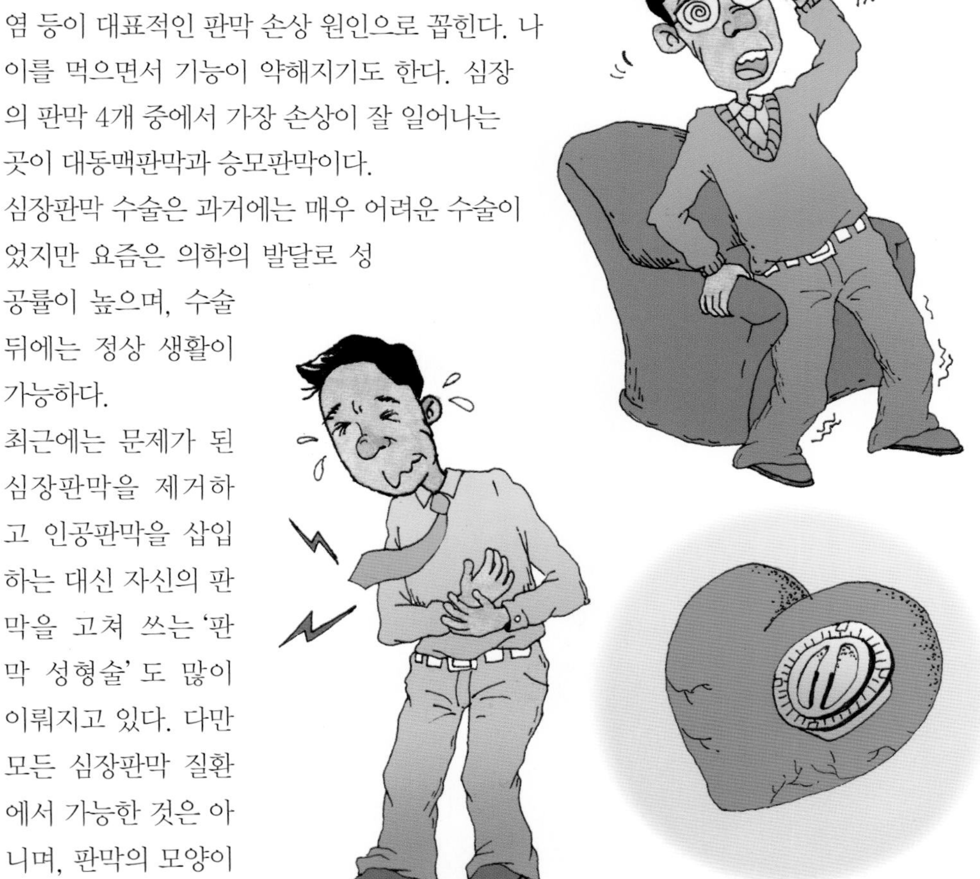

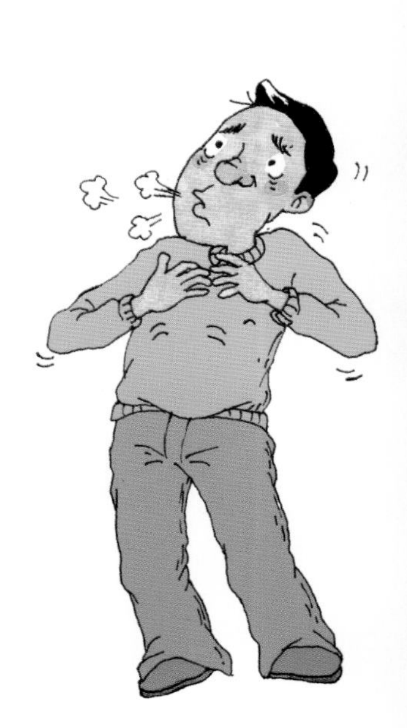

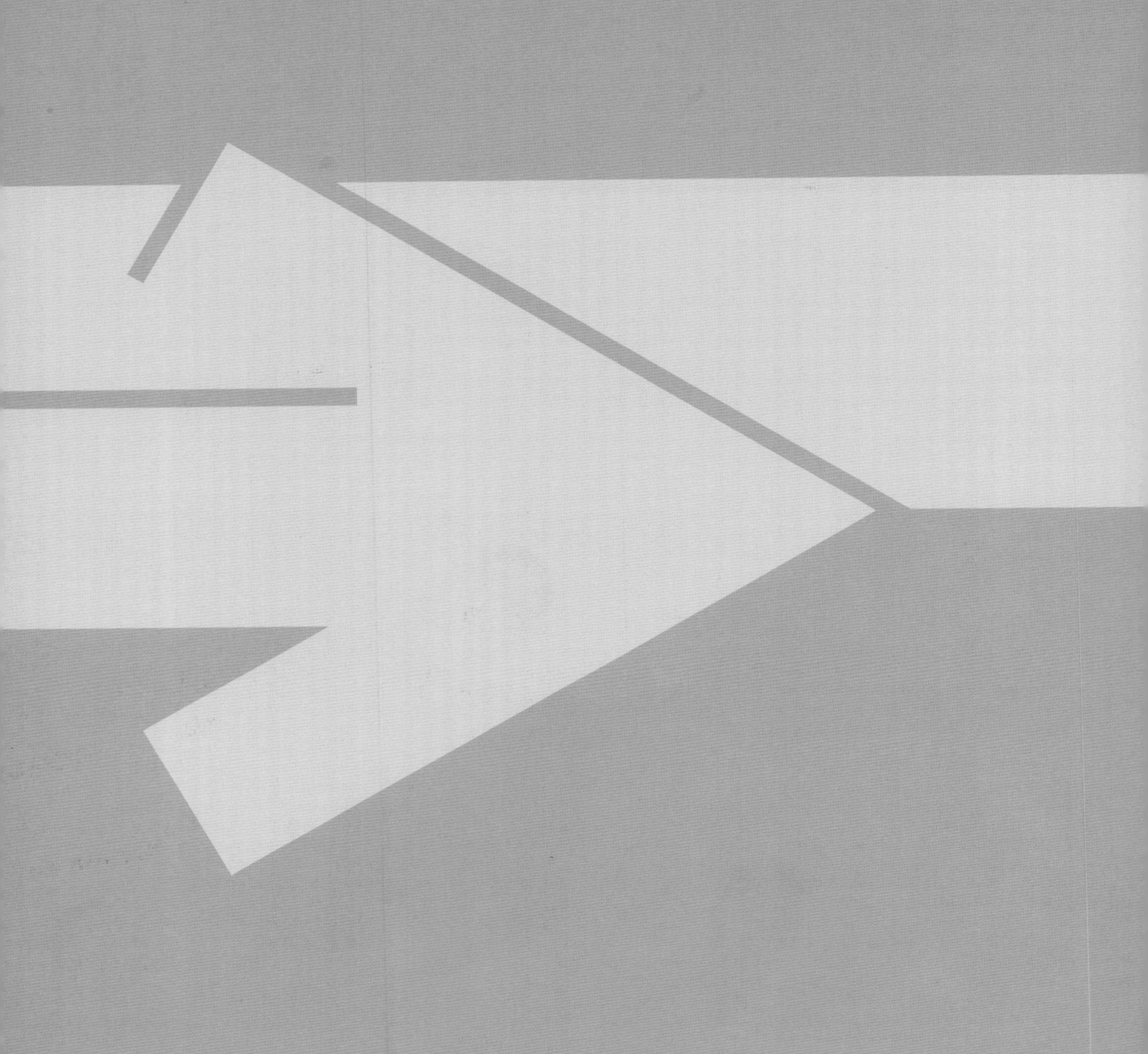

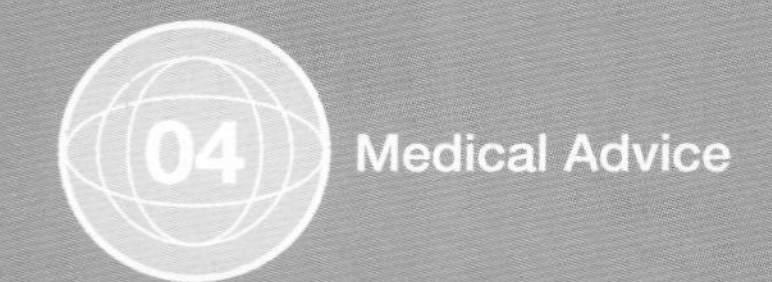

Medical Advice

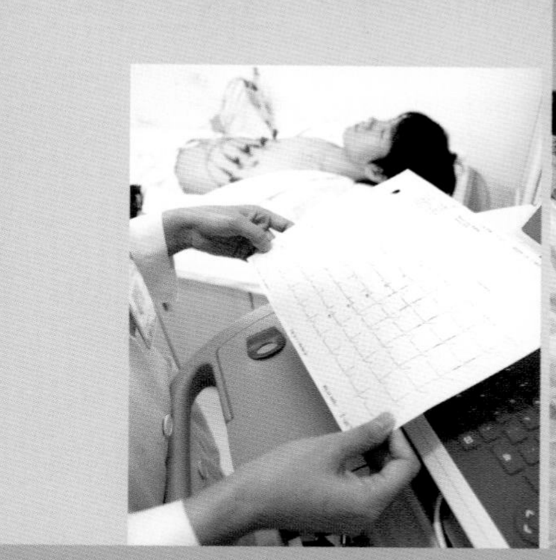

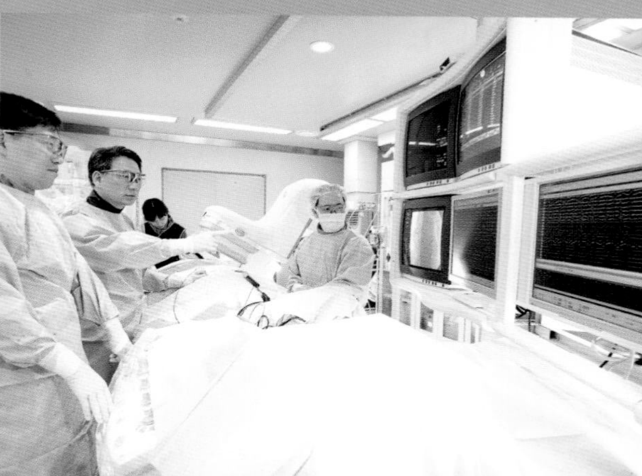

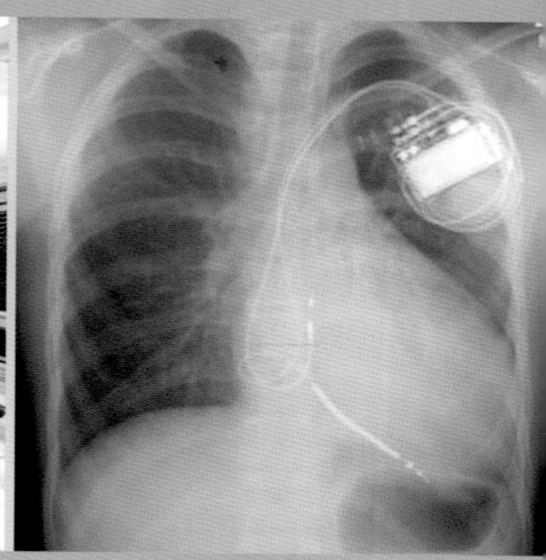

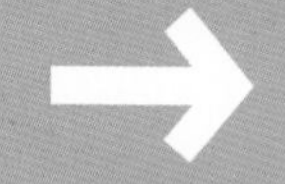

심장병의 최후, 부정맥의 종류와 진단 · 예방법

내 심장의 적신호, 부정맥

심장이 불규칙하게 뛰면 전신에 혈액이 정상적으로 공급되지 못해 다양한 질병을 수반하며 심하면 목숨까지 앗아간다. 부정맥의 진단법과 치료법을 알아보자.

1 심장을 멈추게 하는 부정맥의 종류와 진단
2 인공 심박동기와 이식형 제세동기
3 뇌졸중의 가장 흔한 원인! 심방세동의 원인과 치료법
4 부정맥의 치명적인 단계, 심실빈맥과 심실세동

심장 이상의 최후 단계 부정맥

심장을 멈추게 하는 부정맥의 종류와 진단

부정맥이란 심장박동이 규칙적인 리듬을 잃고 흐트러져 불규칙적으로 변한 상태를 말한다. 분당 평균 60~100회씩 하루 약 10만 회 규칙적으로 펌프질을 반복해야 하는 심장에 생긴 부정맥을 종류별로 알아본다.

김영훈(고려대학교 안암병원 심혈관센터 교수)

서맥 vs 빈맥 vs 불규칙 맥

부정맥은 크게 3가지 종류가 있다. 서맥, 빈맥 그리고 불규칙 맥이 그것이다. 너무 천천히(분당 60회 이하) 뛰는 상태가 지속되는 것을 서맥, 육체적 활동 없이도 계속 100회 이상 뛰는 것을 빈맥 그리고 맥을 만져 볼 때마다 맥이 고르지 않거나 심전도 검사에서 박동의 규칙성이 없는 상태가 지속되면 불규칙 맥이라고 한다.

1) 서맥

심장에는 마치 전기 제품과 같이 전기회로라는 특수 구조가 있는데, 심장박동 조절에 가장 중요한 역할을 하는 중심을 '동결절'이라고 한다. 이곳은 '자가발전' 하듯이 전기 자극을 스스로 방출하는 능력을 가지고 있다.

그런데 어떤 이유에 의해 동결절에서 전기 자극이 제대로 방출되지 못하면 서맥이 되는데, 이런 것을 '동성서맥'이라고 한다. 동결절에서 방출된 전기 자극은 심방 근육으로 퍼지고 다음 중간 송신소 역할을 하는 곳에 다시 모인다. 이곳을 심방과 심실 중간에 놓여 있다고 하여 '방실결절' 또는 '방실접합부'라고 한다. 위에서 내려온 전파가 이곳에서 차단되어도 서맥이 되는데, 동성서맥보다는 조금 더 심각한 서맥인 '방실차단'이다. 방실차단은 정도에 따라 1~3도로 분류한다. 1도는 양호한 상태로 특별한 치료를 요하지 않는 반면, 3도 방실차단은 중증 상태다. 원인을 반드시 진단하고 치료를 해야 한다.

동성서맥이나 방실차단과 같은 서맥이 확인되면 몇 가지를 먼저 확인하는 것이 중요하다. 첫째 고혈압 약 같은 약물 복용, 둘째 약초나 꿀, 또는 특이 음식이나 한약제 등의 섭취 경험, 셋째 갑작스러운 심장병 발생으로 인한 이차적 서맥이 아닌지 등이다. 이러한 서맥과 함께 평소와 달리 어지럽고 숨찬 증세가 동반되면 심장박동기 치료를 우선적으로 고려해야 한다.

2) 빈맥

첫째, 정상 동결절에서 방출되는 전기 자극이 단순 가속화 되어(분당 100회 이상) 육체적 활동 없이도 심장 박동이 빨라지는 상태는 정신적 스트레스, 카페인 섭취, 불안증, 과민 신경 및 공황장애증 환자에게 흔히 관찰된다. 이는 동성서맥과는 상대되는 개념으로 '동성빈맥'이라고 한다. 원인을 제거하고 정신적 안정을 취하며 심할 때 심장박동수를 진정시키는 약제 등으로 치료한다.

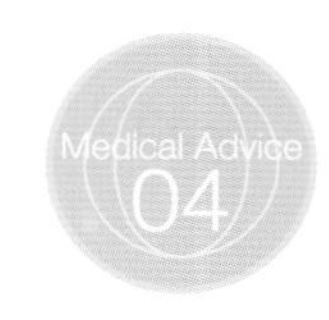

둘째, 정상 전기회로 시스템 이외의 심장 근육에서 마치 전기 스파크가 연속적으로 튀듯이 박동이 빨라진 빈맥은 발생되는 위치에 따라 '심방빈맥' 또는 '심실빈맥' 으로 구분한다.

셋째, 전기회로의 이상으로 발작적으로 빨리 뛰는 빈맥은 '발작성 빈맥증' 이라 한다. 회로가 둘로 갈라지거나 비정상적인 위치에 전기회로가 덤으로 하나 더 있어 이를 통해 전류가 마치 누전되듯이 흘러 빈맥이 발생되는 것이 특징이다.

둘째와 셋째 빈맥증은 정신적 안정이나 박동수를 진정 시키는 약제만으로는 좋아지지 않는다. 항부정맥 약물을 투여하면 어느 정도 효과가 나타나지만 빈맥의 진원지를 정확히 찾아내 원인을 제거하는 전극도자 절제술이 매우 유용한 치료법이다. 치료의 성공률을 높이기 위해서는 시술자의 풍부한 경험과 부정맥 정밀검사를 위한 3차원 영상진단법의 완벽한 이해가 필수이다.

3) 불규칙 맥

불규칙 맥의 가장 흔한 종류는 첫째, '기외수축' 이라는 부정맥이다. 심장박동이 정상적으로 뛰어주어야 할 때(주기)를 벗어나 한 박자씩 먼저 뛴다고 하여 기외수축이라고 한다. 기외수축의 진원지가 심방이냐 심실이냐에 따라 '심방기외수축' 또는 '심실기외수축' 이라고 한다.

환자가 겪는 증상은 주로 가슴이 철렁 내려앉는 느낌, 또는 한 번씩 맥이 빠지면서 가슴이 답답한 느낌 등이다. 급성 알코올 중독, 카페인 섭취, 과식 등이 흔한 원인이 되며 만성적으로는 고혈압, 협심증, 심부전 및 판막 질환 등이 원인이 된다.

24시간 또는 장시간 심전도 모니터를 하면 기외수축은 정상인에게서도 흔히 관찰되는데, 기외수축의 발생 빈도가 정상 박동 전체의 약 20%를 넘어가면 심장 기능도 좋지 않은 영향을 받는다.

따라서 20% 이상의 빈번한 심실기외수축과 함께 심장 기능이 저하되기 시작하면 더욱 적극적인 치료(약물요법 또는 전극도자 절제술)를 권장한다. 20% 미만에서는 환자가 호소하는 증상의 심각성 등을 고려하여 약물 치료를 하기도 하며 때로는 전극도자 절제술 등을 시도해볼 수 있다.

둘째, 불규칙 맥의 흔한 형태 중 가장 지속성이 강한 것이 '심방세동' 이다. 심방세동 환자의 적지 않은 수가 우연히 신체검사 중 심전도 항목에서 부정맥이 있다는 이야기를 듣거나 한의원 등에서 맥이 고르지 않다는 말을 듣고 심장박동이 고르지 못하다는 사실을 알게 된다.

심방세동이 만성화되면 심장이 이에 적응하기 때문에 자각증상이 별로 심하지 않은 경우가 많다. 이 때문에 심장 변형이 이미 굳어져 심장 리듬을 정상으로 되돌리기가 쉽지 않다.

심방세동이 시작된 지 1~2년 이내에는 가슴이 두근거리고, 덜커덩거리며 불규칙적인 심장박동으로 흉부 압박감, 식은땀 또는 아찔한 느낌 등 매우 다양한 증상과 불쾌감을 동반한다.

급성 알코올 중독, 갑상선 기능 항진증, 자율신경계 균형 파괴 또는 일시적인 혈압 상승 등이 흔한 원인이 된다. 심방세동은 심장부정맥 중 가장 흔한 지속성 부정맥이며, 심장병이기도 하지만 혈전병으로 온몸, 특히 뇌혈관 등으로 혈전을 보내 뇌졸중을 일으키는 부정맥이다.

심방세동의 치료는 원인 제거, 항응고 약제, 항부정맥 약물요법, 일시적 전기충격요법 및 전극도자 절제술 등이 있으며, 각 환자에게 맞는 적절한 치료 전략 수립이 매우 중요하다.

양성 부정맥 vs 악성 부정맥

부정맥을 '양성 부정맥', '악성 또는 치사성 부정맥'으로 구분하기도 한다. 양성 부정맥은 당장 심장마비를 일으키거나 심장을 멎게 하지는 않는 부정맥이며, 악성 부정맥은 한번 발생하면 매우 위험해 치명적인 상태를 초래할 수 있는 부정맥이다.

양성과 악성을 구분하는 몇 가지 기준이 있다. 첫째, 부정맥으로 인한 증상이 얼마나 심한가. 둘째, 원래 심장병을 앓던 사람에게서 관찰되는 부정맥인가. 셋째, 부정맥으로 심장마비, 졸도 또는 졸도 바로 직전까지 간 경험이 있는가. 넷째, 유사한 증상이나 부정맥으로 급사한 가족력이 있는가 등이다.

1) 양성 부정맥

증상이 별로 없는 서맥, 기외수축, 간헐적인 빈맥증이다. 대부분의 심방세동은 양성 부정맥에 해당한다. 치료를 서두를 필요 없이 환자에게 맞는 적절한 선택을 하면 된다.

2) 악성 부정맥

선천성 심장병이나 심장병에 동반된 빠른 빈맥(발작성 빈맥, 심실빈맥 또는 빠른 심방세동), 지금은 간헐적으로 출현하나 점점 빈도나 정도가 심해지는 심실부정맥, 현저한 증상을 동반한 서맥 등이 이에 해당한다. 급성 심장마비를 막기 위해 체내 전기충격기나 심장박동기 삽입 수술을 요하며 빈맥의 완전 제거를 목표로 전극도자 절제술 등을 신중하게 고려해야 한다.

일차적 부정맥 vs 이차적 부정맥

'일차적 부정맥'과 '이차적 부정맥'으로 나누는 방법도 있다. 심장에 어떤 종류의 심각한 이상 없이 저절로 발생한 부정맥을 일차적 부정맥이라고 한다면 심근경색증, 심근병, 심부전 등과 같이 심각한 심장병 환자에게서 이차적으로 합병된 부정맥을 이차적 부정맥이라고 한다.

이때는 심장병에 대한 적절한 치료를 먼저 해야 하며 심장 상태가 좋지 않을수록 이차적 부정맥은 악화 일로를 걷는다. 심실빈맥이나 심방세동 등이 이차적 부정맥의 대표적인 예다.

일차적 부정맥은 건강한 심장에서도 발생할 수 있는 부정맥으로 기외수축, 심방세동, 간헐적인 빠른 빈맥 또는 발작성 빈맥증(전기회로 이상) 등이 여기에 해당한다. 부정맥이 치료되면 대부분 심장 기능에는 아무런 문제가 없는 경우가 많다.

심장 초음파와 관상동맥 조영술로 심장병 유무 확인

부정맥을 진단할 때 가장 중요한 것은 자세한 진찰과 병력 청취이며, 심전도검사 역시 매우 중요한 검사법이다. 그러나 순간 포착이 잘 안 되는 발작성 빈맥증, 기외수축, 심방세동 또는 원인 불명의 실신 등은

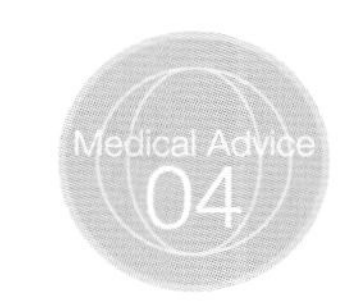

24~48시간 활동 심전도 또는 1주일 내지 몇 개월간의 심장사건기록 검사, 또는 1~2년 동안 체내 삽입형 심전도 장치(루프 레코더) 등과 같이 더욱 자세한 검사가 필요하다.

심장병 유무의 확인을 위해서는 심장 초음파검사가 널리 쓰이고 있으며, 관상동맥 조영술 등으로 심장 혈관 상태를 아는 것도 때로는 매우 중요하다. 기립 경사도 졸도검사는 원인 불명의 빈번한 실신 환자의 진단에 맨 처음 시행할 수 있는 검사다.

발작성 빈맥증 또는 악성 심실빈맥 등이 강력히 의심되지만 확진이 안 된 경우나 확진 후 전극도자 절제술을 위해 최종적으로 시행할 수 있는 검사가 심장 전기 생리 검사다. 하지 대퇴부 혈관을 통해 심장에 가느다란 전극선(카테터)을 몇 개 위치시키고 이 전극선을 통해 전기 자극을 주면서 심장의 전기회로 이상 유무, 빈맥의 진원지와 서맥의 확진에 매우 유용한 정밀 검사다.

부정맥은 다양한 심장병의 처음이자 마지막 증상의 하나로 나타나기도 하고, 정상 심장에서 일시적인 원인으로 나타났다가 저절로 소실되기도 하는, 그래서 천의 얼굴을 가졌다고도 한다. 하지만 부정맥은 정확한 실체가 파악만 된다면 치료가 불가능한 병이 결코 아니다. 내 심장의 이상 신호의 하나로 나타나는 부정맥, 내 심장의 소리를 귀 기울여 잘 들을 줄 알아야 한다. 내 심장이 더 나빠지기 전에 부정맥은 내가 내 심장과 소통하게 해주는 귀중한 연결고리가 된다.

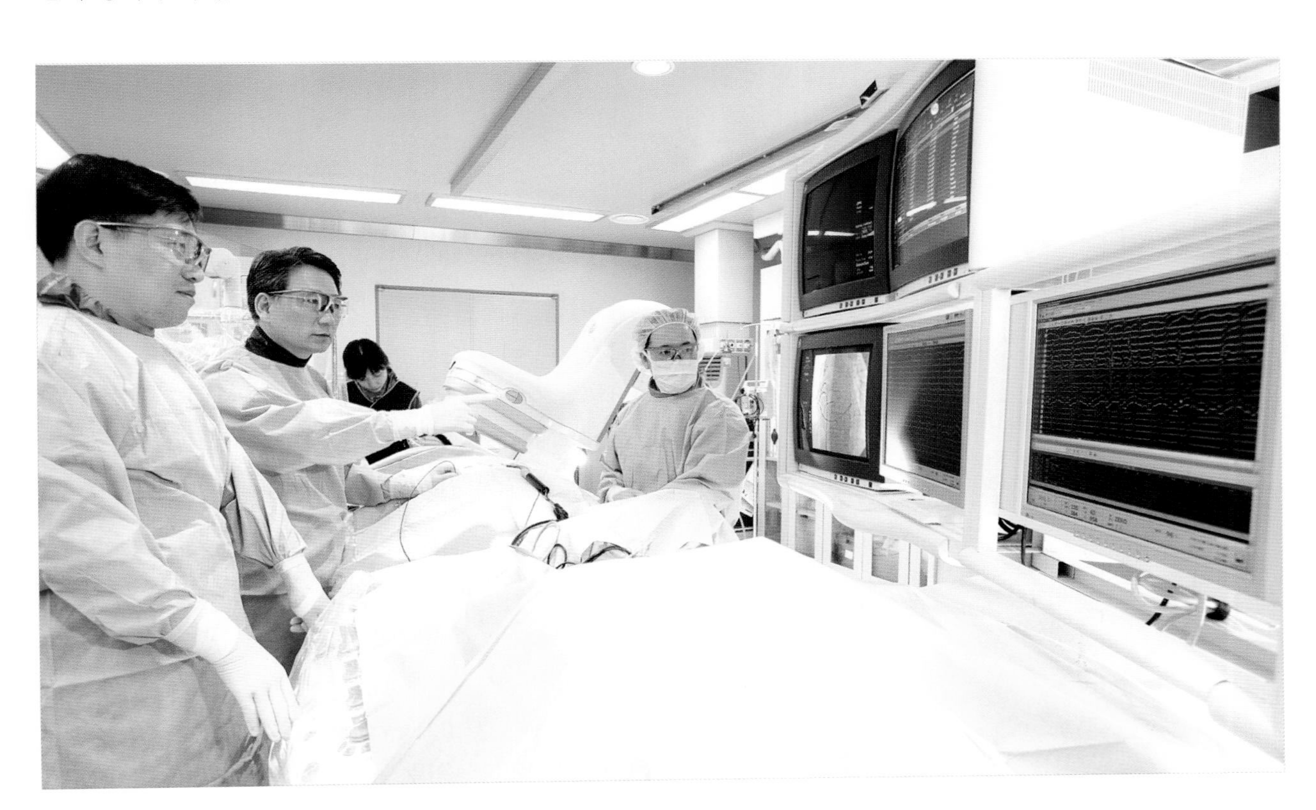

심박동수가 느린 서맥 환자를 위한 치료 장비

인공 심박동기와 이식형 제세동기

심박동수가 느린 경우 약물 치료로 일시적인 효과를 볼 수 있다. 그러나 약물이 심장 기능에 손상을 입힐 수 있으므로 인공 심박동기나 이식형 제세동기가 최선이다. 이 기기들의 효과와 안전한 사용법을 알아본다.

박상원(고려대학교 안암병원 심혈관센터 교수)

심박동 없을 때 심장에 신호를 보내는 인공 심박동기

인공 심박동기는 심박동수가 느린 서맥(徐脈) 환자들에게 쓰는 치료 장비다. 물론 서맥이라고 해서 모두 인공 심박동기 치료를 받아야 하는 것은 아니다. 운동선수들은 분당 맥박수가 40회 정도까지 내려가는 경우도 적지 않지만, 심장이 한 번 뛸 때 내보내는 혈액의 양이 일반인보다 훨씬 많으므로 치료를 받을 필요가 없다.

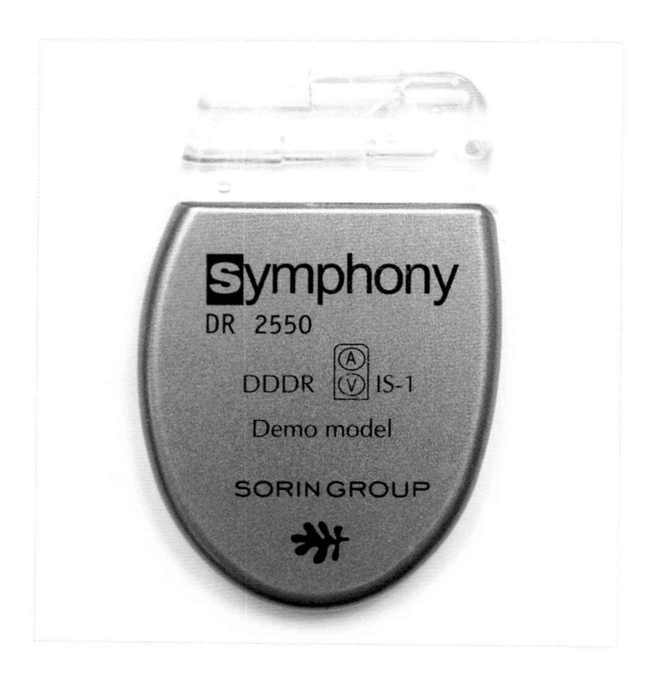

서맥의 원인은 크게 '동기능 부전 증후군'과 '방실차단'으로 구분된다. 동기능 부전이란 심장 내에서 전기 자극을 일으키는 동결절의 기능이 온전하지 않아 심박동이 느려지는 것이다. 방실차단이란 방실결절에서 전기 전도가 차단돼 심방 내에서 발생한 전기 신호가 심실로 전달되지 않아 심박동이 느려지는 것이다.

두 경우 모두 심박동수가 매우 느리다. 또 신체 활동에 필요한 만큼 심장박동이 이뤄지지 않아 조금만 움직여도 숨이 차고 어지러우며, 심하면 실신할 수도 있다. 이때 심박동수를 증가시키는 강심제 종류의 약물로 치료하면 일시적으로 효과를 볼 수 있다. 하지만 이런 약물은 장기간 사용하기 어렵고, 자칫하면 심장 기능에 손상을 입힐 수도 있으므로 인공 심박동기를 이식하는 것이 최선의 치료법이다.

인공 심박동기는 대부분 왼쪽 또는 오른쪽 쇄골 아래 피부를 절개하고 쇄골하정맥을 통해 전극선을 심장까지 이르게 한다. 심박동 발생기는 피부 밑에 심는다. 어린이나 가슴을 열고 수술한 뒤 심박동기를 삽입할 때는 쇄골 아래가 아닌 복부에 심박동 발생기를 심기도 한다.

심박동 발생기는 20~30g의 금속제로 전력원과 회로로 구성된다. 수명은 평균 7~10년이며, 수명이 다

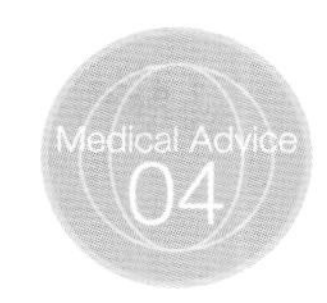

하면 교체해주어야 한다. 심박동기의 종류에 따라 일정 횟수 이상의 심박동을 유지하는 것과 신체 활동 증가에 맞춰 심박동수를 증가시키는 것 등이 있다.

인공 심박동기는 심장 내에서 발생하는 미세한 전류를 감지, 자발적인 심박동이 없을 때 심장에 직접 전기 신호를 보내는 장비다. 따라서 강한 자력이나 고전압이 흐르는 곳 주위, 자력을 이용한 MRI 촬영, 전기를 이용한 저주파 치료기 등의 사용을 피해야 한다. 일상생활에서의 전기 제품 사용은 별문제가 없다.

인공 심박동기 이식 후 기능과 전원 상태는 정기적으로 검사해야 한다. 심박동에 이상이 있을 때 그 기록을 저장하므로 심장 질환 치료 방향을 정할 때 도움이 된다.

부정맥을 해소해주는 이식형 제세동기

인공 심박동기와 비슷한 것으로 '이식형 제세동기' 가 있다. 이는 인공 심박동기 기능을 하면서 추가적으로 치명적인 부정맥이 발생할 때 심장에 전기 충격을 줄 수 있는 기능을 더한 것이다. 따라서 치명적 부정맥인 심실빈맥 또는 심실세동이 발생할 가능성이 높은 사람들에게 이식된다.

이식형 제세동기는 약 90g 정도로 인공 심박동기보다 조금 더 크다. 심실빈맥 또는 심실세동이 발생하면 이를 감지, 충격 없이 연속적인 조율을 하거나 심장에 전기충격을 주어 부정맥을 해소한다. 전기충격을 줄 때는 가슴을 얻어맞는 듯한 통증을 일시적으로 느낄 수 있으나 오래가지는 않는다.

이식형 제세동기를 몸에 이식한 사람들도 인공 심박동기와 비슷하게 관리해야 한다. 다만 진동이 발생하는 전기톱이나 잔디 깎는 기계 등의 사용을 피해야 한다. 또 자동차 엔진의 스파크 플러그 조작도 하지 말아야 한다. 휴대전화는 이식형 제세동기를 심은 부위에서 부터 15cm 떨어진 곳을 유지해야 한다.

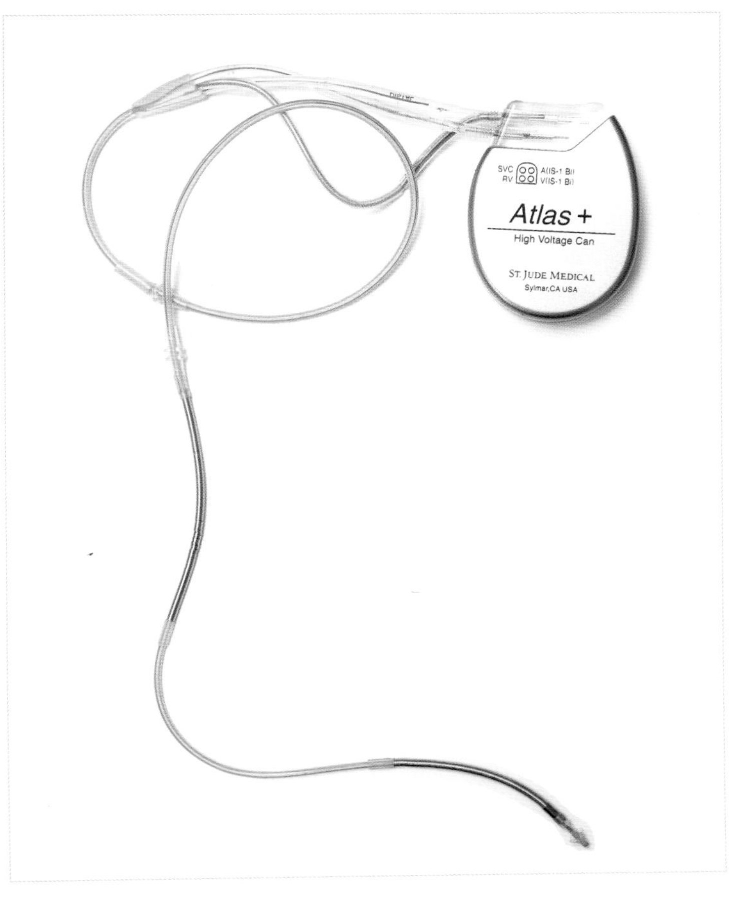

약물요법, 전기충격요법, 고주파 전극도자 절제술 등으로 치료한다

뇌졸중의 가장 흔한 원인! 심방세동의 원인과 치료법

뇌졸중은 피의 흐름에 이상이 생기면서 응고된 혈액이 뇌혈관을 막아 생기는 질병이다. 뇌졸중의 가장 흔한 원인은 심방이 무질서하고 가늘게 떠는 심방세동이다. 심방세동의 원인과 진단, 치료법에 대해 알아보자.

임홍의(고려대학교 구로병원 심혈관센터 교수)

'중풍(中風)' 이나 '풍(風)' 이라고도 하는 뇌졸중은 암, 심장 질환과 함께 우리나라 사람의 3대 사망 원인의 하나로 뇌에 혈액을 공급하는 뇌동맥의 병변으로 생기는 질병이다. 허혈성 뇌졸중(뇌경색)의 가장 흔한 원인이 심방세동이다.

심방세동은 심방 전체가 균일하게 수축하지 않고 심방의 각 부분이 무질서하고 가늘게 떨고 있는 상태를 말한다. 이로 인해 맥박이 아주 불규칙하고 크기도 일정하지 않다. 이러한 상태가 지속되면 심장 내 피의 흐름에 이상이 생겨 혈액의 일부가 심방 내에 부분적으로 정체하게 된다. 그러면 응고되어 혈액 찌꺼기가 생기며, 이것이 떨어져나가 뇌혈관을 막으면 뇌경색이 발생한다.

심방세동의 원인

대부분의 심방세동은 류마티스성 심질환, 승모판 질환, 고혈압성 심혈관 질환, 심방중격 결손증, 만성 폐질환, 심부전증 등 좌심방에 비정상적인 부하가 가해지는 질환으로 인해 나타난다. 하지만 갑상선 기능항진증(10~15%)이 있는 경우나 특별한 원인 질환 없이도 심방세동이 나타날 수 있다. 특히 우리나라에서는 이런 경우가 흔히 관찰된다.

그 밖에 정상인도 외과적 수술, 심한 스트레스, 급격한 운동, 급성 알코올 중독, 고열, 폐렴, 폐색전증 등으로 일시적인 심방세동이 발생할 수도 있다.

심방세동은 성인의 0.4~0.9%에서 발견되며 연령이 증가함에 따라 발병 빈도가 증가하여 60대에서는 1~2%, 70세 이상에서는 5%를 넘을 정도로 흔하다.

심방세동의 증상

발작적으로 심방세동이 발생하면 가슴이 두근거리거나 답답하고, 어지럽고, 숨이 차는 증상이 대표적으로 나타날 수 있다. 반면 만성적인 심방세동을 가진 환자들은 증상이 없는 경우도 흔하다.

이때는 부정맥 자체에 의한 증상보다는 심방 수축이 이루어지지 않아 심방 내에 혈액의 저류로 인한 혈전이 생성되고, 이 혈전의 일부가 떨어져나가(혈전 색전증) 뇌졸중 등 여러 증상이 나타난다.

심부전이 동반되면 어지러움, 무력감, 피로, 실신과 같은 증상이 나타나기도 하므로 심장 정밀검사를 요한다. 조기흥분(WPW)증후군 환자에게 발생한 심방세동은 심장박동수가 분당 200회 이상인 경우가 흔하고, 간혹 부회로를 통한 심실 전도가 활성화되어 심실세동으로 전환돼 돌연사의 원인이 되기도 한다.

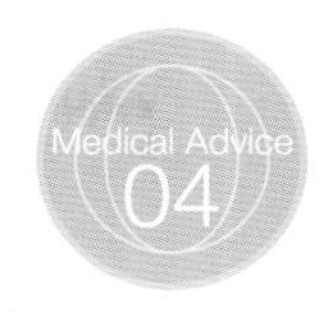

심방세동의 진단

지속성 심방세동은 간단한 심전도검사로 쉽게 진단되지만 발작성 심방세동은 진단이 어려울 수 있다. 그러므로 24시간 또는 48시간 활동 심전도를 착용하거나 1~4주일 동안 사건 기록기를 모니터하는 검사를 시행하기도 한다. 하지만 증상이 있을 때 즉시 심전도를 시행하도록 하는 것이 가장 중요하다.

뇌졸중 예방을 위한 항응고요법

심방세동이 지속되면 뇌졸중의 위험이 5~17배 높아진다. 만약 심방세동을 치료하지 않으면 환자의 3분의 1이 일생에 한 번은 뇌졸중을 경험하는 것으로 보고돼 있다. 따라서 심방세동이 진단되면 항응고요법을 고려해야 한다. 저용량의 와파린을 장기 투여하면 뇌졸중 위험을 68% 정도 감소시키는 것으로 알려져 있다.

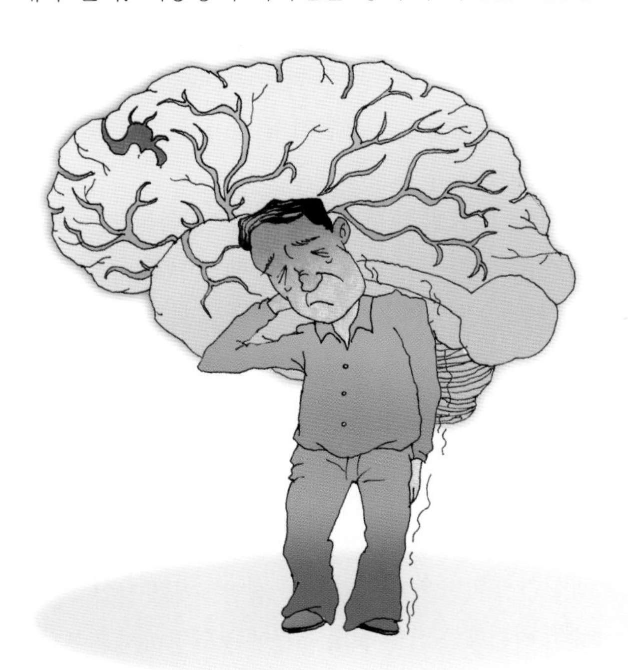

저용량으로도 항응고 효과는 유지되고 출혈의 합병증은 줄어드는 것으로 보고돼 있다. 와파린의 농도는 혈액 검사를 통해 프로트롬빈 타임(PT)이 2~3으로 유지하면 된다.

혈전 색전증의 위험 인자로는 고령(75세 이상), 고혈압, 심부전증, 당뇨병, 혈전 색전증의 기왕력, 심초음파 검사상 좌심실 기능부전(좌심실 구혈률 35%), 좌심방 확대, 좌심방 내의 혈전 및 좌심방 내의 자발 에코 영상(연무 양상), 좌심방의 혈류 속도 감소 등이 있다.

65세 이하인 경우, 기저 심질환이 없고 좌심방 크기가 정상인 경우는 아스피린 투여로 대신할 수 있다. 아스피린은 심방세동 환자에서 뇌졸중을 36% 정도 감소시키는데 의사의 지시에 잘 따르지 못하는 환자나 위험 인자가 없는 환자군에서도 고려해볼 수 있다.

와파린은 체중에 따라 처음 2~3일 동안에는 5~10 mg으로 시작한 후 프로트롬빈 타임(PT)의 결과에 따라 용량을 조절하나 대개 유지 용량은 4~6 mg다. 와파린은 평소에 먹는 음식물이나 건강 보조식품 등과 상호작용을 하므로 정기적인 와파린 농도검사가 반드시 필요하다. 다른 약물을 복용하고 있을 때도 각별히 주의해야 한다.

항응고제 투여 시 2.4~29%에서 출혈성 합병증이 생기는 것으로 보고되었으므로 투여하기 전에 출혈성 위험 인자가 있는지 평가하는 것이 중요하다. 와파린은 태반을 통과하고 기형을 일으킬 수 있으므로 임신 초기와 말기에는 복용할 수 없다.

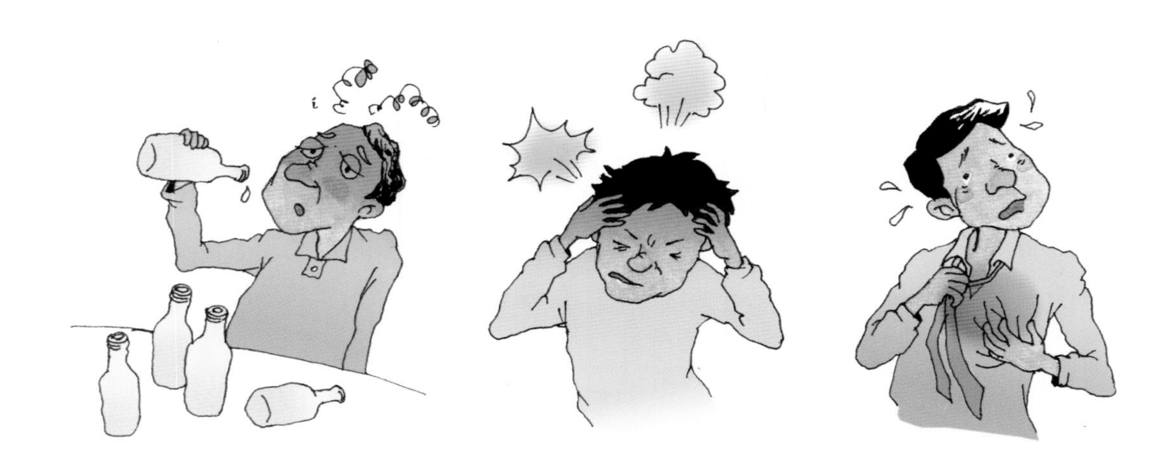

심방세동의 치료

심방세동의 치료는 ▲정상 리듬으로 전환하는 것 ▲심방세동은 그대로 두면서 심실 박동을 안정화하고 항응고요법으로 혈전 색전증을 예방하는 것 등 두 가지로 나눌 수 있다.

정상 리듬으로 전환이 가능하다면 이것이 가장 좋은 치료법이다. 이를 통해 심방세동으로 인한 여러 가지 증상 및 합병증을 막을 수 있다. 이를 위한 3가지 방법이 현재 유용하게 사용되고 있다.

①항부정맥 약물 요법

②직류 전기를 이용한 전기충격 요법

③고주파 전극도자 절제술

약물요법이 잘 듣지 않는 심방세동, 특히 나이가 젊고 기저 심장 질환이 없으면서 심방 조기 수축이나 심방빈맥이 선행된 후 심방세동으로 빈번이 전환되는 발작성 심방세동은 국소적 심방세동이라고 한다. 이들의 대부분은 폐정맥과 좌심방의 연결 부위, 즉 폐정맥의 개구부에 국소적 원인이 있는 유형이다. 이들은 전극도자를 이용한 고주파 에너지로 완치할 수 있는 심방세동이다.

최근에는 좌심실 기능 부전을 동반한 심방세동에서도 전극도자 절제술의 유용성이 보고되었다. 전극도자 절제술은 만성 심방세동에서도 60~85%의 완치율을 보이고 있어 적용 범위가 점차 확대되고 있다.

고주파 전극도자 절제술은 소요 시간이 길고 폐정맥 협착증 및 뇌졸중 등의 합병증을 초래할 수 있으므로 주의를 요한다. 하지만 최근에는 더 나은 3차원 검사법(Mapping)과 절제 기법 및 기구의 개발로 시술을 통한 심방세동 완치요법이 임상에서 많이 보편화되고 있다.

또 다른 치료법은 심장박동수를 조절하는 것이다. 정상 리듬으로 전환하기 어려울 때 선택할 수 있는 치료법으로, 심방세동 자체의 치료가 불가능해 심장박동수의 조절만을 목적으로 하는 차선책이다.

약물을 투여해 안정 시 분당 심장박동수를 60~85회, 가벼운 운동 후 분당 115회를 넘지 않도록 하는 것이 일반적인 치료 목표다.

만일 약물이 듣지 않으면 고주파 전극도자 절제술로 방실결절 차단을 만들고 인공 심박동기를 삽입하는 방법도 과거에는 쓰였으나, 최근에는 권장하지 않는다.

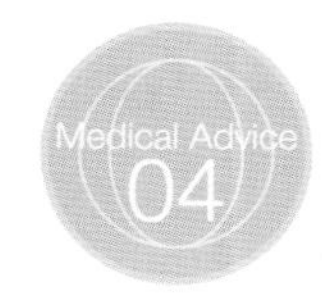

이 같은 심장박동수 조절은 앞서 설명한 바와 같이 심방세동 자체를 없애는 치료법이 아니므로 심방 내에 발생되는 혈전 치료는 계속 병행해야 한다.

간혹 심방세동 환자의 심실박동이 느리고(분당 60회 이하) 규칙적으로 변하면 완전 방실차단을 의심해야 하며, 반대로 심실박동이 빠르고(분당 100회 이상) 규칙적으로 변하면 방실접합부 또는 심실에서 발생한 빈맥을 의심해보아야 한다. 두 가지 모두 심장박동수 조절을 위해 사용된 디기탈리스란 약물 중독으로 생길 수 있다는 점을 유의해야 한다.

Health Tip

포도주는 정말 심장에 좋은가?

적당량의 술을 마시면 건강에 좋다는 조사 결과는 많이 있다. 또 술을 전혀 마시지 않으면 적당히 술을 마실 때보다 심혈관 질환의 위험성이 높다는 연구 결과도 있다. 절제된 음주는 혈액순환을 돕고, 긴장을 해소하며, 혈중에 좋은 고밀도 지단백(HDL)을 높이고, 혈소판의 응집을 억제하며 혈관을 보호하는 효과가 있기 때문이다.

세계적인 장수 지역에서 100세 이상의 노인들은 그 지역의 포도주를 마시는 경우가 많아 술 중에서도 포도주가 더 좋을 것이라는 이론도 오래전부터 거론돼왔다.

포도주는 오래전부터 설사, 두통, 우울증 등의 치료제로 쓰였다. 성경에서도 바울이 잔병 치료에 포도주를 쓰라고 했다는 내용이 나온다. 지금도 심근경색증이나 협심증 환자들은 음주가 엄격히 제한되지만 약간의 포도주는 예외로 허용하기도 한다. 이들은 모두 포도주가 건강에 유익하다는 것을 보여주는 사례들이다.

1979년 프랑스 학자들은 프랑스와 생활 수준이 비슷한 구미 선진 18개국을 비교 조사한 결과 국민소득, 지방 섭취량, 보건의료 수준과 상관없이 포도주 소비량이 많은 나라일수록 관상동맥 질환에 의한 사망이 적다는 사실을 밝혀내고, 이를 권위 있는 의학 학술지인 란셋에 발표했다. 1992년에는 포도주가 혈소판 응집을 억제하는 효과가 있음이 란셋에 발표된 바 있다.

많은 연구에서 포도주, 특히 적포도주에 포함된 항산화 작용이 있는 페놀 화합물(플라보노이드, 레스베라트롤)이 혈소판 응집을 억제하고, 저밀도 지단백의 산화를 방지하며, 혈관 내피세포의 기능을 호전시켜 관상동맥 질환을 예방하고, 사망을 줄인다는 과학적인 근거가 밝혀졌다. 이에 따라 적포도주가 심장에 유익하다는 것은 과학적인 사실로 받아들이게 되었다.

포도주를 충분히 이해하고 마시면 더욱 유익할 것이다. 포도주는 포도 껍질과 과육에서 얻은 순수한 발효주로, 물이 한 방울도 첨가되지 않았다. 이 때문에 포도의 종류, 수확 당시의 상태, 발효와 숙성법, 숙성 기간 그리고 포도원의 정성에 따라 독특한 향과 맛이 결정된다.

포도주는 음식과 조화를 맞춰 마시는 것으로, 식탁 전용 음료라고도 할 수 있다. 포도주는 목으로 꿀꺽꿀꺽 들이키는 술이 아니라 눈으로 보고 코로 향을 느끼며, 혀와 입 안 전체로 독특한 맛과 향을 음미하면서 음식과 조화를 맞춰가면서 서서히 마시는 술이다.

따라서 크게 취하는 법이 없고 대화의 분위기를 키워가면서 흥을 돋워주는 촉매 역할을 한다. 이 때문에 포도주는 그 속에 든 특정 성분을 떠나 건강에 유익하리라고 이해할 만하다.

이처럼 좋은 분위기와 감정은 포도주의 유익한 성분과 더불어 건강에 긍정적인 효과를 낼 것이므로 심장뿐만 아니라 정신 건강에도 매우 좋은 효과를 기대할 만하다.

돌연사를 일으키는 원인

부정맥의 치명적인 단계, 심실빈맥과 심실세동

심장병은 급사를 불러올 수 있는 위험한 질병이다. 이때 심실빈맥이나 심실세동을 일으키는 치명적인 부정맥으로 사망을 하게 되는데, 그에 따른 적절한 조치나 예방법에 대해 미리 알아두는 것이 현명한 방법이다.

박상원(고려대학교 안암병원 심혈관센터 교수)

돌연사로 이어지는 치명적인 부정맥

심장이 무슨 일을 하는지 평소에 의식하면서 사는 사람은 없다. 그렇지만 가끔씩은 심장의 역할을 생각해 보고 건강검진 등을 통해 심장을 체크해보아야 한다. 심장은 이상이 생기면 미처 손쓸 겨를 없이 돌연사라는 불행한 결과로 이어질 가능성이 높기 때문이다.

심장병으로 돌연사하는 경우 최종적인 경로는 대부분 치명적인 부정맥에 의한 것이다. 치명적인 부정맥이란 심실빈맥 또는 심실세동을 말한다. 이는 심장 중에서 펌프 역할을 하는 심실의 운동이 매우 빠르고 불규칙해지는 것을 의미한다. 만약 심실빈맥이나 심실세동이 발생했는데도 적절한 조치를 취하지 않으면 5~10분 사이에 사망할 수도 있다.

(심전도 그래프)

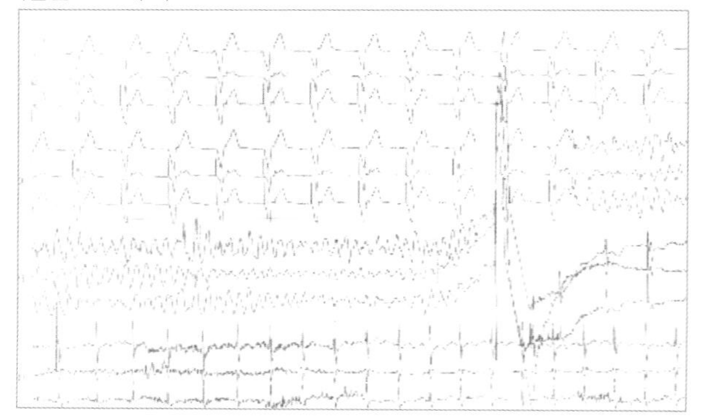

위 그림은 이식형 제세동기를 가지고 있던 환자에서 발생한 심전도다.

일정한 간격으로 박동하고 있던 심장에 심실세동이 발생하면서 심장이 파르르 떨며 제 기능을 잃은 것을 볼 수 있다. 다행히 이 환자는 체내에 심어져 있던 제세동기에 의해 심실세동이 발생한 지 12초 만에 적절한 전기충격을 통해 부정맥이 정상적으로 회복됐다. 만약 이런 상황에서 적절한 조치를 취하지 않으면 몇 분 안에 심장마비로 치닫는 위험한 상황이 벌어졌을 것이다.

이처럼 치명적인 부정맥은 어떤 경우에 발생할까? 가장 흔한 원인은 심장으로 혈액을 공급하는 관상동맥이 갑자기 막히면서 발생하는 급성심근경색증이다. 또 심근경색증의 고비를 넘긴 뒤 목숨을 건졌다고 해도 심실의 수축 기능을 상당 부분 소실한 경우 치명적인 부정맥이 나타날 수 있다.

그 외에도 비후성 심근증, 수축 기능이 소실된 확장성 심근증 환자, 우심실 이형증 환자, 심장 내 전기적 이상을 보이는 브루가다 증후군(Brugade Syndrome) 환자들이 대표적인 예다.

이들은 평소 전혀 증상이 나타나지 않다가 어느 날 처음 나타난 증상이 치명적 부정맥인 경우가 있으므

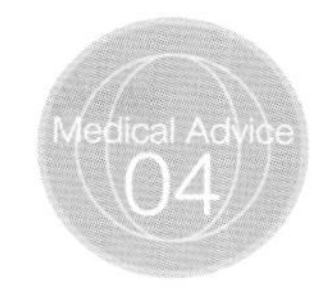

로 주의를 요한다. 평소 이유 없이 의식을 잃고 쓰러진 경험이 있거나 가족 또는 가까운 친척 중에 급사 병력이 있는 사람들은 심장(부정맥) 전문의에게 진료를 반드시 받아봐야 한다.

이식형 제세동기 삽입이 최선책

치명적인 부정맥을 완벽하게 예방할 수 있는 방법은 마땅치 않다. 지금으로서는 위험성이 높은 사람에게 이식형 제세동기를 체내에 삽입하는 것이 최선이다.

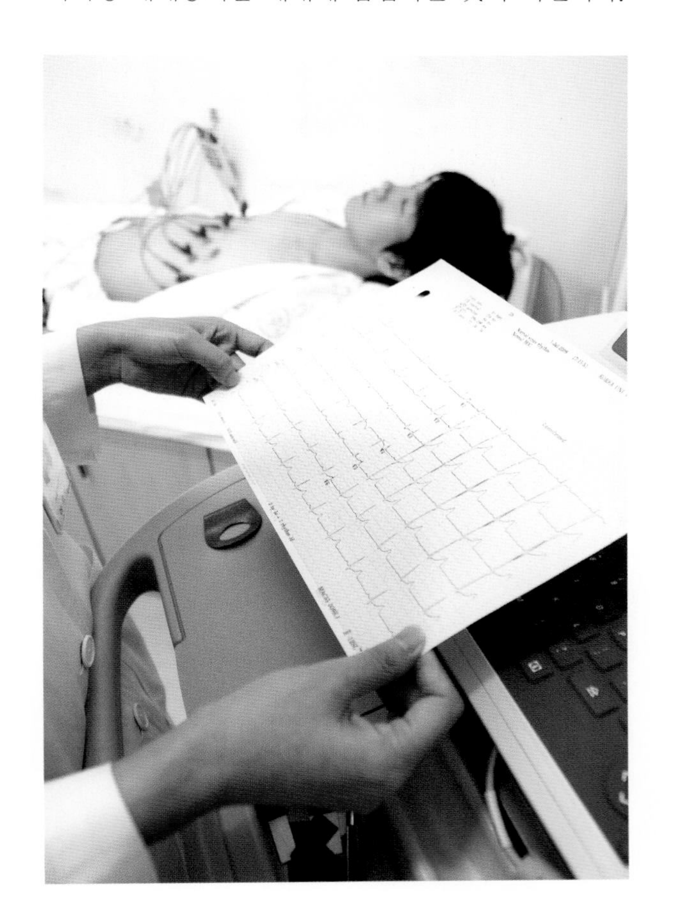

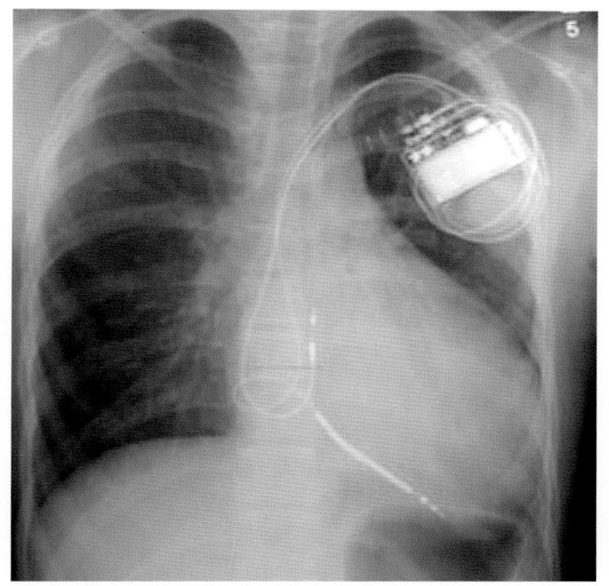

(사진 1) 이식형 제세동기 삽입

이식형 제세동기는 인공 심박동기와 비슷한 모양으로 가슴 상부의 피부 속에 심는다.

평소에는 심박동을 감시하다가 심실세동 같은 치명적인 부정맥이 발생하면 강한 전기충격을 발생해 부정맥을 제거한다.

〈사진 1〉은 비후성 심근증이 있는 사람에게 이식형 제세동기를 삽입한 흉부 방사선 사진이다. 이 사람은 운동 도중 심장마비가 발생, 주위 사람들의 심폐소생술로 극적으로 생명을 건진 경험이 있다.

진단 결과 향후에도 치명적 부정맥이 발생할 가능성이 높다고 판단되어 이식형 제세동기를 체내에 이식했다. 그 후 4년간 세차례 치명적인 부정맥에 의한 심장마비가 발생했으나 세차례 모두 이식형 제세동기의 적절한 역할로 합병증 없이 회복됐다.

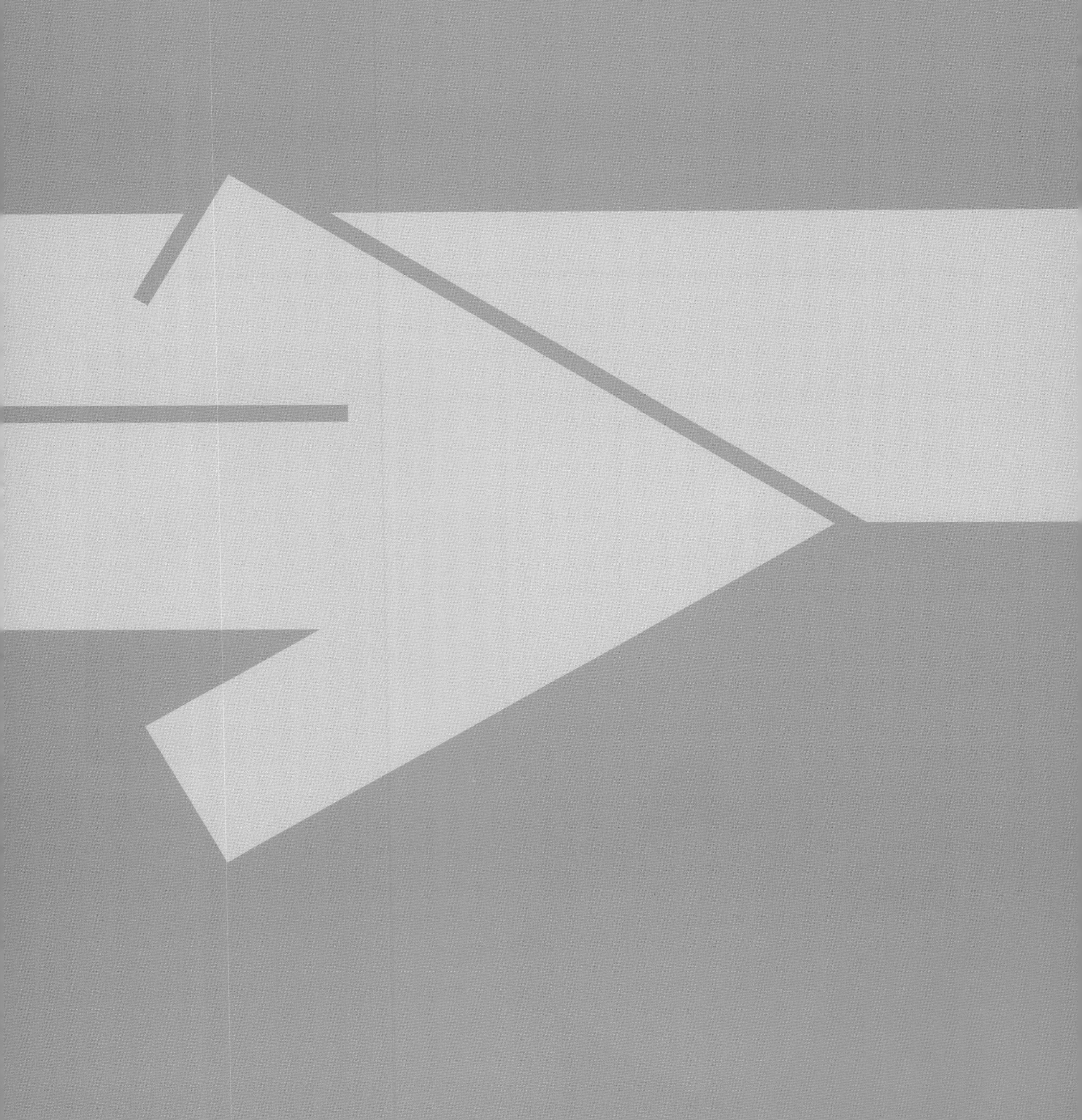

05 Medical Advice

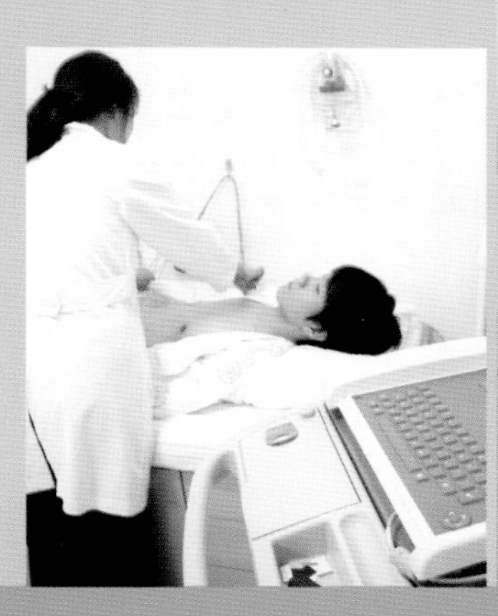
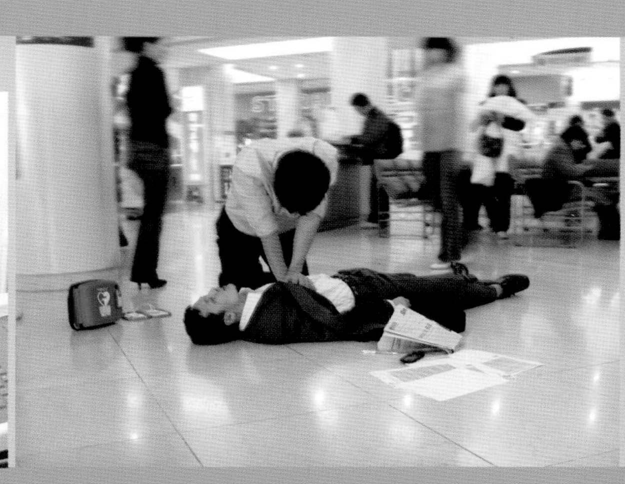
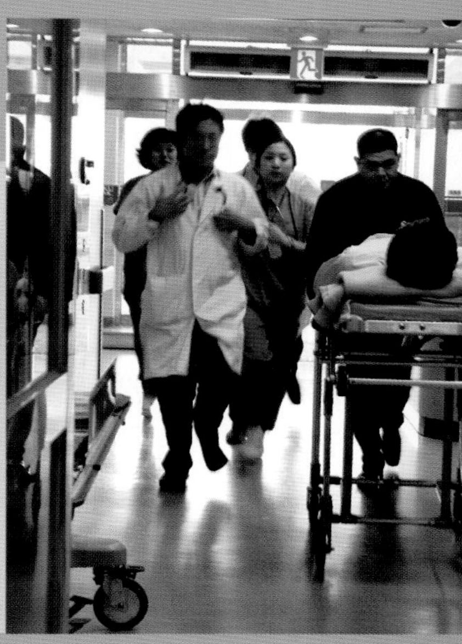

→ 돌연사를 막는 응급처치법과 생활 속 예방법

돌연사는 없다?

돌연사는 대부분 심장병에서 비롯되며 평소 적절한 심혈관 건강 관리로 예방할 수 있다. 돌연사를 유발하는 위험 요인과 적절한 응급처치법을 인지하고, 발병을 예방할 수 있는 생활 습관을 익혀두자.

1 급증하는 돌연사, 원인은 동맥경화증과 부정맥

2 돌연사 예방은 금연 · 운동 · 식생활 개선

돌연사의 위험 요인과 응급처치 · 치료법

급증하는 돌연사! 원인은 동맥경화증과 부정맥

신체에 갑자기 이상 증상이 발생한 뒤 1시간 이내에 사망하는 상황을 돌연사라고 한다.
돌연사의 주요 원인은 심장 질환인 동맥경화증과 부정맥이다.
돌연사의 위험 요소와 그에 대처하는 응급처치와 치료법을 미리 인지해두자.

임홍의(고려대학교 구로병원 심혈관센터 교수)

돌연사의 대부분은 심장병에 의한 것

공무원이나 직장인들이 근무 도중 돌연사 했다는 안타까운 뉴스가 매스컴에 등장하는 경우가 종종 있다. 매스컴이 아니라도 가까운 동료나 친척, 친구가 돌연사했다는 부음을 전해 듣는 일도 낯설지 않다.

사회 저명인사들이 과로로 갑자기 사망하였다거나 건강하던 운동선수가 경기 도중 의식을 잃고 쓰러졌다는 등의 드라마 같은 돌연사 이야기는 끊임없이 들려온다. 특히 돌연사 하는 사람들이 대개 사회적 활동이 왕성한 중 · 장년층이 많아 사회 또는 가정적으로 충격이 크다.

돌연사란 어떤 증상이 갑자기 발생하여 1시간 이내에 사망하는 경우로 정의한다. 평소에 잘 지냈으나 기존에 있던 질병이 갑자기 악화돼 1시간 이내에 사망하는 경우도 돌연사에 포함된다. 돌연사는 이름 그대로 원인을 발견하기 어려운 경우도 있지만 대부분 심장병에 의해 발생한다. 발생 시각은 주로 이른 아침이 많다.

최근 119 응급구조대의 활발한 활동, 중환자실의 집중 치료, 새로운 진단과 치료법 개발, 일반인에 대한 심폐소생술 교육 등으로 돌연사의 치료와 예방이 과거보다 효과적으로 이루어지고 있다. 하지만 돌연사로 병원에 실려간 환자 중 25% 이하만이 소생하여 퇴원할 정도로 돌연사의 치료 성적은 아직 낮다. 돌연사의 예방과 치료에 대한 지속적인 연구와 대국민 홍보가 필요하다.

돌연사의 위험 인자

돌연사를 잘 일으키는 인자를 위험 인자라고 한다. 돌연사는 남자, 비만증, 흡연, 당뇨병, 고혈압, 스트레스, 과음, 돌연사에서 살아난 과거력, 심실빈맥의 병력, 좌심실 기능 부전, 심실 조기박동, 돌연사의 가족력이 있는 경우에 잘 발생한다.

특히 위험 인자가 여러 개 같이 있으면 돌연사의 위험도는 더욱 높아진다. 위험 인자 중에서는 좌심실 기능 부전(심구혈률≤30%)이 가장 예민한 지표다. 심실 조기박동이나 비지속형 심실빈맥이 함께 있으면 돌연사의 발생 위험이 무척 높다. 돌연사와 동맥경화증, 심장병 중에서도 돌연사의 80~90%는 동맥경화증에 따른 관상동맥 질환이 원인이다.

1년에 인구 1000명당 1~2명(0.1~0.2%)의 환자가 발생하는데, 여자에 비해 남자가 4배쯤 많다. 기존에 심장병이 있던 사람의 50% 이상이 돌연사로 사망한다. 돌연사로 사망한 환자의 시신을 부검해보면 80%이

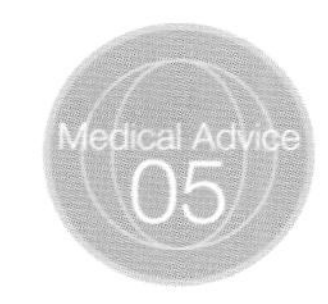

상에서 관상동맥에 심한 동맥경화증과 더불어 죽상반 균열, 혈소판 응집, 출혈, 혈전 등의 급성 소견이 보인다. 이러한 동맥경화성 심장병 환자를 돌연사로 몰고 가는 직접적인 원인은 대부분 부정맥이나 심인성 쇼크, 대동맥류 파열, 심장 파열, 폐색전증 등이다. 증상은 4단계로 나누는데, 1단계는 전구기로서 대부분의 돌연사가 발생하기 수일 또는 수개월 전부터 흉통, 호흡곤란, 심계항진, 피로감 등이 나타나거나 점차 증상이 심해진다. 하지만 돌연사한 사람의 25% 정도는 이 같은 1단계 전구기 증상이 전혀 없다가 바로 돌연사로 진행하기도 한다.

2단계는 급성 증상의 시작으로 돌연사가 발생하기 직전이나 1시간 이내에 부정맥, 저혈압, 흉통, 호흡곤란 등의 증상이 나타난다.

3단계는 돌연사의 원인인 부정맥이 발생해 심장 기능이 정지되고 의식이 상실된 상태로, 즉시 치료를 하면 소생이 가능하다.

4단계는 즉각적인 소생술이 이루어지지 않는다면 생물학적 사망으로 모든 생체 기능이 비가역적으로 중지된다.

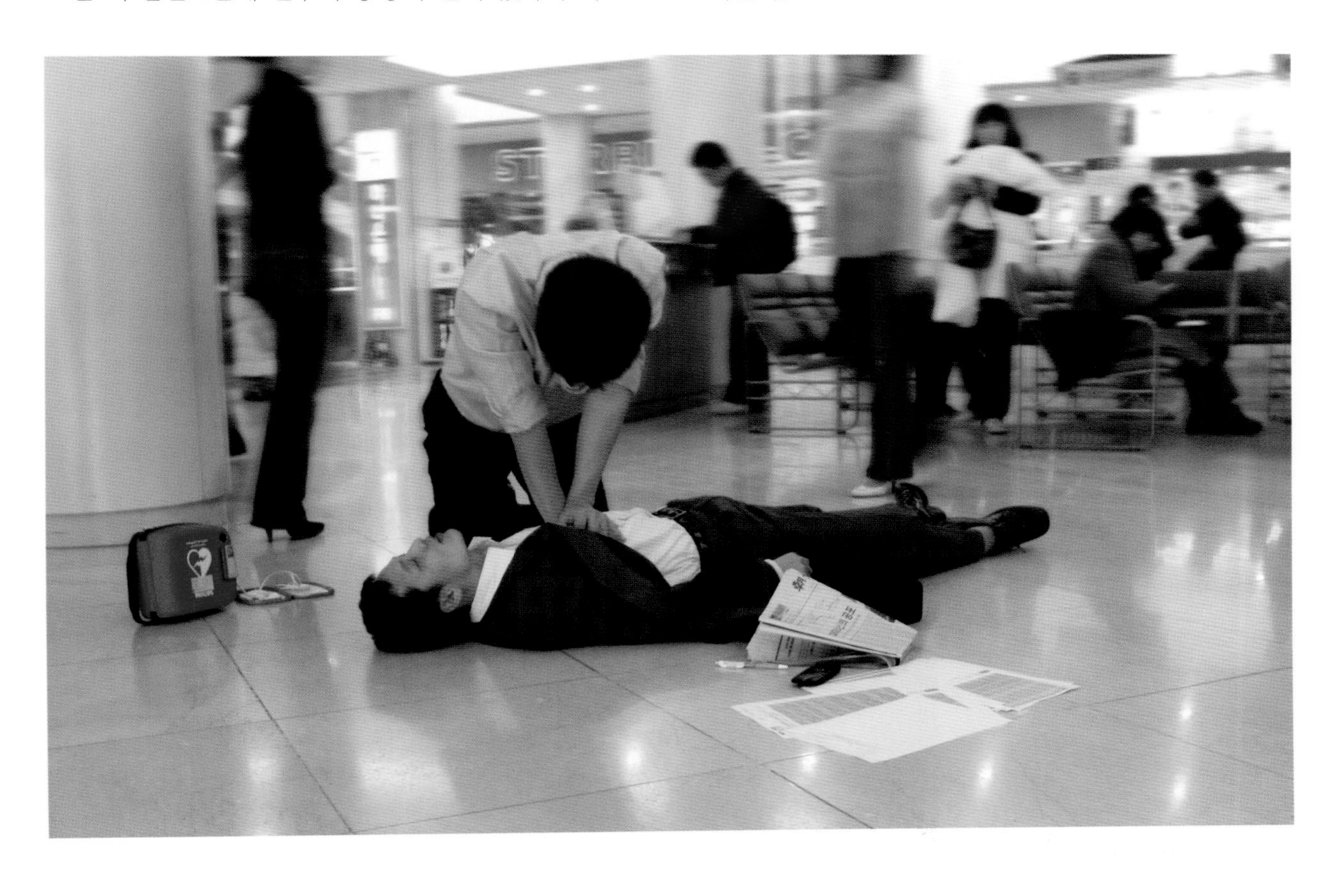

돌연사와 부정맥

부정맥이란 심장박동에 이상이 생긴 모든 것을 총칭하는 말이다. 심장박동에 이상이 생기면 맥박에도 이상이 생기기 때문에 부정맥이라는 이름이 붙여졌다. 부정맥은 매우 흔할 뿐 아니라 돌연사의 원인이 되기도 하기 때문에 최근에 증가하고 있는 돌연사와 함께 사회적인 관심이 크게 증가하고 있는 심장병이다.

돌연사의 주원인인 부정맥 중 80%는 심실성 부정맥(심실빈맥 또는 심실세동)이며, 20%는 서맥, 전기 기계 해리, 무수축이다. 이러한 부정맥은 기저 질환, 유발 인자 및 촉진 인자의 세 가지 조건을 갖추어야 돌연사가 잘 발생한다. 부정맥 중 80%는 심실성 부정맥이며, 20%는 서맥, 전기 기계 해리 및 무수축이다.

① 기저 질환

심실성 부정맥에 의한 돌연사의 80%는 앞서 언급한 동맥경화성 심혈관 질환에서, 10~15%는 확장성 및 비후성 심근 질환에서, 5~10%는 기타 질환(동기능 부전, 원발성 방실전도 차단, QT연장증후군, WPW증후군, 브루가다증후군 등)에서 발생한다.

② 유발 인자

가장 잘 알려진 유발 인자는 심실 조기박동이다. 심장 기능이 저하된 경우 심실 조기박동이 빈발하거나 연달아 나오는 경우는 돌연사의 발생률이 높다.

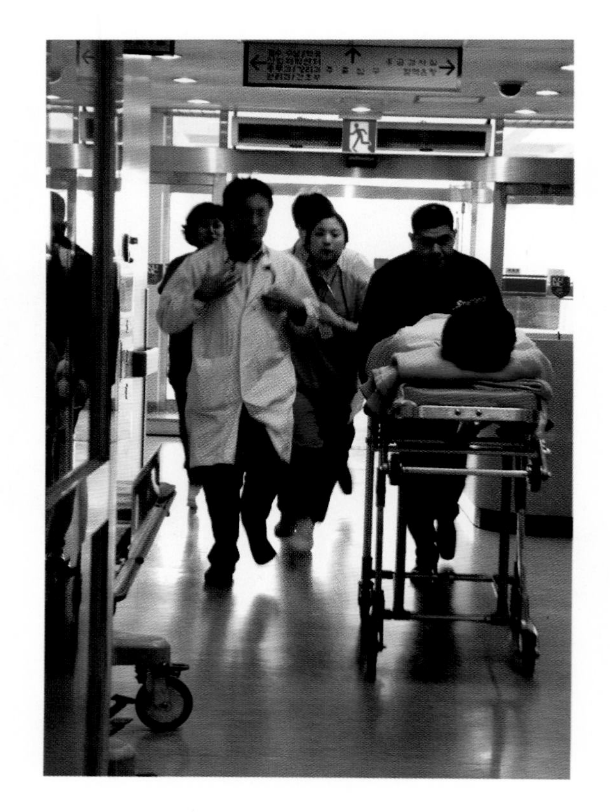

③ 촉진 인자

일시적 심근 허혈, 재관류, 혈역학 및 대사장애, 자율신경계 이상, 항부정맥제의 부정맥 유발 작용 등이 있다. 항부정맥제 이외에도 에리스로마이신, 터페나딘, 항우울제, 코카인, 알코올 등도 부정맥 발생을 촉진할 수 있다.

돌연사로 쓰러졌을 때 응급처치와 치료

돌연사로 쓰러졌을 때 가장 중요한 과제는 환자를 최대한 빨리 병원으로 옮기는 것이다. 이것이 여의치 않을 때는 즉시 다른 사람들에게 알려 구조를 요청하는 한편, 심장 마사지와 인공호흡을 한다. 따라서 심장병이 있는 사람의 가족은 물론 일반인도 평소에 심폐소생술을 배워두는 것이 좋다.

전문적인 생명 유지 방법은 제세동기, 인공호흡기, 산소 및 혈압과 순환을 돕는 약제를 사용하는 방법 등으로 소생 성공률이 높다. 치명적인 부정맥이 생긴 후 1분 안에 치료하면 성공률이 80% 이상이지만, 10분이 지나면 생명을 건질 확률이 10%에도 미치지 못한다.

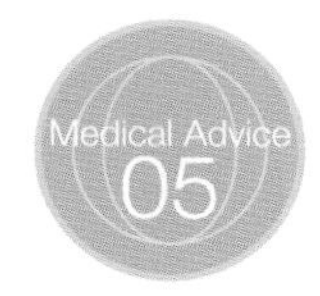

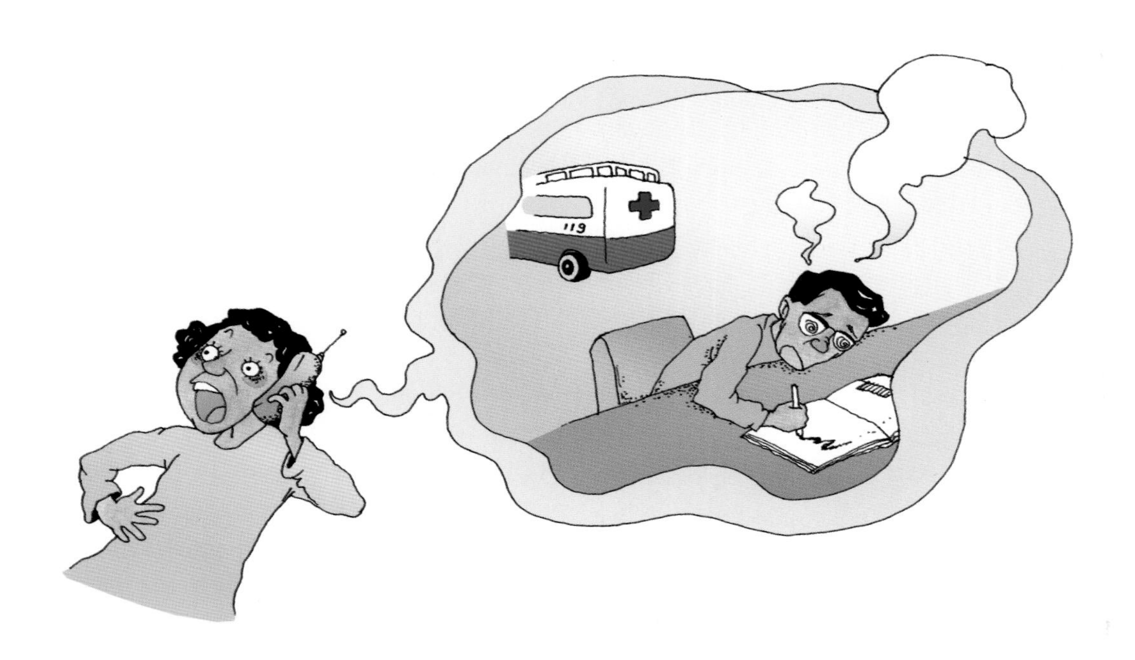

돌연사 미리 알 수 있을까?

돌연사 환자의 예후는 심폐소생술의 신속성, 원인 부정맥의 종류, 원인 질환의 종류 등에 따라 다르다. 돌연사 환자가 발생하였을 때 신속한 심폐소생술, 신속한 제세동 및 신속한 고등 구명법을 하면 예후를 호전시킬 수 있다.

돌연사는 약 4분의 3이 집에서 발생하고, 약 3분의 2가 목격자가 있는 것으로 조사되었다. 따라서 일반인에 대한 심폐소생술 교육은 돌연사로부터 소생률을 증가시키는 데 필수다.

급성심근경색증으로 발생하는 돌연사 중 약 3분의 2는 처음 1시간 내에 발생하므로 신속한 심폐소생술이 무엇보다 중요하다.

돌연사의 원인 부정맥에 따라서도 예후가 다른데 살아서 퇴원할 가능성은 심실빈맥이 예후가 가장 양호하여 67%이며, 심실세동은 25%, 무수축은 5% 이하다. 급성심장병으로 발생한 돌연사 환자의 예후는 매우 양호한 편이나 만성심장병에서 발생한 돌연사는 예후가 나쁘다.

급성심근경색증에 의해 발생한 돌연사의 예후는 돌연사 발생 시의 혈역학적 상태가 중요하다. 혈역학적으로 안정된 상태에서 발생하는 돌연사(1차성 돌연사)는 즉각적인 소생술로 성공률이 거의 100%이지만, 혈역학적으로 불안정된 상태에서 발생하는 돌연사(2차성 돌연사)는 즉각적인 소생술을 해도 사망률이 70% 정도로 높다.

Health Tip 1

심장이 느리게 뛰는 사람은 오래 살까? 최종일(고려대학교 안암병원 심혈관센터 교수)

마라토너 이봉주 선수가 42.195km 마라톤 풀코스를 40번이나 완주했다는 언론 보도가 있었다. 마라톤 풀코스는 보통 사람들이 평생 한 번 뛰기도 힘들다. 이런 풀코스를 이봉주 선수가 40회나 완주할 수 있었던 것은 일반 사람보다 훨씬 튼튼한 심장을 갖고 있기 때문이라는 설명도 있었다.
일반인의 심장박동수가 1분에 평균 60~100회인데 반해 이봉주 선수의 심장박동수는 분당 40회 정도로 알려져 있다. 심장박동수가 적은 것은 심장이 1회 박동할 때 혈액을 온몸에 원활하게 잘 공급해주기 때문이라고 볼 수 있다.

그렇다면 심장박동이 느린 사람은 수명도 길까?
여러 과학자들이 동물의 심장박동수와 수명의 연관성에 대한 연구를 한 바 있다.
고래와 코끼리 같은 몸집이 큰 동물의 심박동수는 분당 30~35회다. 반면 몸집이 매우 작은 쥐는 분당 370회, 생쥐 종류는 분당 550회로 차이가 많이 난다. 쥐와 생쥐 등 설치류의 수명은 2~3.5년이므로 평생 동안 뛰는 심장박동수는 약 7억 회(7×10^8) 정도 된다.
흥미로운 것은 심장박동수가 훨씬 더 느린 포유류도 수명을 고려하면 일생 동안 약 10억 회(1×10^9)가 된다. 수명에는 큰 차이가 있지만 심장박동수는 큰 차이가 없는 것을 알 수 있다. 이렇듯이 수명과 심박동수는 반비례 관계에 있다.
인간의 심장박동수는 분당 60~100회다. 이는 수명이 20년 정도 되는 호랑이나 기린과 비슷하다. 포유류의 평생 심장박동수는 평균 10억 회쯤 되지만 사람의 심장박동수는 30억 회쯤 된다. 이런 차이가 나는 것은 인류학적인 측면으로 설명될 수도 있다.

전문가들의 연구에 따르면 예전에 오랫동안 인류의 평균수명은 30세 미만이었다가 최근 수십 년 사이에 선진국들에서 70~80세로 늘었다. 실제로 미국인의 평균수명도 1900년에는 50세였다가 2007년에 80세로 늘었다. 이는 의학의 발전과 새로운 약의 개발, 인공심장 박동기와 제세동기 치료, 심폐소생술 등의 발전에 힘입은 것으로 해석할 수 있다.
심장박동수가 높으면 심혈관 질환으로 인한 사망률이 높다. 이에 대한 연구는 1980년대부터 많이 나왔다. 2005년에 나온 한 연구에 따르면 안정시 심장박동수가 분당 15회 차이 나면 심장마비에 의한 급사는 3배, 전체 사망률은 2배가 더 높았다. 특이한 점은 남녀 차이다. 여성의 평균수명이 남성보다 긴데도 여성의 심박동수가 약간 빠르다. 그 이유는 아직도 정확히 모른다.
그렇다면 인위적으로 심장박동수를 낮추면 수명을 더 늘릴 수 있을까? 심근경색증이나 심부전이 있는 환자들에게 베타 차단제나 일부 칼슘 차단제를 투여하면 심혈관 질환에 의한 사망률을 줄일 수 있다는 사실이 밝혀졌다. 이에 따라 이들 환자들에게는 특별한 금기 사항만 없으면 심장박동수를 적절한 수준까지 줄이는 치료를 적극 고려한다.
그러나, 약물을 투여해 심장박동수를 줄이는 것이 기대수명을 늘릴 수 있는지는 아직 명확히 밝혀지지 않았다. 미국과 유럽의 치료 가이드라인에서도 아직까지는 심장박동수가 심혈관 질환의 중요한 위험 요인으로 명확하게 기술되어 있지는 않다. 따라서 심장박동수를 낮추는 치료는 환자 개개인의 특성을 고려한 주치의의 판단에 따를 수밖에 없다. 앞으로 이에 대한 과학적이고 명확한 연구 결과가 나올 것으로 기대한다.

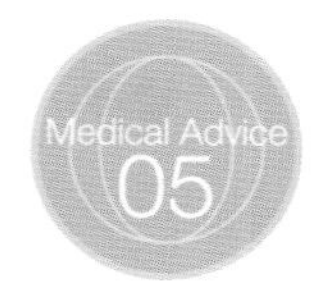

Health Tip 2

손발이 찬 것은 심장이 약하기 때문일까? 최운정(고려대학교 구로병원 심혈관센터 교수)

손이 너무 차가워 악수하다 상대방이 당황해 곤혹스러운 경험을 한 사람, 찬물로 설거지를 한 뒤 손이 너무 차서 병원을 찾는 사람들을 종종 본다. 이들은 "손발이 차다", "손발이 저리다", "감각이 없다", "남의 살 같다"는 등 정확하지 않고 매우 주관적인 증상을 호소하곤 한다. 이 때문에 정확한 원인 질환을 찾기가 쉽지 않다.
원인 질환을 치료해야 손발 차가움이 해소되는 경우가 많다. 많은 사람이 손발이 찬 이유를 혈액순환 장애로 자가 진단해 혈액순환 개선제를 임의로 복용하기도 한다.

혈액순환 장애로 생긴 손저림은 사지 말단부에 혈액을 공급하는 동맥의 문제에 의해 발생한다. 손가락 끝에 통증이 흔히 나타나고 팔목 맥박이 약하므로, 사지의 맥박을 확인해볼 필요가 있다.
손발 저림의 원인이 혈관이 아닌 신경계 질환일 때도 있다. 신경계 질환으로 생긴 저림증은 중년 여성에게 흔하다. 증상이 서서히 심해져 손으로 물건을 쥘 때 통증이 가중된다. 또 밤에 증상이 더 심하다.
이런 손발 저림을 일으키는 신경계 질환으로는 손목굴증후군(수근관증후군, 손목터널증후군, 팔목터널증후군)이나 말초신경 장애가 있다. 당뇨병이나 내분비 질환, 동맥경화증이 있는 사람들은 이 질환이 있을 때 손이나 발끝 말초혈관의 혈액 흐름이 원활치 못한 증상이 함께 나타날 수 있다.
갑상선 기능 저하증도 추위를 많이 탈 수 있다. 갑상선 호르몬은 체온 유지와 대사의 항상성을 유지해주는 역할을 한다. 갑상선 기능이 떨어지면 차가운 추위에 약해진다.
뿐만 아니라 정신 집중도 잘 되지 않고 조금만 움직여도 금방 피로해지며, 피부도 쉽게 건조해진다. 더불어 기력이 쇠퇴하고 대사 활동이 활발하 않아 몸무게가 늘 수 있다.
이 밖에 폐경기 여성에게 난소 호르몬이 부족하거나, 난소 호르몬 분비량의 편차가 심해져 호르몬 간의 조화가 깨져도 손발이 찬 증상이 심해질 수 있다.

추위에 노출될 때 손가락이나 발가락 끝이 창백해졌다가 파랗게 변하며, 회복 단계에서 붉은색으로 변하면서 원래 색깔로 돌아오는 것을 '레이노증후군'이라고 한다.
손발 차가움을 호소하는 젊은 층에서 자주 보이는 질환으로 조기 진단에 따른 치료가 증상 악화를 막고 통증을 완화할 수 있다. 원인은 일시적으로 팔 · 다리 말단에 혈액이 가지 못하는 허혈 증세로 추위에 노출되면 손 · 발가락 끝의 혈관 자체나 혈관신경이 과민 반응해 생긴다. 따뜻하게 해주면 증상이 정상 상태로 돌아온다.
레이노증후군은 드물게 전신성 경화증과 루푸스(홍반성 낭창) 등과 같은 류머티스 질환과 말초동맥경화증 등을 동반하는데, 이 경우 먼저 원인과 질환에 대한 정확한 진단과 치료가 선행돼야 한다.
손발이 찬 증세를 이기려면 적절히 스트레스를 푸는 등 생활 속에서 냉증 유발 요인을 피하는 것이 좋다. 혈액순환에 좋은 땀이 약간 날 정도의 운동과 스트레칭이 도움이 될 수 있다.

돌연사, 예방할 수 있다!

돌연사 예방은 금연 · 운동 · 식생활 개선

돌연사의 주된 원인은 동맥경화증이 진행되어 생기는 관상동맥 질환이다.
돌연사를 불러오는 관상동맥 질환은 금연과 적절한 운동, 식생활 습관을 개선 함으로써 예방할 수 있다.
유전적 원인에 의한 돌연사, 가족력이 중요하며 보다 자세한 검사가 요구되기도 한다.

최종일(고려대학교 안암병원 심혈관센터 교수)

손 한번 못 써보고 죽을 수 있는 돌연 심장사

돌연사 또는 급사는 증상이 나타난 후 1시간 내에 사망하는 예기치 않은 갑작스러운 자연사를 말한다. 대부분의 돌연사는 심장병으로 생긴다. 따라서 돌연사는 대부분 '돌연 심장사' (Sudden Cardiac Death)를 의미한다.

미국에서는 매년 30 만 명 이상이 돌연 심장사로 사망하고 있으며, 그 원인 중 약 80%가 급성심근경색증 등의 관상동맥 질환이고, 10~15%는 비허혈성 심근증, 약 5% 는 유전적 질환에 의한 것으로 알려졌다.

이런 질환들이 있을 때 발생할 수 있는 심실빈맥이나 심실세동 등이 돌연사의 직접적인 원인이다. 이러한 치명적인 심실빈맥성 부정맥 발생 시 신속한 치료가 이루어지지 않으면 대부분 사망하며, 생존하더라도 뇌사 상태 등의 심각한 후유증이 남을 수 있으므로 가능하면 이를 예방하는 것이 중요하다.

돌연사의 주원인은 관상동맥 질환

관상동맥 질환이 돌연 심장사의 가장 흔한 원인 질환이므로 이에 대한 예방이 특히 중요하다. 관상동맥 질환은 기본적으로 동맥경화증이 진행되어 생긴다. 동맥경화증은 자연적인 노화 현상이기도 하지만 고혈압, 고지혈증, 당뇨병, 흡연, 비만 등에 의해 가속화되고 악화된다. 따라서 이러한 위험 인자가 있는지를 찾아서 적극적으로 치료하는 것이 우선이다.

미국심장협회가 제시하는 가이드라인에서도 금연, 적절한 운동 및 식생활 습관 개선을 기본으로 하며, 위험 인자가 있을 경우 이에 대한 철저한 관리와 치료를 권고하고 있다. 위험 인자를 가진 사람이 운동할 때 흉통이나 호흡곤란을 느낀다면 관상동맥 질환으로 인한 증상일 가능성이 높으므로 전문의의 진료와 적절한 검사를 받아야 한다.

일차적으로 심전도, 운동 부하 검사, 심장 초음파 등이 진단에 도움이 되며 정확한 진단을 위해 컴퓨터 단층촬영이나 관상동맥 조영술 등을 시행하기도 한다. 특히, 안정 상태에서 흉통이 20분 이상 지속된다면 급성 심근경색증일 가능성이 높다. 심근경색증은 관상동맥이 완전히 막혀 혈류가 통하지 않는 상태로 시간이 경과할수록 치명적 심실성 빈맥의 발생 위험성이 높아지므로 신속히 병원을 찾아야 한다.

심근경색증을 앓았거나 만성적인 심근 허혈이 있으면 심장 초음파 등 위험도 평가를 위한 검사가 필요하며, 베타 차단제 같은 적절한 약물을 투여하면 장기적으로 생존율을 높이는 데 도움이 된다.

심실빈맥 또는 심실세동의 발생 위험도 평가를 위해

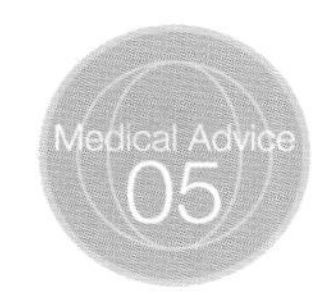

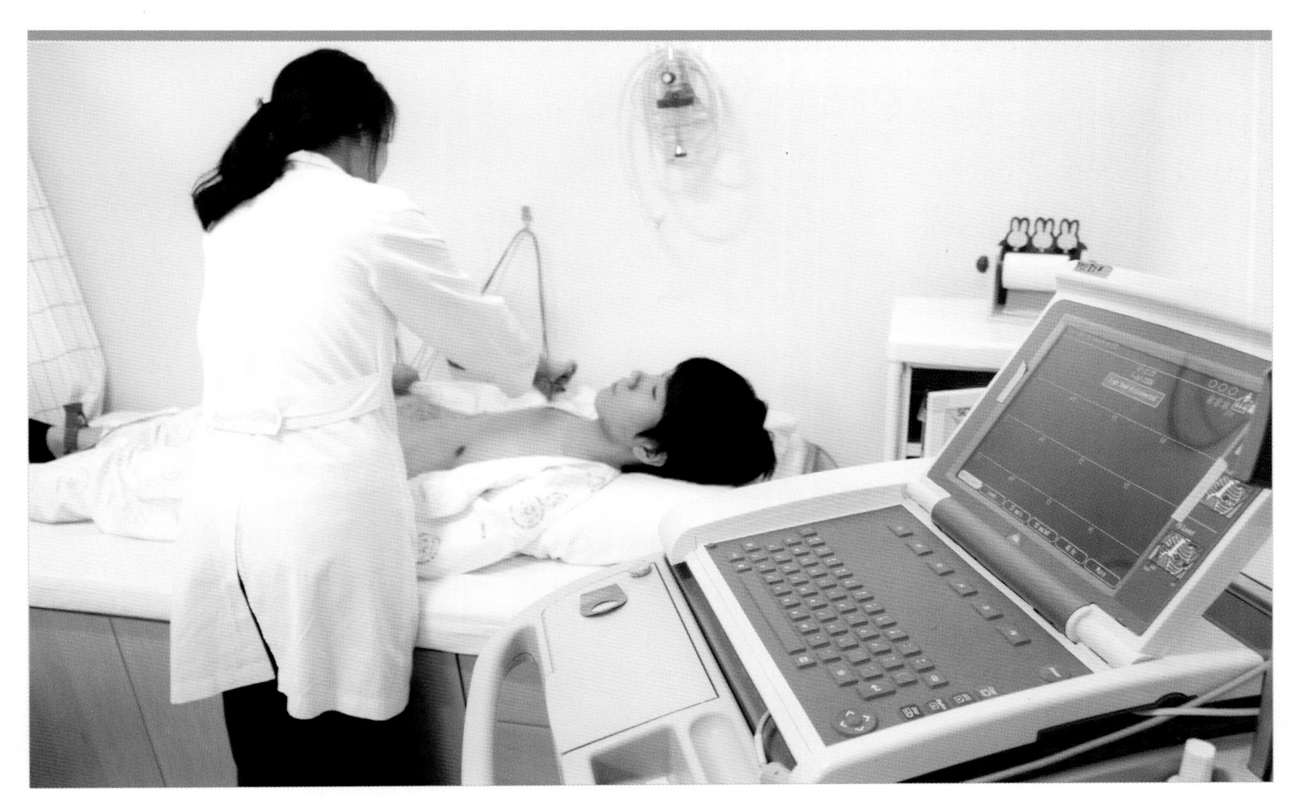

전기 생리학 검사가 필요할 수도 있으며, 좌심실 수축 기능이 30% 이하인 경우엔 그 위험성이 더욱 증가될 수 있으므로 이식형 제세동기 삽입이 돌연 심장사 예방을 위해 시행되기도 한다.

건강검진으로도 확인이 어려운 돌연사

확장성 심근증, 비후성 심근증, 심근염, 우심실 이형성증, 판막성 심질환, 선천성 심질환 등 다양한 심근증 환자에게서도 돌연사가 발생할 수 있다. 특히 확장성 심근증 환자에게서 심실 수축 기능 저하가 동반된 경우 심실성 빈맥 발생 위험이 높으므로 적절한 약물 치료와 더불어 정기검진이 무엇보다도 중요하다.

비후성 심근증 환자는 실신 병력이 있거나 급사 가족력이 있으면 증상이 없더라도 급사의 위험성이 높으므로 정밀한 평가가 요구된다.

우심실 이형성증은 심전도나 신호 평균 심전도에서의 특징적인 이상 소견과 심장 MRI 검사가 진단에 도움이 되며 의심되는 경우엔 격렬한 운동은 금해야 한다.

이들 심근증의 경우 원인 질환에 대한 적절한 치료와 더불어 심실빈맥에 대한 예방적 약물 치료가 우선이다. 하지만 비후성 심근증이나 우심실 이형성증은 유전적인 질환으로 진행성인 경우가 많아 근본적인 치료가 어려워 치명적인 부정맥 발생으로 인한 돌연사 예방을 위해 이식형 제세동기 삽입이 요구된다.

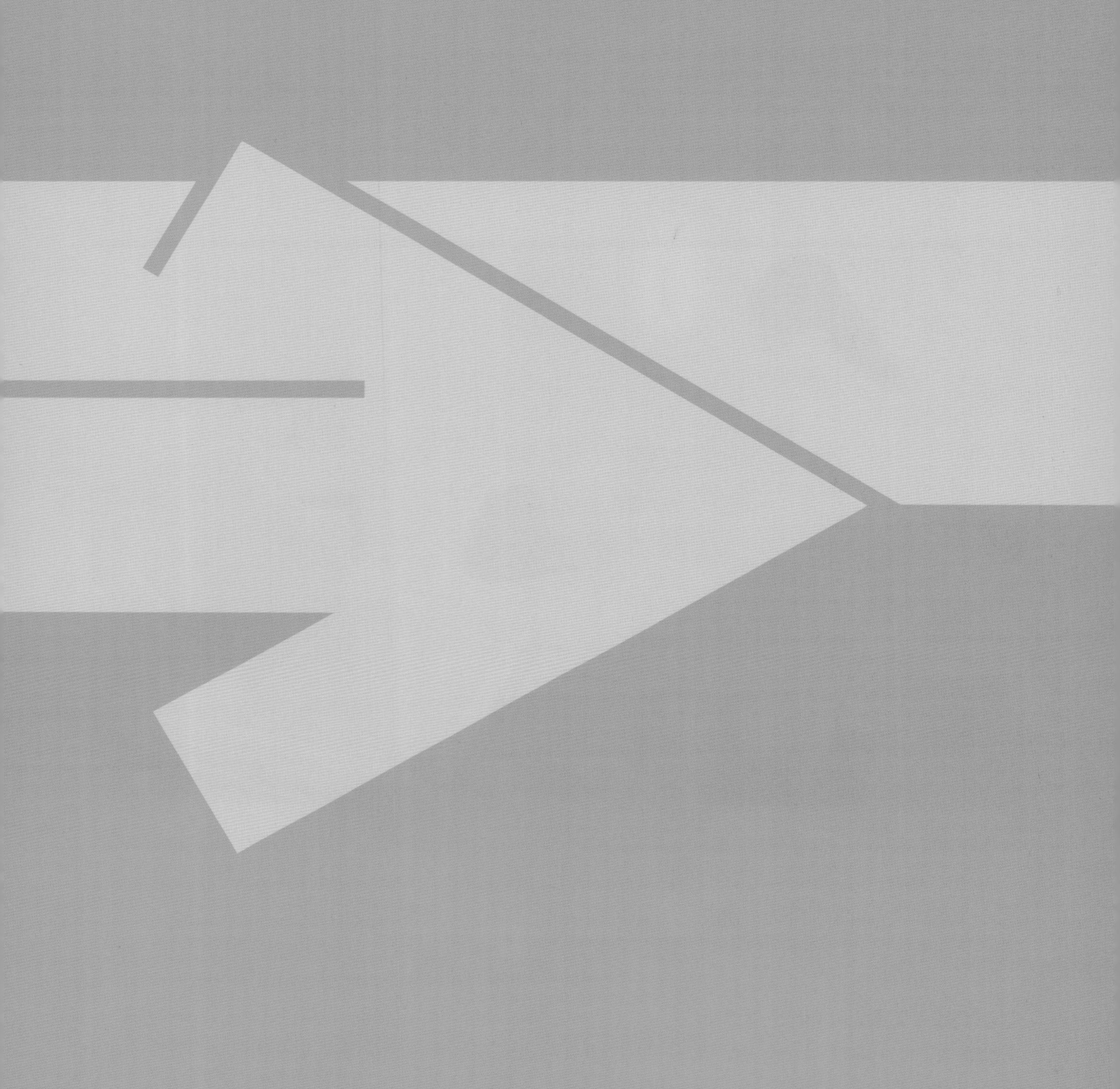

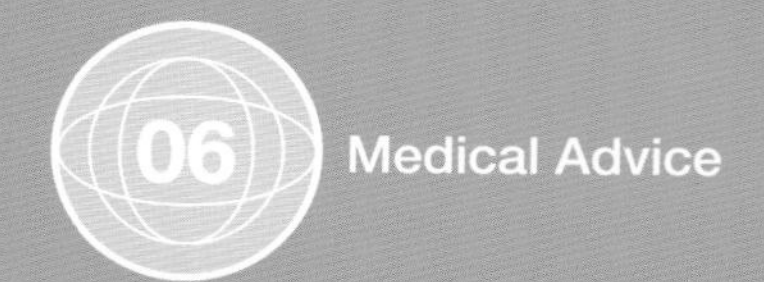

06 Medical Advice

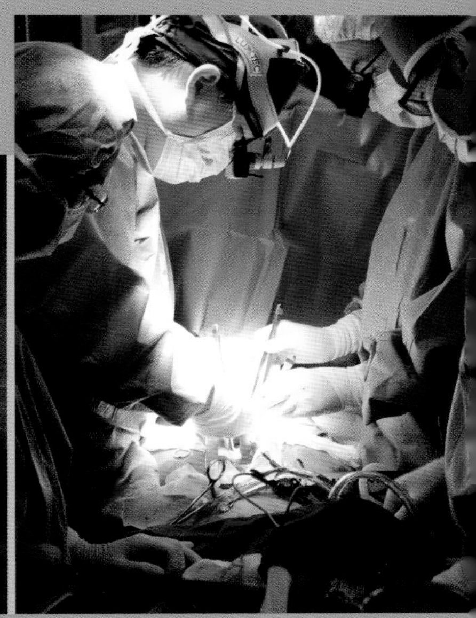

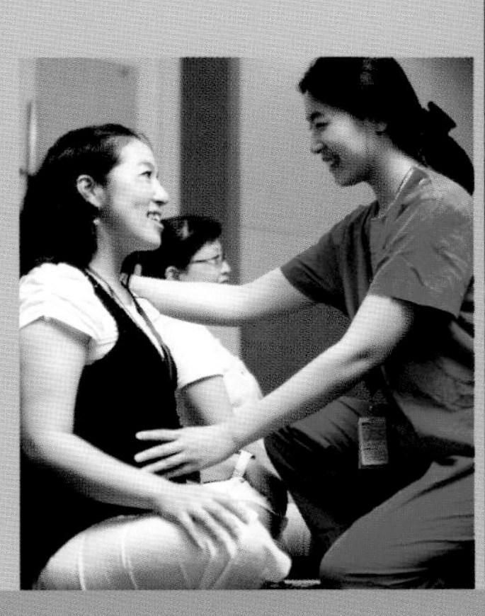

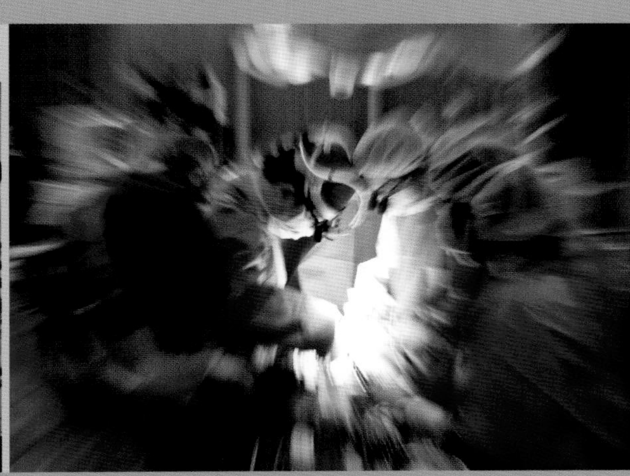

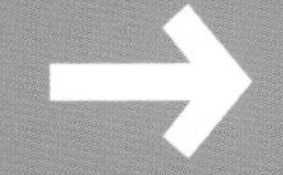

유전자 · 염색체 이상으로 유발되는

선천성 심장 질환과 판막 질환

태어날 때부터 심장에 이상이 있는 선천성 심장병은 성인까지 이어지기도 한다. 자각 증상이 없어 조기 진단이 어려운 선천성 심장병과 아직도 안심할 상황이 아닌 성인 판막 질환의 종류와 치료법을 살펴보자.

유전자·염색체 이상과 임신 초기의 약물, 감염, 흡연 등이 원인

선천성 심장병, 어떤 것이 있나?

태어나면서부터 심장이 기형인 선천성 심장병. 대부분 유전·환경 상호작용의 이상으로 생기며 임신 초기 임신부의 흡연·부적절한 약물 복용 등도 원인이다. 선천성 심장병에는 어떤 것이 있는지 알아보자.

장기영(고려대학교 안산병원 소아심장클리닉 교수)

유전자나 염색체 이상이 동반되는 선천성 심잠병

심장병이라고 하면 보통 떠올리는 것이 판막 질환, 협심증 또는 심근경색증 같은 질병이다. 주변에서 심장병으로 고생하는 사람들이 일반적으로 협심증이나 심근경색증 같은 질환을 앓고 있는 것을 종종 접하기 때문일 것이다.

협심증, 심근경색증 같은 심장병은 원래 심장병이 없던 사람이 나이가 들면서 관상동맥에 병변이 발생해 유발되는 후천성 심장병에 속한다.

이와 달리 선천성 심장병은 태어나면서부터 심장이 기형인 경우로, 심장에 구멍이 생기거나 혈관, 판막이 작아지는 등의 구조적 이상이 생긴 것을 말한다. 심장 기형의 빈도는 정상 출생아 1000명당 7~8명으로 추산된다. 형제나 부모가 선천성 심장 질환을 앓을 때 다른 자녀에게 선천성 심장 질환이 나타날 가능성은 2~6% 된다.

대부분의 선천성 심장 질환은 원인이 분명하지 않다. '마르판증후군'이나 '누난증후군' 같은 단일 유전자 이상에 의한 심장병은 약 3%, '다운증후군'이나 '터너증후군', '에드워드증후군' 같은 염색체 이상이 동반된 경우는 13% 가량이다.

그리고 나머지 대부분은 유전·환경 상호작용 때문에 생기는 것으로 알려져 있다. 심장이 형성되는 임신 초기에 영향을 줄 수 있는 요인으로 약물, 풍진 감염, 음주, 흡연 등도 포함된다.

대표적인 선천성 심장병의 종류

선천성 심장병의 종류는 상당히 많다. 그중에서 흔한 선천성 심장병에 대해 알아보기로 한다. 대표적인 것으로 심방중격 결손, 심실중격 결손, 동맥관 개존증이 있다.

심방중격 결손은 좌심방과 우심방을 나누는 벽에 구멍이 있는 선천성 심장병을 말한다. 구멍을 통해 좌심방의 혈류 일부가 우심방으로 유입되어 다시 폐순환을 거치므로 우심방과 우심실에 용적 부하가 증가되고 폐혈류의 증가를 가져오게 된다.

어릴 때부터 10대까지는 대부분 자각 증상이 없으나 상기도 감염이 잦을 수 있다. 성인까지 수술 받지 않으면 폐동맥 고혈압으로 인한 증상이 나타날 수도 있지만 대개 무증상인 경우가 많다. 진찰을 해도 심잡음이 잘 들리지 않아 진단에서 놓치는 경우도 적지 않다.

일반적인 수술 시기는 3~5세가 적당하다. 심방중격 결손은 인공 헝겊이나 심낭조직을 이용해 막아주는 수

술 치료가 대표적인 치료법이다. 그렇지만 최근 들어 심방중격 결손을 막아주기 위한 여러 기구들이 개발돼 심방중격 결손도 수술이 아닌 비수술적 치료도 가능하게 되었다.

수술과 비교할 때 기구를 이용한 비수술적 치료의 장점은 심장을 정지시키지 않고 심방중격 결손을 폐쇄하고, 수혈이 거의 필요하지 않으며, 통증이 미미하고 입원 기간이 짧고, 흉터가 없다는 점 등을 들 수 있다.

동맥관 개존증은 대동맥과 폐동맥 간에 통로가 뚫려 있는 경우로, 압력이 높은 대동맥에서 압력이 낮은 폐동맥으로 혈액의 흐름이 생기는 경우로, 여성에게서 발생 빈도가 높은 것으로 알려져 있다.

작은 동맥관은 증상이 없이 정상 생활이 가능하지만 큰 동맥관은 심부전증, 잦은 호흡기 감염, 발육부전 등을 일으키며 나이가 많아지면서 점차 폐동맥 고혈압이 심해진다.

치료를 받지 않으면 폐동맥 고혈압, 심부전 증상 등이 발생하므로 동맥관 개존은 크기에 관계없이 이를 막아주는 것이 일반적 치료의 원칙이다.

일부 경우를 제외하고 동맥관 개존증의 대부분은 기구를 이용한 비수술적 치료로 완치가 가능하다.

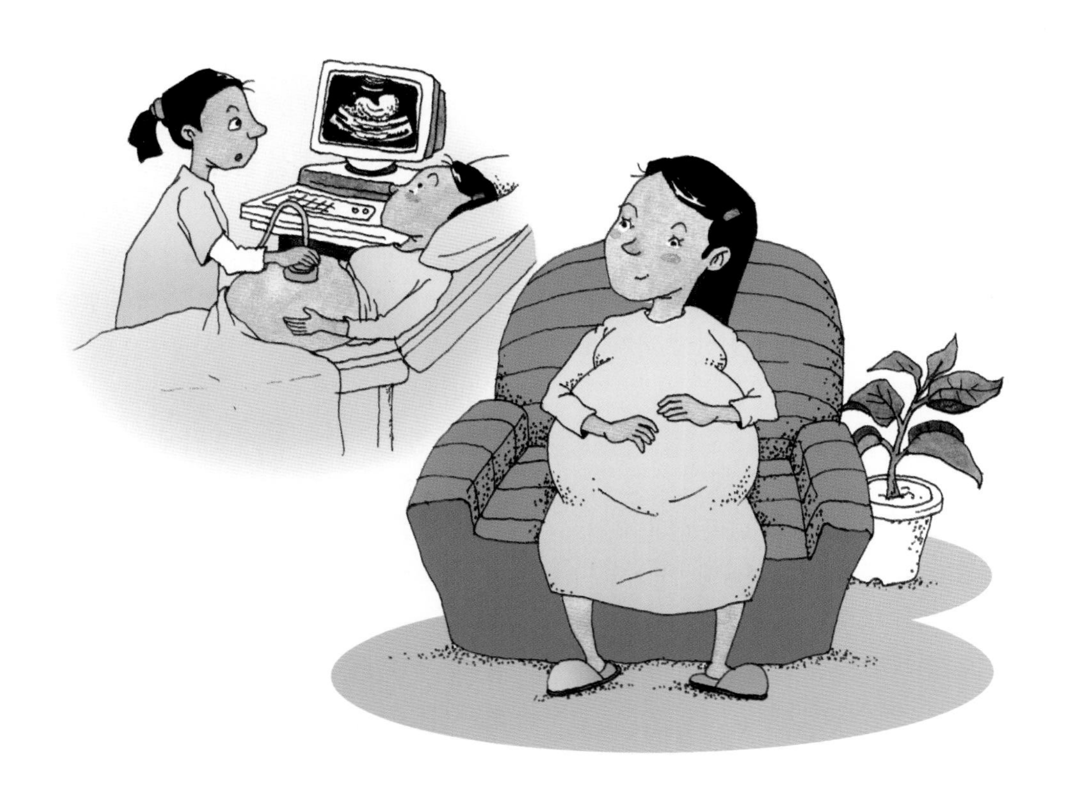

태어날 때부터 가지고 있었으나 발견이 안되었을 뿐

성인의 선천성 심장 질환

선천성 심장 질환은 어린이에게만 국한되는 것이 아니다. 선천성 심장 질환은 성인도 발견되는데, 이는 증상이 없어 조기 진단이 되지 않았을 뿐이다. 성인에게서 흔히 발견되는 선천성 심장 질환의 종류와 양상에 대해 살펴보자.

김성환(고려대학교 안산병원 심혈관센터 교수)

선천성 심장 질환은 태어나면서 갖고 나오는 심장병을 말한다. 따라서 일반인에게 선천성 심장 질환이 소아들만의 질환으로 여길 수 있다. 그러나 소아기에 선천성 심장 질환을 발견하지 못했거나 발견했어도 수술 적응증이 아니어서 수술하지 않은 경우, 또는 증상이 없어 병원을 방문하지 않은 선천성 심장 질환을 가진 성인 환자들의 숫자를 고려하면 결코 선천성 심장 질환이 어린아이들만의 질환이 아님을 알 수 있다.

최근 눈부신 의료 기술의 발전으로 조기 진단 및 치료를 통한 많은 선천성 심장 질환이 신생아나 영아기에 교정되고 있으므로 소아기에 교정된 선천성 심장 질환을 가진 환자 수는 점차 증가하는 추세다. 그래도 성인의 선천성 심장병 숫자는 적지 않다. 지난 2004년 미국심장협회는 미국 선천성 심장병 환자의 50% 이상이 성인이라고 발표한 바 있다.

선천성 심장 질환의 원인

선천성 심장 질환을 일으키는 원인은 다양하다. 유전적 · 환경적 요인이 주로 관여하며 염색체 이상이나 단일 유전자 이상에 의한 경우는 전체의 10% 미만에 해당한다. 대표적인 염색체 이상 질환으로는 다운증후군이나 터너증후군 등이 꼽힌다.

선천성 심장 질환의 진단과 심장 초음파

심장 초음파검사의 등장은 선천성 심장 질환 진단에서 획기적인 전환점이 되었다. 심장 초음파는 심장의 구조적 이상과 기능을 한번에 평가할 수 있을 뿐 아니라 치료 여부 결정도 심장 초음파검사 결과에 따라 좌우된다. 따라서 선천성 심장 질환이 의심되는 모든 환자는 반드시 심장 초음파검사를 통해 질환의 유무와 관련된 기형의 유무를 반드시 확인해야 한다.

성인에서 흔한 선천성 심장 질환의 종류와 양상

▶심방중격 결손증

심방중격 결손증은 좌우 심방 사이의 막에 결손이 있는 경우로 전체 선천성 심장 질환의 7%를 차지한다. 특히 성인에게 가장 흔한 심장병으로 여성에게 유난히 많다.

심방중격 결손증은 결손 위치에 따라서 이차공 결손, 일차공 결손, 정맥동 결손 그리고 관정맥동 결손으로 크게 네가지 타입으로 나뉜다. 대개 심방중격 결손이라 함은 가장 흔한 이차공 결손을 주로 가리킨다. 최근에는 흉부를 절개하는 수술을 하지 않고 혈관을 이용하는 간단한 경피적 폐색술을 많이 시행하고 있으며, 성공률도 95% 이상으로 매우 높다.

▶심실중격 결손증

심실중격 결손증은 가장 흔한 선천성 심장 질환으로, 전체의 약 20%를 차지한다. 하지만 성인에서는 이보다 적게 관찰된다. 많은 환자의 경우 심실중격 결손이 수술 등의 치료를 받지 않아도 자연적으로 폐쇄되기 때문이다. 심실중격 결손증 역시 결손 위치에 따라서 다양한 분류법이 있으며, 중격 결손의 크기와 폐혈류량의 정도에 따라서 다양한 증상을 보일 수 있다.

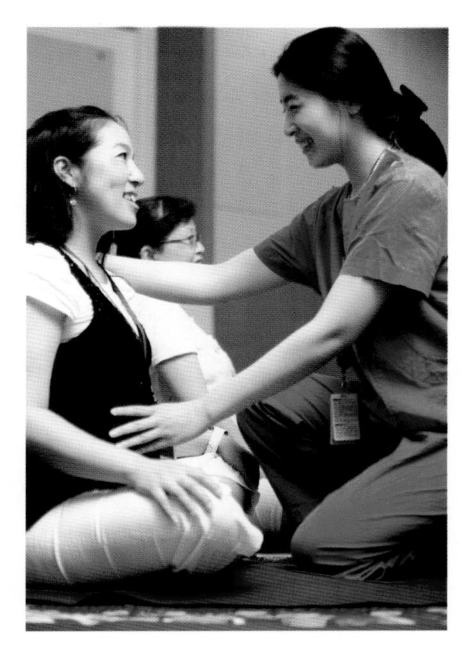

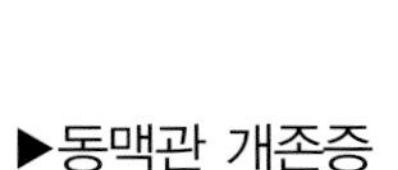

▶동맥관 개존증

동맥관은 태아기 때 대동맥궁과 폐동맥 사이를 연결하는 혈관으로 출생과 더불어 폐쇄되면서 인대를 형성하는 것이 정상적인 현상이다. 그런데 여러 가지 원인에 의해 동맥관이 남아 있는 경우가 있는데, 이를 동맥관 개존증이라 부른다. 요즘은 심장 초음파 검사법 등의 발달로 어릴 때 대부분 발견돼 치료하기 때문에 성인이 된 뒤 발견되는 경우는 크게 줄었다.

선천성 심장 질환과 연관된 내과 질환

선천성 심장 질환으로 인해 유발되는 내과적 문제들은 선천성 심장 질환을 치료하지 않았거나 치료 후 남은 구조적인 문제들 때문에 발생된다. 여기에는 심부전, 부정맥 그리고 폐쇄성 폐동맥 질환 등이 있다. 심한 경우에는 이로 인해 사망할 수도 있다.

비록 증상이 없더라도 선천성 심장병을 가진 사람들은 정기적인 검사와 진료가 필수다. 선천성 심장 질환 환자의 생존과 삶의 질을 향상시키고, 여러 가지 합병증을 예방할 수 있는 가장 중요한 방법으로는 '선천성 심장 질환의 조기 발견과 치료, 정기적인 관찰' 등이 꼽힌다.

선천성 심장 질환을 가진 여성의 임신과 출산

임신 중에 유발되는 호르몬의 변화는 신체 내부에 많은 혈역학적인 변화를 가져온다. 임신 중에는 혈액량과 맥박수 증가 등으로 심박출량이 50%쯤 늘며, 말초 혈관의 저항이 감소하는 것으로 알려져 있다.

그렇다면 선천성 심장병을 가진 여성은 임신을 할 수 있을까? 선천성 심장병을 가진 산모의 위험도는 심장병의 종류, 과거 교정 수술의 유무, 청색증 발현 유무, 폐동맥 고혈압 유무, 그리고 산모의 심장 기능 차이에 따라 달라진다.

다행인 점은 중증의 청색증형 심장 질환이나 아이젠맹거증후군을 포함한 중증의 폐동맥 고혈압 등 몇몇 경우를 제외하면 임신부의 생명이 위험한 경우는 많지 않다. 다만 아이젠맹거증후군인 산모는 모성 사망률이 무려 50% 이상이기 때문에 임신해서는 절대 안 된다. 만약 임신했다면 조기 유산을 권한다.

판막 수술 · 선천성 심장병 수술 · 심장이식 수술 · 관상동맥 우회술 등

개흉수술, 과거와 달리 생존율 높다

**과거 개흉수술은 수술 중 사망률이 높은 위험하고 두려운 수술이었다.
하지만 현재는 심장 수술 기법의 발달로 더 이상 겁낼 필요가 없다.
심장 질환을 근본적으로 치료하는 다양한 수술법을 소개한다.**

임상엽(고려대학교 안산병원 심혈관센터 교수)

심장은 사람의 생명을 유지하는 장기로 온몸의 혈액순환을 담당하는 중요한 역할을 한다. 따라서 심장에 병이 생겨 불가피하게 수술을 받아야 하는 사람들에게는 그 중요성만큼이나 수술에 대한 두려움도 클 수밖에 없는 것이 사실이다. 특히 가슴을 열고 하는 수술(개흉수술)은 큰 부담으로 다가온다.

하지만 기술 발전과 더불어 심장 수술의 기법이 크게 발달, 이제 심장 수술은 두려워할 필요가 없는 하나의 수술로 자리 잡았다. 따라서 막연히 겁낼 게 아니라 어떤 수술을 받는지 정확히 아는 것이 더 중요하다.

개흉수술은 심장을 열고 하는 수술로 판막 수술, 선천성 심장병 수술, 심장이식 수술, 심장 혈관이 좁아졌을 때 시행하는 관상동맥 우회술 등이 있다. 각각의 수술법은 다양하다. 그렇다면 이런 수술들은 누가 받으며, 어떻게 이뤄지는지 알아보자.

관상동맥 다시 살리는 관상동맥 우회술

심장을 수축시켜 혈액을 온몸으로 보내는 심장 근육은 관상동맥에서 혈액과 산소를 공급 해야 제 기능을 할 수 있다. 관상동맥이 좁아지거나 막히면 심장에 혈액과 산소가 공급되지 않아 심장 근육이 제대로 수축하지 못하며, 경우에 따라서는 산소 부족으로 통증이 유발되기도 한다. 또한 혈액 공급 장애가 지속되면 심장 기능이 저하된다.

좁아진 관상동맥이 완전히 막히면 심장 근육이 괴사하는 급성심근경색증이 발생, 생명이 위험할 수 있다. 이런 관상동맥 질환은 관상동맥 우회술을 통해 치료한다.

관상동맥 우회술은 막히거나 좁아진 동맥의 혈액 흐름을 향상시키기 위해 시행된다. 보통 관상동맥 우회술은 막힌 관상동맥을 우회하여 다른 혈관으로 새로운 길을 내줌으로써 좁아졌거나 막힌 혈관을 대신해 새로운 혈액순환의 통로를 만들어주는 수술로, 이를 통해 심장 근육이 제 기능을 할 수 있도록 해준다.

관상동맥 우회술을 할 때 대체하는 혈관은 보통 다리에서 얻은 정맥이나 흉부에서 얻은 동맥을 이용한다. 이러한 우회술을 한 뒤에는 좁아진 관상동맥 주위로 혈액이 흐르고 심장 근육으로 다시 혈액과 산소를 전달해줄 수 있게 된다.

다리 정맥을 떼어내 수술하더라도 다리의 혈액순환에는 문제가 없고 걷는 데 지장이 없다. 최근에는 심장 혈관을 풍선으로 확장시켜 스텐트를 삽입하는 시술법을 많이 시행하지만 혈관이 좁아진 정도에 따라

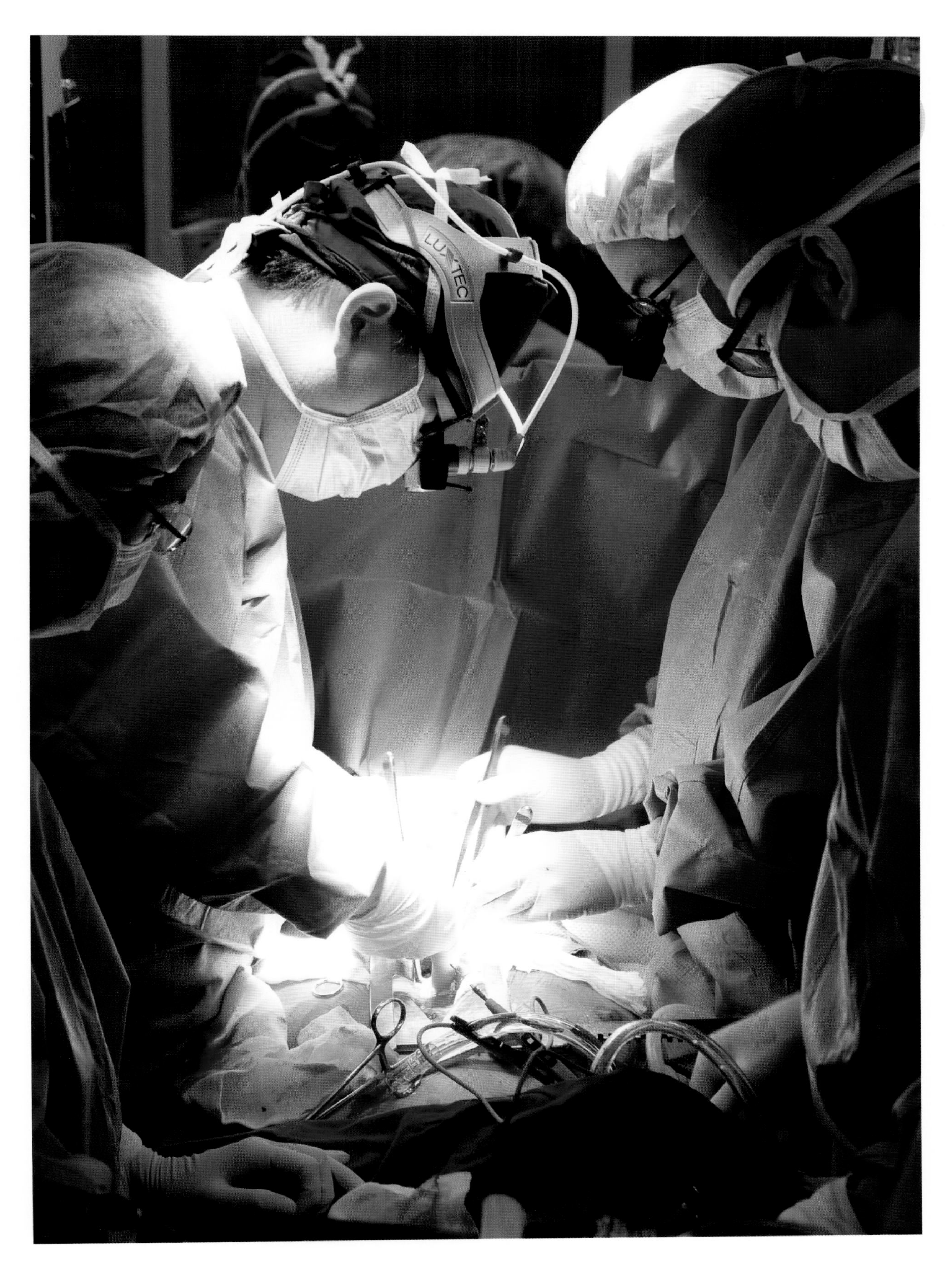

우회술을 시행해야 할 경우도 있으므로 의료진의 정확한 판단이 필요한 부분이다.

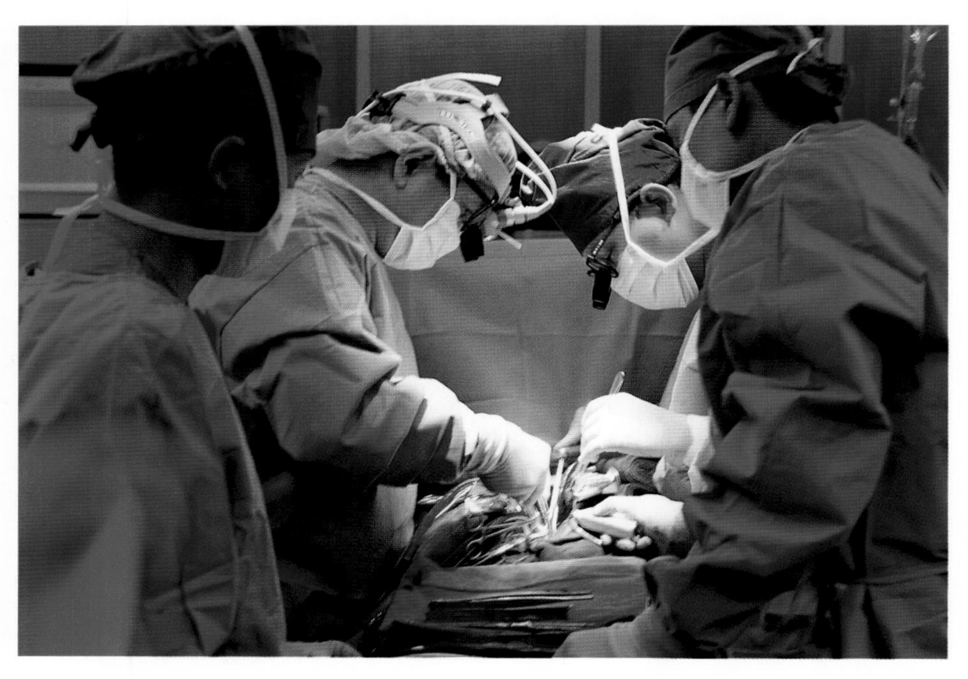

심장은 크게 네 개의 방으로 나누어져 있는데, 이 방들을 이어주는 문과 같은 역할을 하는 기관이 바로 판막이다. 심장판막은 한쪽 방향으로만 열리고 닫히며, 정상적인 기능을 할 때에 매 박동 시 혈액이 심장의 방으로 들어오거나 나가게 해준다.

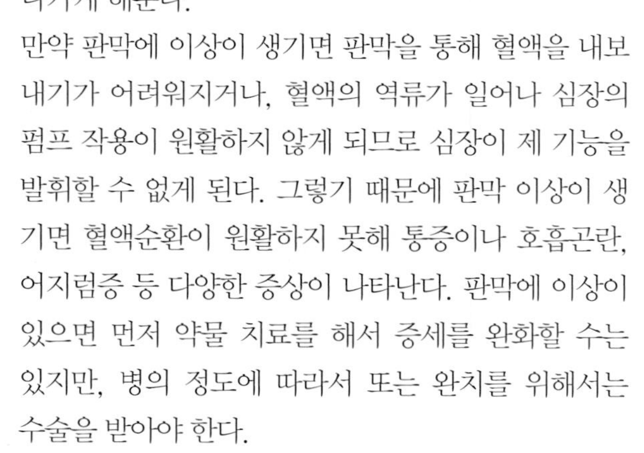

만약 판막에 이상이 생기면 판막을 통해 혈액을 내보내기가 어려워지거나, 혈액의 역류가 일어나 심장의 펌프 작용이 원활하지 않게 되므로 심장이 제 기능을 발휘할 수 없게 된다. 그렇기 때문에 판막 이상이 생기면 혈액순환이 원활하지 못해 통증이나 호흡곤란, 어지럼증 등 다양한 증상이 나타난다. 판막에 이상이 있으면 먼저 약물 치료를 해서 증세를 완화할 수는 있지만, 병의 정도에 따라서 또는 완치를 위해서는 수술을 받아야 한다.

판막 수술과 판막 성형술

심장판막은 선천적인 이상이 있거나 류머티즘열, 감염 등으로 손상 받을 수 있다. 또 노화에 따라 그 기능이 약해지기도 한다. 판막 중에 가장 손상을 많이 받는 판막은 바로 대동맥 판막과 승모판이다. 손상을 받으면 완전히 열리거나 닫히지 못해 심장 기능을 약화시킨다.

심장판막 수술은 인공 심폐기(심장과 폐의 기능을 대신 해주는 혈액 및 산소 공급 장치)를 이용해 이루어지며 판막의 손상 정도에 따라 수술 방법이 결정된다. 과거에는 매우 어려운 수술로 알려졌지만 현대의학의 발달에 따라 그 성공률이 높고 처방에 따른 회복 과정을 거치면 정상 생활이 가능하다.

현대에 들어서는 판막 수술 중 인공판막을 이용하지 않고 자기 판막을 고쳐서 쓰는 판막 성형술로도 치료가 가능할 수 있다. 판막 성형술은 판막의 형태가 유지되어 있어 성형으로 기능 회복이 가능한 질병 초기에 시행할 수 있다. 성공적으로 판막이 성형되면 인공판막보다 심장 기능이 좋고, 항응고제 복용을 하지 않아도 되는 장점이 있다.

선천성 심장병 수술

선천성 심장병이란 말 그대로 태중에서 여러 가지 원인으로 인해 심장 질환이 생겨 출생 때 병을 갖고 태어나는 것을 말한다.

태아의 심장은 임신 첫 3개월에 완성되는데, 심장 구조물의 발생 과정에서 오류로 인해 기형이 발생한다. 이런 선천성 심장병은 대부분 심장 수술을 통해 치료가 이루어진다. 선천성 심장병은 신생아 1000명당 8~10명(약 1%)에서 발견되며, 유전적 · 환경적인 요인이 복합적으로 영향을 주는 것으로 알려졌다.

선천성 심장병은 보통 청색증, 즉 정맥혈이 동맥혈에 섞여서 손톱, 발톱, 입술, 뺨 등이 파랗게 보이느냐 아니냐에 따라서 크게 청색증형, 비청색증형 심장 질환으로 구분한다. 즉 보통 우리가 상상하는 심장병은 입술이나 손끝이 파랗게 돼 운동을 잘 하지 못하는 것만 생각하지만 실제로는 이런 증상이 없는 비청색증 심장병이 더 많다.

이런 선천성 심장병은 심도자를 이용한 중재적 시술이나 수술적 치료를 통해 완치할 수 있다. 수술은 전문의의 상담에 따라 건강을 해치지 않는 안전한 시기에 이루어져야 한다.

심장이식 수술

심장이식 수술은 여러 가지 심장 수술이나 시술로 교정이 불가능하게 심장 근육이 손상됐거나 선천적인 심장 기형으로 치료가 불가능한 경우 받는 수술이다. 심장이식 수술은 환자의 의지만으로 수술이 가능한 것이 아니고 심장을 제공할 공여자가 있어야 한다.

최초로 심장이식 수술이 이루어진 것은 1967년으로 수술 도중 심장의 역할을 대신하는 인공 심폐기를 통한 체외순환이 이루어지면서 가능해졌다. 심장은 유일 장기로, 사망한 후에만 공여 받을 수 있으므로 매우 제한적이라는 문제점이 있다.

하지만 최근에는 뇌사자의 심장을 공여 받을 수 있게 되어 수술이 점점 활발해지고 있다. 국내에서는 이미 1992년에 심장이식 수술이 처음 성공했다. 과거에는 심장이식 수술은 위험한 것으로 알려져 있었지만 현재는 1년 생존율이 80%에 이를 정도로 수술 성적이 많이 향상되었다. 심장이식 수술은 기증자가 있어야 가능한 수술이니만큼 사전에 철저한 검사와 장기이식센터를 통한 심장 기증이 필요하다.

심장 건강, 스스로 지키자

심장과 관련된 외과적 수술법은 그 밖에도 매우 다양하다. 심장 수술은 보통 사람들에게 두려움의 대상이 되는 경우가 많다. 실제로 심장 수술은 다른 수술보다 위험도가 낮은 것은 아니다. 하지만 의학의 발전과 의료 기기의 발달로 과거와는 달리 수술 위험도가 크게 낮아졌다. 판막 수술이나 관상동맥 우회술뿐 아니라 심장이식 수술까지 수술 성공률과 생존율이 높아졌고, 수술 후 회복도 빠르다.

물론 아무리 수술법이 좋아졌다고 해도 심장 질환을 평소에 예방하는 노력을 통해 병이 생기지 않게 하는 것이 훨씬 낫다.

어쨌든 심장병이 발생한다면 수술뿐 아니라 다양한 치료법이 있으므로 두려워하기보다 빨리 전문 병원을 찾아 진료를 받는 것이 중요하다. 심장이 사람의 가장 중요한 장기의 하나이므로 심장 건강을 지키는 것은 건강을 지키는 가장 중요한 방법의 하나가 될 것이다.

약물 치료 · 경피적 시술 · 개흉수술 등

성인 판막 질환의 대표적인 치료법

의료 발달과 생활환경 개선으로 판막 질환은 감소하는 양상을 보이지만 아직 안심할 상황은 아니다. 판막 질환은 심부전과 부정맥을 일으킬 수 있고, 이는 뇌경색의 원인이 되기 때문이다. 판막 질환에는 어떤 것이 있으며, 치료법은 무엇인가?

박재석(고려대학교 안암병원 심혈관센터 교수)

뇌경색의 원인이 되는 판막 질환

혈액 펌프인 심장과 혈액순환을 간단히 알아보자. 심장은 4개의 방(우심방, 우심실, 좌심방, 좌심실)으로 구성되어 있고, 그 사이에 판막이라고 하는 여닫이 문이 4개(삼천판, 폐동맥판, 승모판, 대동맥판) 있다.

우리 몸의 혈액은 전신 순환→심장의 우심방→우심실→폐순환→좌심방→좌심실→다시 전신 순환의 순서로 흐른다. 판막은 한 방향으로만 열리기 때문에 혈액이 반대 방향으로 흐르는 것(역류)을 막는다. 판막이 제대로 열리지 않는 질환이 '판막 협착증', 열린 후에 완전히 닫히지 않아 혈액이 뒤로 역류하는 것을 '판막 폐쇄부전'이라고 한다.

최근에는 생활환경 개선과 의료 발전으로 심장판막 질환은 전반적으로 감소하는 양상을 보이고 있다. 또 원인에 따라서는 류마티스성 판막 질환의 빈도는 감소한 반면, 노령화에 따른 퇴행성 변화나 허혈성 심장 질환에 의한 대동맥 협착증과 승모판 질환은 증가하고 있다.

판막 질환의 주된 증상은 호흡곤란이나 피로감인데, 승모판 판막 질환에서는 좌심실 확장에 따른 부정맥이 발생할 수 있고, 이는 뇌경색(중풍)의 원인이 될 수 있다. 대동맥 협착증의 세가지 특정적인 증상은 호흡곤란, 흉통, 실신 등으로 예후가 매우 좋지 않다.

치료법은 약물 치료, 경피적 시술, 개흉수술

판막 질환의 대표적인 치료법으로는 약물 치료, 경피적 시술, 개흉수술 등이 있다. 약물 치료는 염분 제한과 소량의 이뇨제를 투여해 심장 부담을 줄이고, 증상을 호전시키는 방법을 쓴다.

판막 폐쇄부전의 경우 안지오텐신 전환 효소 억제제를 포함한 혈관 확장제는 좌심실 기능 저하 속도는 늦출 수 있으나 판막 자체의 손상을 막을 수는 없다. 또 판막 협착증에서는 오히려 저혈압을 초래할 위험이 있다. 따라서 심부전이 있는 사람은 '디곡신'이 유용하다.

승모판 협착증은 운동이나 부정맥으로 증상이 유발될 때는 심장박동수를 감소시키기 위해 베타 차단제, 칼슘 길항제가 효과적이다. 초기에는 약물 치료로 증상을 조절하지만 병이 진행하면 적절한 시기에 수술이 필요하다.

수술 시기를 결정하는 것이 가장 중요한 문제인데, 판막 질환의 종류와 심한 정도, 환자의 증상이 가장 중요한 고려 사항이고, 수술 후 항응고제의 사용 여부, 가임 여부, 동반 질환 등을 고려해 결정한다.

중등도 이상의 승모판 협착증에서는 석회화 등 판막의 구조적 이상이 심하지 않은 경우, 대퇴정맥을 통해 특수 풍선도관을 승모판 협착 부위로 삽입한 뒤

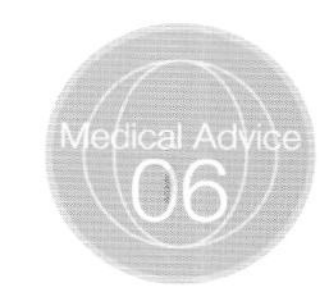

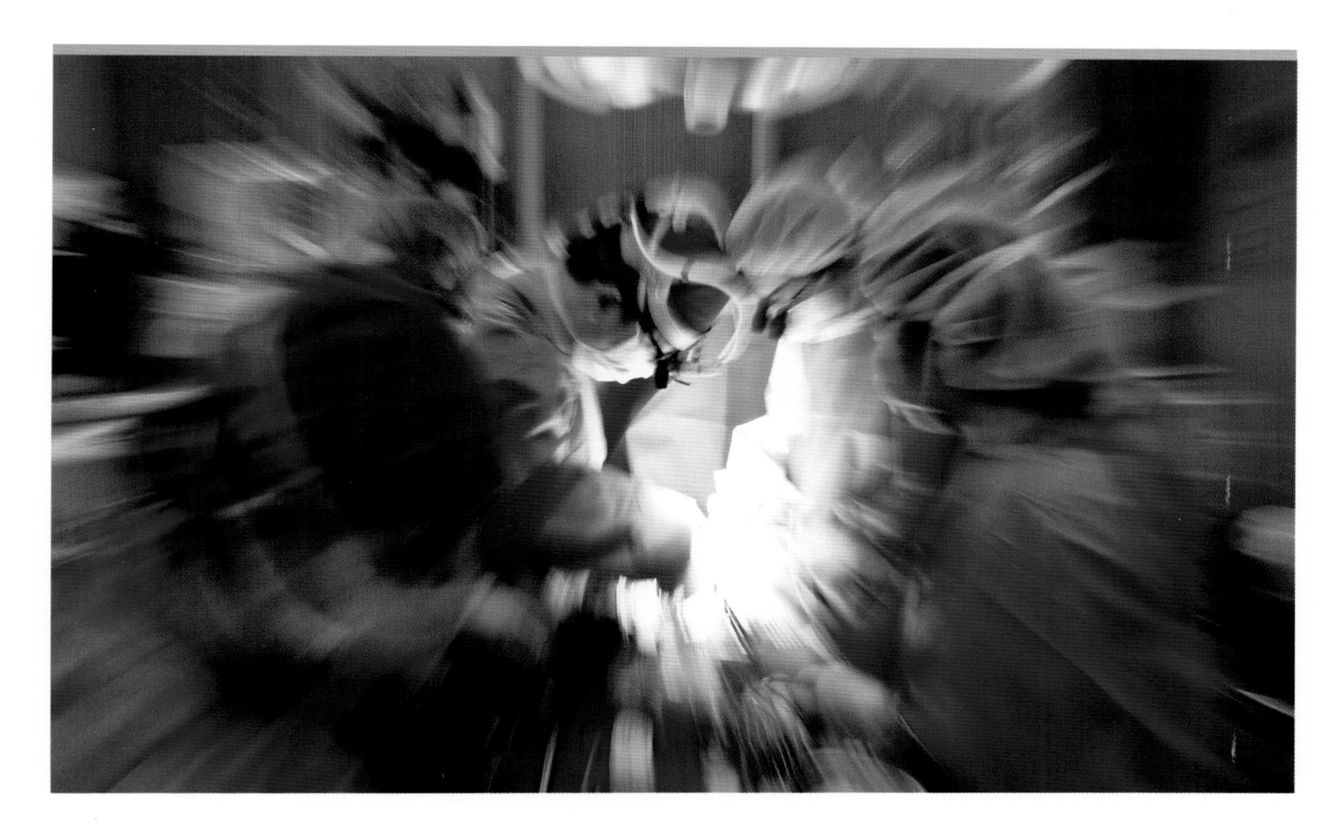

풍선을 부풀려 융합된 판막 교련을 분리시키는 경피적 풍선 확장술을 일차적으로 시행하고 있는데, 성공률이 80~95%에 이른다. 이 수술이 적용되지 않는 승모판 협착증은 판막 대치 수술을 한다.

승모판 폐쇄 부전이나 대동맥판 폐쇄부전은 심장 초음파검사를 해서 심장 기능이 떨어지거나 심실이 확장된 것으로 나타나면 수술을 받아야 한다. 중증의 대동맥판 협착증은 무증상에서는 약물 요법이 도움이 되지 않으며 증상이 생기면 곧 수술을 받아야 한다.

너무 늦게 수술을 받으면 수술 후에 정상적인 심장 기능을 회복할 수 없다. 심장판막 수술은 크게 기존의 병든 판막을 수술로 고쳐 사용하는 판막 재건 수술과 새로운 인공판막으로 대체하는 판막 대치 수술로 나눌 수 있다.

승모판 폐쇄부전의 경우 판막의 심한 섬유화나 석회화가 진행되지 않았으면 판막 재건 수술을 한다. 이 수술은 항응고제를 복용하지 않아도 되는 장점이 있다.

수술을 할 때는 늘어난 부위만 부분적으로 절개하여 제거하고, 판막륜(판막 기저의 환 모양 부착 부위)이 다시 늘어나서 재발하는 것을 방지하기 위해 판막 가장자리에 인공 링을 삽입한다.

과거에는 판막 대치 수술의 문제점 때문에 심장의 기능이 보존되는 한 수술 시기를 가능하면 늦추는 경향이 있었지만, 최근에는 심장판막 수술의 위험이 1~2% 이하로 많이 줄었고, 대부분의 승모판 폐쇄부전은 판막 재건 수술이 가능하므로 조기에 수술하는 것을 권장하고 있다.

정기적인 관리와 심장 초음파검사 필요

대동맥 협착 또는 폐쇄부전 환자, 승모판의 협착증과 폐쇄부전이 동반된 환자 그리고 류마티스성 승모판 협착증과 대동맥판 협착증이 동반된 환자는 판막 대치 수술이 더 효과적이다.

심하게 손상된 판막을 제거하고 대신 인공판막을 삽입하는 방법이 주로 쓰인다. 인공판막에는 동물의 조직으로 만든 조직 판막과 특수한 금속으로 만든 금속 판막이 있다. 그 외에 드물게 장기 기증자의 판막이나 자신의 폐동맥 판막 또는 심낭막을 이용하기도 한다.

조직 판막은 돼지의 대동맥 판막이나 소의 심낭 조직을 이용해 만들며 이식 10~15년 후에는 판막이 찢어지거나 석회화되어 좁아지는 변성이 발생되며, 일반적으로 노인들에게 주로 사용된다.

반면 금속 판막은 티타늄과 열 처리된 탄소를 이용해 만들며 내구성이 좋아 반영구적으로 사용이 가능하다. 하지만 금속 판막은 혈전이 생겨 이로 인한 뇌졸중 발생 위험이 있어 이를 예방하기 위해서 항응고제를 평생 복용해야 하는 단점이 있다.

결론적으로 여러 판막 질환을 성공적으로 치료하려면 판막 질환의 종류와 정도, 증상과 전신 상태, 수술 후 관리 능력, 활동 정도 및 항응고제의 복용 순응도에 따라 적절한 치료법을 결정해야 한다. 아울러 지속적이고 정기적인 추적 관리와 심장 초음파 검사가 필요하다.

Health Tip

이식형 제세동기, 담뱃갑 절반 크기로 생명 구한다

최종일(고려대학교 안암병원 심혈관센터 교수)

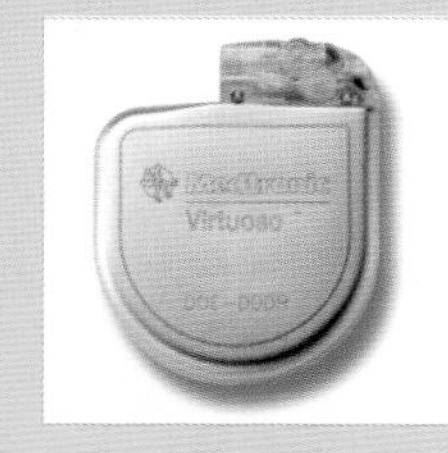

돌연사의 직접적 원인인 심실성 빈맥의 치료와 예방에는 전통적으로 항부정맥제를 사용해 왔다. 하지만 일부 약제는 특히 기질적 심장병이 있는 환자들의 경우에서 심실부정맥에 의한 급사 가능성을 오히려 증가시키는 것으로 보고돼 있다.

이 때문에 치명적인 심실성 빈맥이 생기더라도 전기에너지 충격으로 이를 제거할 수 있는 제세동기를 이용하게 됐다. 심실 수축 기능이 감소된 관상동맥 질환이나 심근증 환자에게서 항부정맥제와 제세동기의 급사 예방 효과를 비교한 임상 연구에서 제세동기가 더 우수한 것으로 나타나 심실빈맥 또는 심실세동이 있는 환자들에게 이식형 제세동기가 급사 예방을 위한 표준 치료로 자리 잡게 되었다.

심근경색증이 나타난 뒤 좌심실 기능이 저하된 환자 중에서 비지속성 심실빈맥이 있고 전기 생리학 검사상 심실세동이나 지속성 심실빈맥이 유발되는 경우처럼 돌연사 위험성이 높으면 예방 차원으로 제세동기 삽입을 권장한다.

또한, 잦은 심실빈맥 발생으로 전기충격을 너무 자주 가해 삶의 질이 저하된 사람들은 경우에 따라 심실빈맥 완치를 목적으로 전극도자 절제술이 도움이 된다는 최근 연구 결과도 있다.

그 외에 브루가다증후군, QT연장 증후군, 비후성 심근증 등의 환자들에게도 예방 목적으로 이식형 제세동기를 삽입하기도 한다. 최근엔 좌심실 기능의 저하로 인해 심부전으로 호흡곤란 등이 있는 환자들에게는 심장 재동기화 치료 기능을 첨가한 제세동기를 추천하고 있다.

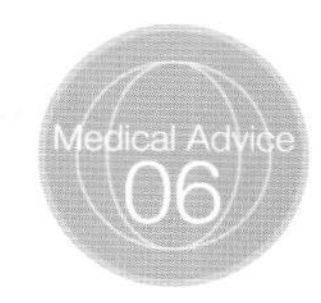

Health Tip

스포츠 심장이란 무엇인가? 임상엽(고려대학교 안산병원 심혈관센터 교수)

일반적으로 '스포츠 심장'이란 운동으로 단련된 심장으로, 특별한 운동을 하지 않는 일반인에 비해 지구력이 필요한 마라톤이나 수영 같은 운동을 정기적으로 계속하여 좌심실의 용적이 커지고 좌심실의 벽이 두꺼워져 있다.

일반인들의 심장이 비대해지면 심장 기능에 문제가 있는 경우가 많지만, 스포츠 심장을 가진 선수들은 심장이 비대해져도 문제가 되지 않고 오히려 유익하다. 이는 유산소운동으로 심장이 생리적으로 잘 적응하도록 변형되는 것이기 때문이다.

즉 심장의 근섬유가 커지고 동시에 심장 근육에 혈액을 공급하는 관상동맥이 잘 발달해 과격한 운동을 하더라도 심장 근육이 영양과 산소를 충분히 공급 받아 기능을 잘한다.

실제 지구력을 필요로 하는 축구, 마라톤, 수영 선수 등 스포츠 심장을 가진 사람들은 안정 시의 심장박동수가 감소하고 심장의 수축력이 좋다. 이들은 심장이 한 번 수축할 때 짜내는 혈액량이 많아 상대적으로 박동을 적게 해도 되므로 심장의 부담을 줄일 수 있고, 심장의 효율성이 높다. 한 번 수축할 때 혈액을 많이 보내기 때문에 1분에 40~50번 정도만 박동해도 일반 사람이 70~80번 뛰는 것과 같은 양의 혈액을 보낼 수 있다.

실제 세계적인 운동선수 심장을 연구한 결과에 따르면 이들의 심장 용적은 훈련이 안 된 사람들보다 60%까지 더 크다. 이처럼 커진 심장은 향상된 수축력과 더 우수한 수용을 갖고 있어 휴식이나 최대 운동 시에 전신으로 더 많은 피를 보낸다.

1992년 바르셀로나 올림픽 마라톤에서 금메달을 따낸 황영조 선수는 분당 심장박동수가 38회로 70~80회인 일반인의 절반 수준이다. 거꾸로 황영조 선수의 분당 산소 섭취량은 ㎏당 82.5㎖로 일반인의 45㎖에 비해 두 배 가까이 높다.

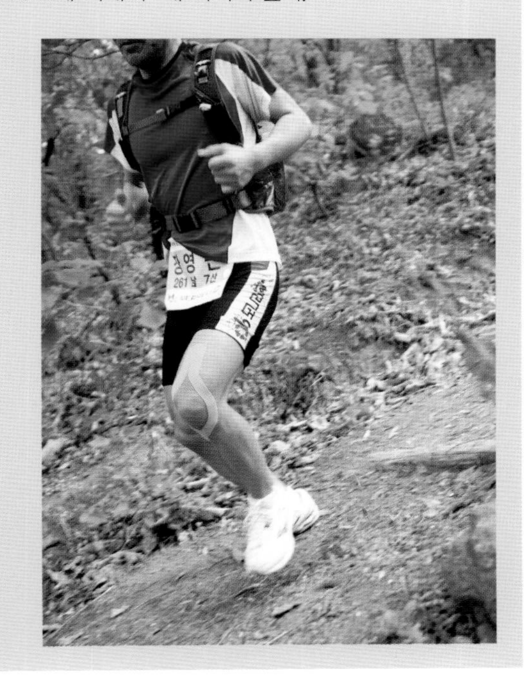

전문가들은 황영조 선수의 심장이 세계 톱 10에 포함될 정도로 뛰어나다고 한다. 프리미어 리거인 박지성 선수나 마라토너 이봉주 선수 역시 스포츠 심장을 갖고 있다. 박지성 선수의 심장박동수는 1분에 40회, 이봉주 선수는 38회라고 한다.

베이징 올림픽 수영에서 금메달을 획득한 박태환 선수의 안정 상태에서의 심장박동수는 분당 60회 정도다. 박태환 선수의 특징은 최대치에 이르렀던 심장박동수가 정상으로 회복하는 데 2분밖에 걸리지 않는다는 점이다. 일반인들은 3분과 비교하면 무척 빠른 것이다. 박태환 선수처럼 훈련된 심장은 더 낮은 심장박동수에서 더 높은 심박출량을 얻을 수 있다.

이처럼 오랫동안 운동을 통해 단련돼 커진 스포츠 심장과 달리 고혈압, 당뇨병, 판막증, 심근경색증 등으로 심장이 커지면 심장 기능이 약화될 수 있으므로 주의해야 한다. 질병으로 인한 심근 비대나 확장은 심장 근육에 섬유질 조직 형성을 동반, 심부전을 초래하는 원인이 된다. 더욱이 병적인 심장 비대가 있으면 심장 기능이 떨어져 교감신경이 항상 긴장돼 있으며 그 영향도 받는다. 이 때문에 심근 손상이 유발되고 심장 기능이 더 나빠지는 악순환에 빠져 돌연사의 위험이 높아질 수 있다.

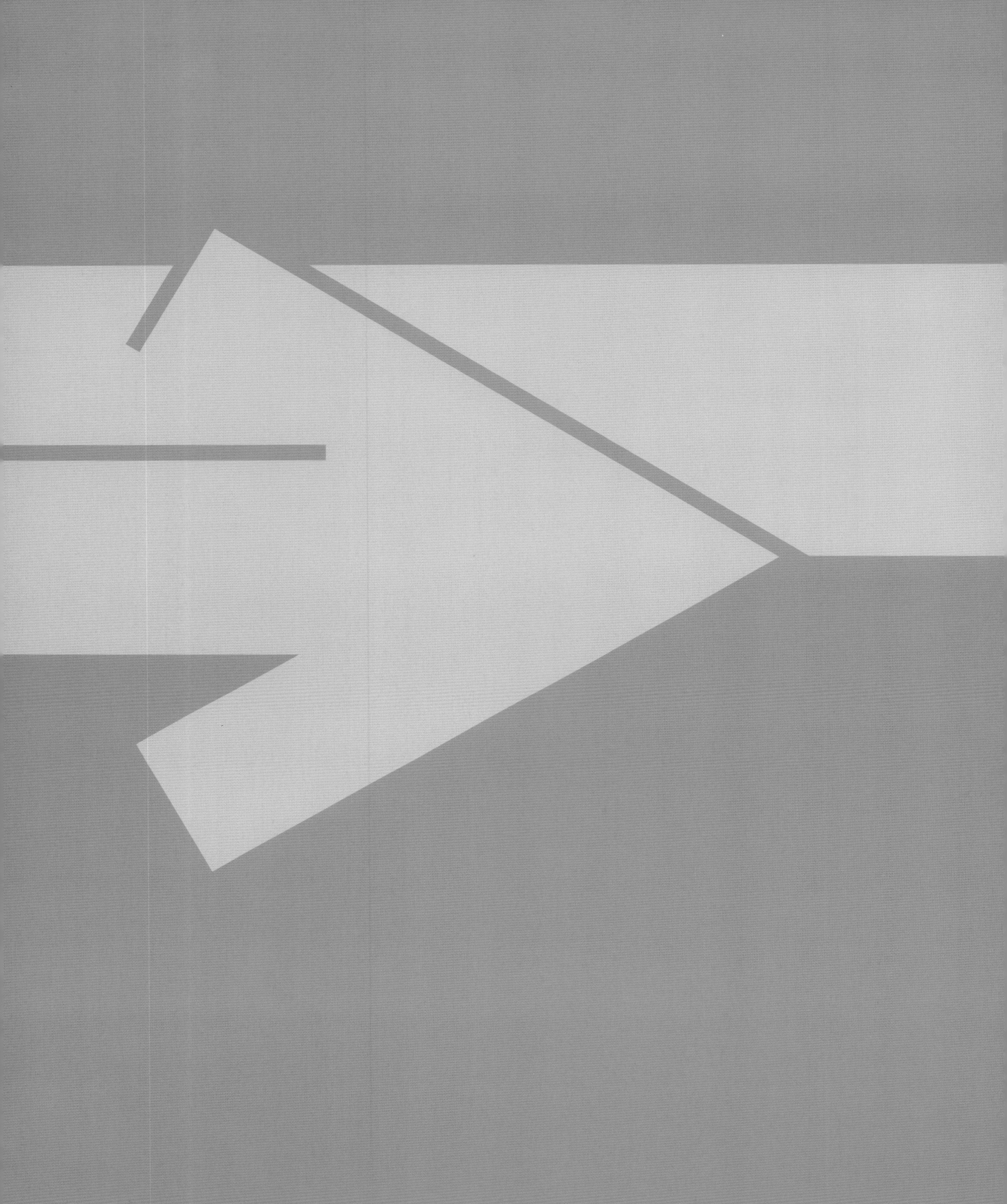

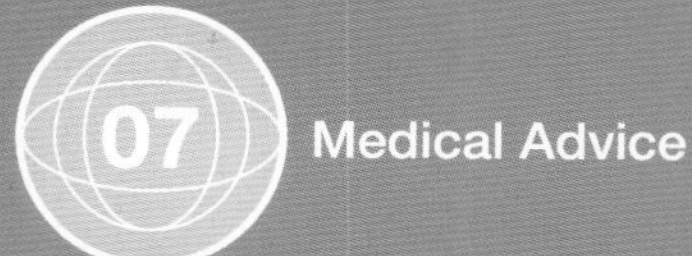

Medical Advice

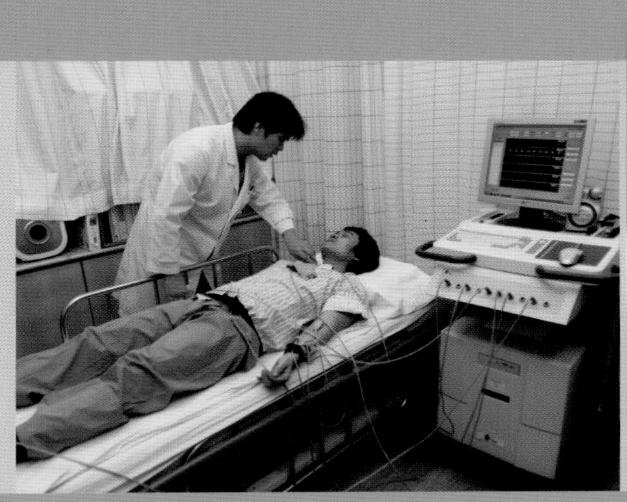
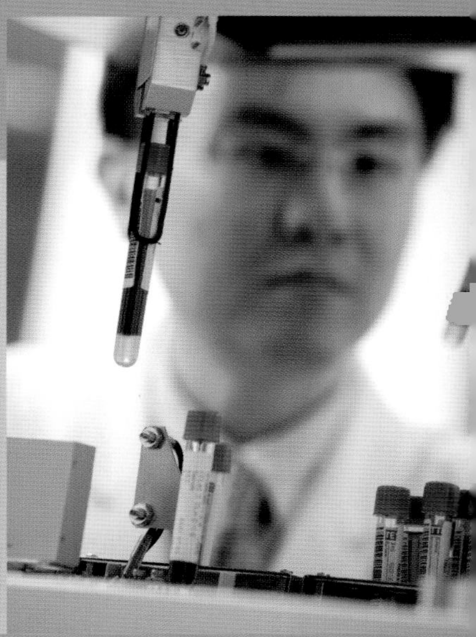

높은 치사율과 심각한 후유증 남는 심혈관 질환

내 혈관이 좁아지고 있다!

우리 몸 구석구석까지 피와 영양을 공급하는 인체의 고속도로 혈관.
온 몸의 건강 유지를 위해 혈관의 건강만큼 중요한 것은 없다.
그러나 현대인의 혈관은 고혈압이나 당뇨병, 비만 등으로 좁아지고
막혀 동맥경화증으로 이어진다. 혈관 건강의 중요성에 대해 되짚어보자.

우리가 평생 혈관 건강을 지켜야하는 이유

혈관의 노화, 뇌출혈 · 협심증 · 심근경색증 유발한다

혈관은 우리 몸에 피와 영양을 공급하는 상수도관과 같은 역할을 한다. 시간이 갈수록 상수도관에 녹이 슬듯 혈관도 노화되어 다양한 질병을 유발한다. 일단 문제가 일어나면 원상회복이 안되는 혈관 건강, 나쁜 생활 습관과 위험 요소로부터 지키는 것이 가장 중요하다.

안철민(고려대학교 안암병원 심혈관센터 교수)

혈관, 우리 나이와 함께 늙어간다

신체의 혈관은 동맥, 모세혈관, 정맥으로 이루어져 있다. 심장에서 몸 전체로 영양을 공급하는 상수도관 역할을 하는 혈관은 '동맥' 으로 심혈관 질환의 가장 많은 부분을 차지한다.

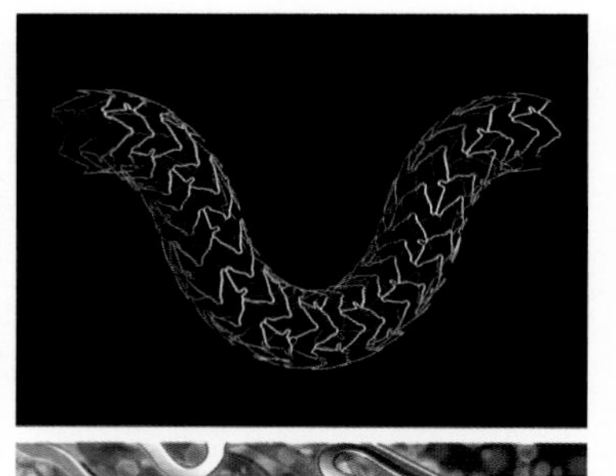

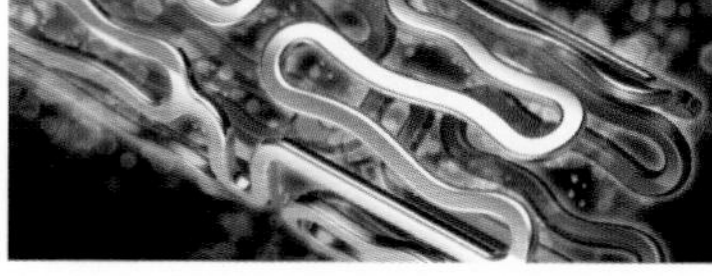

상수도관이 녹슬어 파손되듯이 혈관 역시 나이가 들어감에 따라 손상 받고 그에 따른 질병이 발생한다. 동맥은 심장에서 나오는 가장 굵은 대동맥(지름 약 3cm)에서 시작해, 몸속의 조직이나 기관에 분포하기 위해 분지하면서 점차로 가늘어진다. 이 분지 과정에서 혈관벽도 동시에 얇아진다.

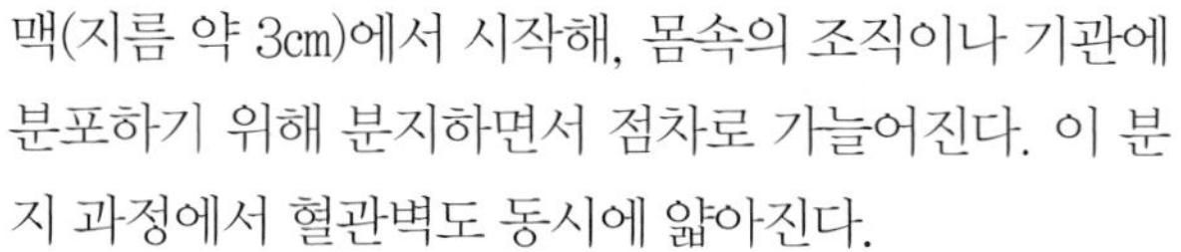

기관 속에 들어가면 동맥은 더욱 가늘게 분지하여 세(細)동맥으로 되고 결국에는 단층으로 배열한 내피세포에 둘러싸인 모세혈관이 된다.

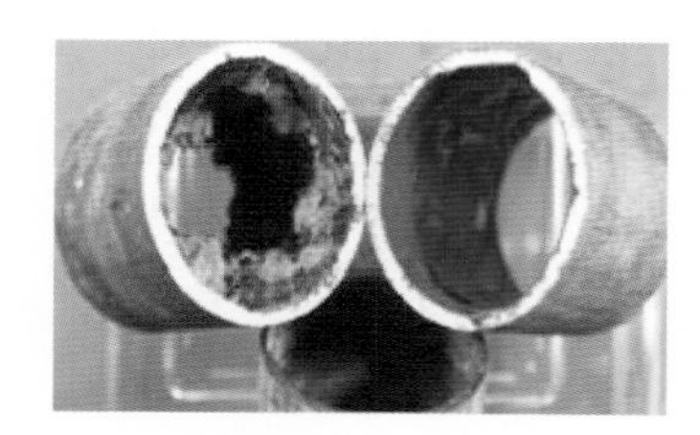

심장에서 말초기관으로 혈액을 나르는 주요 혈관인 대동맥과 주요 분지들은 '탄력성 동맥' 이라고도 한다. 탄력성 동맥은 직경이 크고 동맥벽도 두꺼우며 탄력성도 좋다. 그 이후의 동맥은 '근육성 동맥' 이라고 한다. 신체 기관으로 혈액을 운반하며 직경은 0.3~1cm의 범위에 있다. 근육성 동맥의 경우 중막이 가장 두꺼우며, 각 층 사이에 내측과 외측 탄력판이 구분되며 혈관 수축 시에 더 많이 작용한다.

혈관의 노화, 어릴 때부터 시작된다

동맥의 단면 구조는 크게 세 가지로 나뉜다. 혈관의 가장 안쪽 층인 '내막' 과 대부분 평활근 세포와 탄력섬유로 이뤄진 '중막' , 혈관벽을 이루고 있는 가장 바깥층으로 교원섬유로 이뤄진 '외막' 등이다.

혈관 가장 안쪽의 내막은 혈류 속에 존재하는 각종 콜레스테롤과 산화 작용 및 압력에 노출되어 죽상동맥경화증이 발생하는 부위다. 내막의 손상에 의한 질병은 대부분 어른이 된 뒤에 나타나지만 실제로는 어릴 때부터 시작되는 것으로 알려져 있다.

즉 죽상동맥경화증은 어린 시절부터 진행된다는 것이다. 죽상동맥경화증의 위험을 높이는 원인으로는 비만, 고혈압, 이상지질혈증, 심혈관 질환의 가족력, 흡연 노출, 가족성 고콜레스테롤 혈증, 제1형 당뇨병,

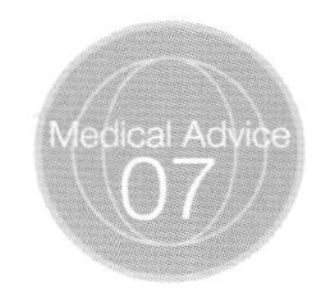

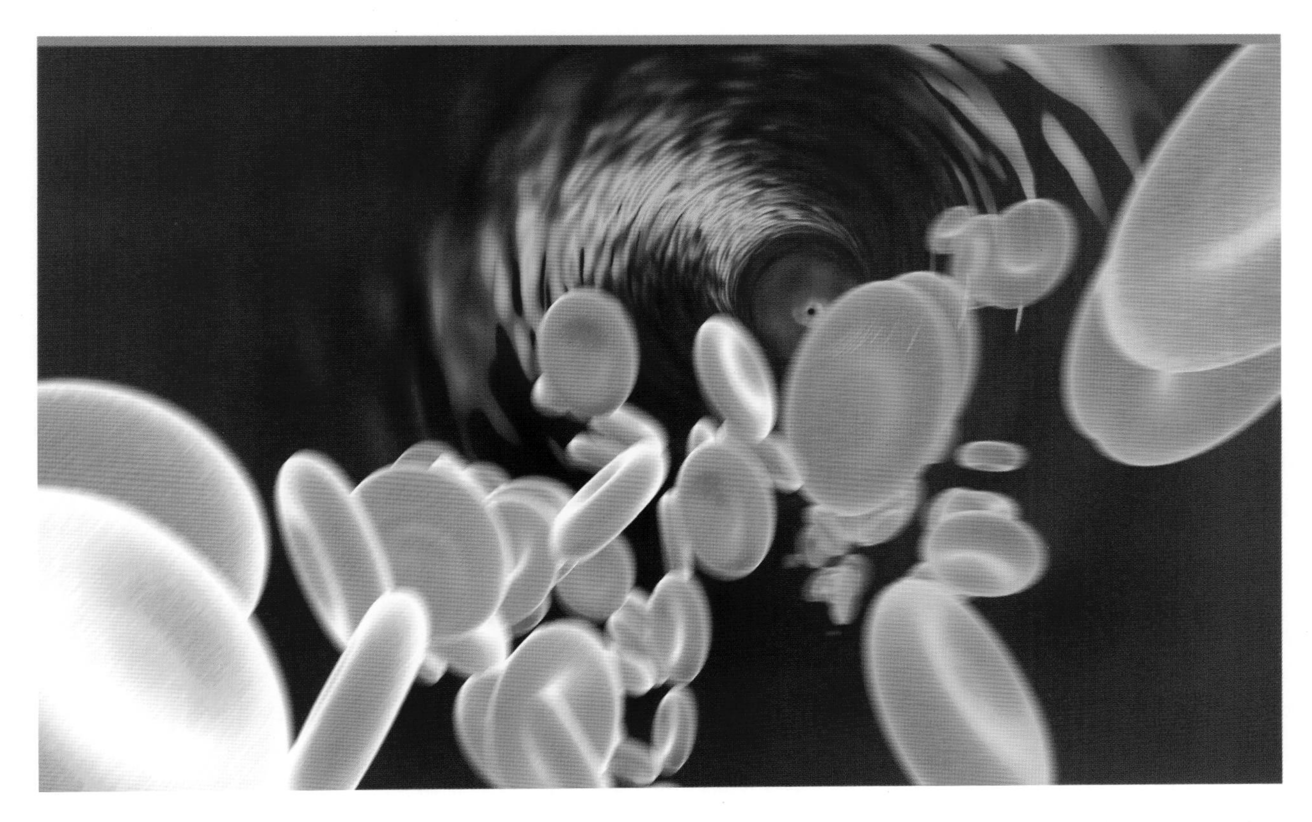

만성 신장 질환, 관상동맥류를 동반한 가와사키병, 심장이식 등이다.

이런 위험 요인에 스트레스 등이 혈관 내벽을 공격해 손상을 입히면 건강한 파이프(혈관)는 점차 그 기능과 구조를 잃어버리고 녹슨 파이프로 바뀐다.

이와 같이 혈관 내벽이 손상을 입고 이물질이 달라붙어 혈관이 딱딱해지고 탄력을 잃으면, 피가 흐를 수 있는 공간은 좁아져 혈액 공급에 지장이 생긴다. 그러면 이를 보상하기 위해 혈압은 더 상승하고 혈관 노화는 가속화되는 악순환에 빠진다.

이러한 과정에서 가장 쉽게 손상되는 혈관이 뇌혈관이다. 마치 겨울 추위에 동파(凍破)되는 파이프처럼 터지면 뇌출혈이 일어난다. 또 심장에 혈액을 공급하는 관상동맥이 좁아지거나 막히면 협심증이나 심근경색증이 발생한다.

혈관의 노화가 어릴 때부터 시작된다는 사실은 많은 점을 시사한다. 즉 혈관 노화는 오랜 시간에 걸쳐 나쁜 생활 습관과 위험 인자들에 의해 서서히 진행되므로 일단 문제가 된 뒤에는 단기간의 노력만으로 이를 되돌리기가 어렵다는 것이다. 결국 혈관을 건강하게 유지하려면 평생에 걸쳐 지속적이고 끊이지 않는 노력과 관심을 기울여야 한다.

무심코 피워 무는 한 개비의 담배가 혈관을 얼마나 망가뜨리는지 알아야 한다. 흡연이 내 혈관뿐 아니라 가족과 주위 사람들의 혈관에도 치명적인 영향을 준다는 사실을 명심하자.

혈관 질환의 근본 원인은 동맥경화증

혈관이 좁아지고, 막히고, 터지는 이유는?

우리 몸이 정상적인 활동을 하기 위해 혈관의 건강만큼 중요한 것은 없다. 점점 증가하는 심혈관 질환이나 뇌혈관 질환의 근본 원인은 동맥경화증이다. 혈관이 좁아지고 막히는 이유는 무엇일까?

안정천(고려대학교 안산병원 심혈관센터 교수)

뇌혈관 질환, 한국인 사망 원인 중 으뜸

우리 몸이 정상적인 생체 활동을 유지하는 데 혈관의 중요성은 아무리 강조해도 지나치지 않다. 특히 최근 들어 죽상동맥경화증으로 생길 수 있는 협심증이나 급성심근경색증 같은 허혈성 심혈관 질환, 뇌혈관 질환 그리고 말초동맥 질환은 증가 추세다. 이는 우리나라뿐 아니라 전 세계적으로 나타나는 현상이다.

우리나라의 허혈성 심혈관 질환에 의한 사망률은 계속 증가하고 있다. 2000년 허혈성 심혈관 질환에 의한 남성 사망률은 인구 10만 명당 13.9명, 여성은 10.7명이었다. 이는 1984년 사망률과 비교하면 각각 4~5배 증가한 것이다.

뇌혈관 질환은 한국인의 사망 원인 중 단일 질환으로는 가장 많다. 2001년 사망 신고 자료에 따르면 뇌혈관으로 인한 사망자는 3만5000여 명으로 전체 사망자의 15% 정도를 차지한다.

이러한 혈관 질환들 중 심근경색증, 뇌경색 등은 혈관이 막혀 발생하고 계단을 오르거나 운동할 때 주로 통증이 발생하는 협심증이나 말초동맥 질환은 혈관이 좁아져서 생긴다. 반면 외상 없이 발생하는 뇌출혈, 대동맥 파열 등은 혈관이 터져서 발생한다.

혈관이 좁아지든 혹은 확장되어 파열되든 간에 원인이 명확하지 않은 혈관염이나 혈관의 선천적인 결함으로 발생하는 소수의 혈관 질환을 제외하고는 위에서 언급한 거의 모든 혈관 질환의 근본 원인은 동맥경화증이다.

높은 치사율과 심각한 후유증 남기는 심혈관 질환

이러한 동맥경화증의 일반적인 특징을 살펴보면 대동맥이나 경동맥과 같은 큰 동맥은 물론이고 심장 근육에 혈류를 공급하는 관상동맥, 상하지의 동맥, 뇌혈관과 같은 중간 크기의 혈관에 흔히 발생한다.

발생 시기는 일반인이 흔히 생각하는 40~50대가 아니라 인종이나 개인에 따라 차이가 있지만 대개 10대에서부터 나타나기 시작, 나이가 들면서 점차 만성적인 동맥경화증으로 진행해 심혈관 또는 뇌혈관 질환 등의 증세를 갑자기 나타내는 행태를 보인다.

또 다른 특징은 동맥경화증이 혈관의 내경을 좁히기도 하지만 일부 혈관은 동맥경화증이 있는데도 거꾸로 넓어지는 현상을 관찰할 수 있다는 점. 예를 들면 같은 사람인데도 관상동맥은 좁아지는 반면, 대동맥은 확장되는 현상을 볼 수 있다. 또 같은 혈관의 동일 부위

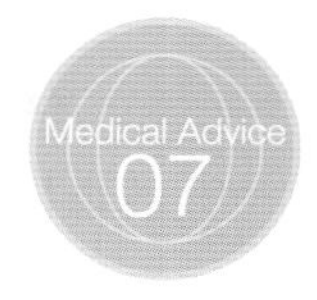

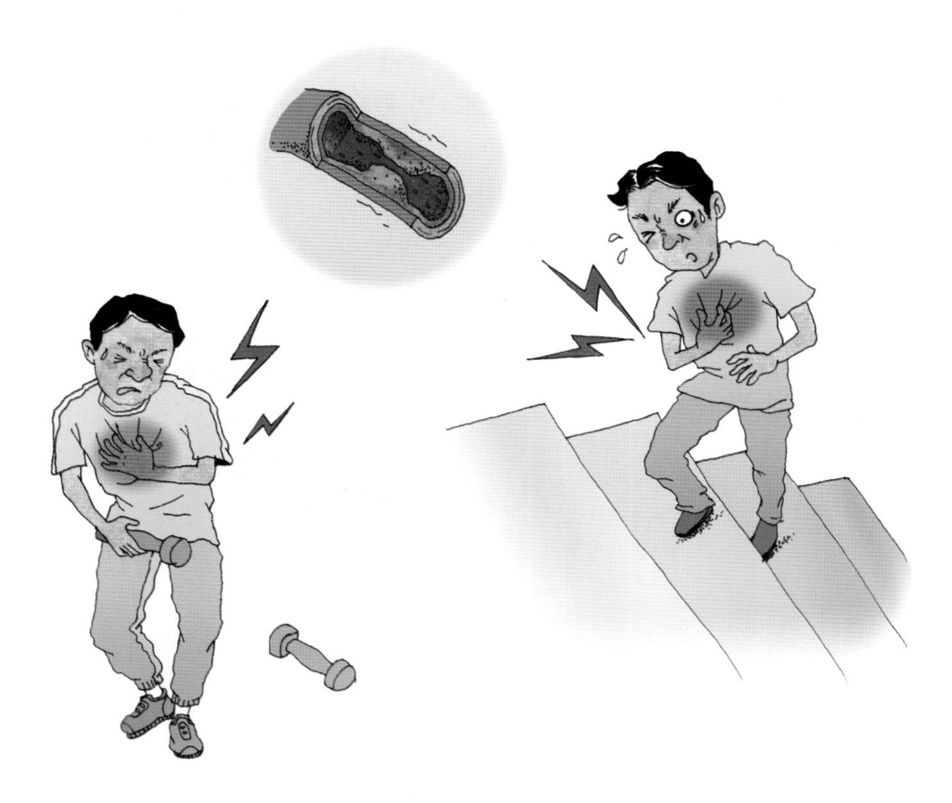

에서도 동맥경화증이 있는 부위의 혈관이 좁아지기 전에 먼저 혈관이 넓어지는 현상이 관찰되기도 한다.
이처럼 동맥경화증으로 인해 혈관이 부분적으로 넓어지는 현상은 자칫 이로운 것이 아닌가 하는 오해를 부를 수 있다. 하지만 혈관 내에는 항상 역동적인 혈류가 존재하며 혈관 벽이 받는 스트레스는 혈관 내경의 크기에 비례하고, 동맥경화증은 혈관 벽을 약하게 만들기 때문에 동맥경화증으로 인한 혈관의 비정상적인 확장은 동맥 파열의 위험성을 내포하고 있다.
실제로 동맥경화증으로 인한 상행 대동맥이나 복부 대동맥 확장은 치명적인 대동맥 파열의 원인이 되기도 한다.
결국 임상에서 관찰되는 다양한 혈관 증상들, 즉 혈관이 좁아지거나 막히거나 터지는 등의 문제는 거의 대부분이 동맥경화증에 의해 생기는 것으로 볼 수 있다. 일부 경우만 자가 면역 질환에 의해 발생하는 혈관염이나 선천적인 질환에 의한 혈관 이상으로 발생한다.
동맥경화증에 의해 발생하는 심혈관 질환은 치사율이 높을 뿐 아니라 생존하더라도 심각한 후유증을 남기는 경우가 많아 정신적 · 신체적 고통을 초래한다. 혈관의 건강을 위한 철저한 예방 관리의 중요성은 말할 나위 없다.

고혈압, 당뇨병, 비만, 흡연 등이 동맥경화증 유발한다

만병의 근원, 동맥경화증의 원인과 진행

혈관 질환의 근본 원인인 동맥경화증. 동맥경화증은 나이가 들면 누구에게나 생기지만 흡연자, 콜레스테롤 수치가 높은 사람, 고혈압 · 당뇨병 환자는 훨씬 빠르고 심하게 온다. 동맥경화증을 예방하고 최대한 늦추도록 노력해보자.

최철웅(고려대학교 구로병원 심혈관센터 교수)

동맥경화증의 진행

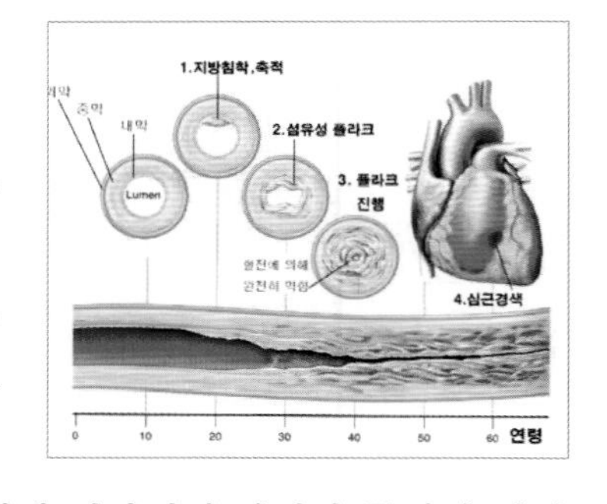

동맥경화증은 동맥벽에 지방분이 침착되어 딱딱해지고 점점 동맥 내부 직경이 좁아져 혈류 장애를 초래하는 질환이다. 동맥경화증은 빠르면 20대에 시작되어 나이가 들면서 점점 진행된다.

동맥경화는 크게 세 단계 과정을 거쳐 진행된다. 처음에는 지방질이 대동맥이나 중동맥의 관벽에 침착, 축적되는 단계다. 다음 단계는 플라크 형성 단계. 즉 지방질이 혈액과 직접 접촉하게 될 때 혈액을 응고시키므로 인체는 자기 보호 작용을 발동하는데, 동맥벽은 달라붙은 지방에 혈액이 또다시 달라붙는 치명적인 작용을 차단하고자 섬유성 덮개로 지방 플라크를 덮게 된다. 다음 단계는 형성된 플라크에 궤양이 발생하고, 노출된 지방과 궤양 부위에 혈액응고 세포인 혈소판이 연쇄적으로 결합하는 것인데, 이렇게 되면 혈전에 의해 동맥벽이 완전히 차단, 혈액의 흐름이 끊어진다.

동맥경화증에 의한 대표적인 질환

이러한 변화는 온몸 동맥 어디에나 생길 수 있다. 심장에 혈액을 공급해주는 관상동맥에 동맥경화증이 생기면 가슴에 심한 통증이 발생하는 협심증이 생기기도 하고, 심근경색증이 발병하면 심장마비를 일으켜 목숨을 위협할 수 있다.

뇌혈관에 동맥경화증이 생기면 뇌경색증이 발병해 신체의 일부가 마비되기도 하며, 상지나 하지로 가는 동맥이 막히면 발이나 손끝부터 괴사가 일어나 상지나 하지를 절단해야 하는 심한 경우도 있다.

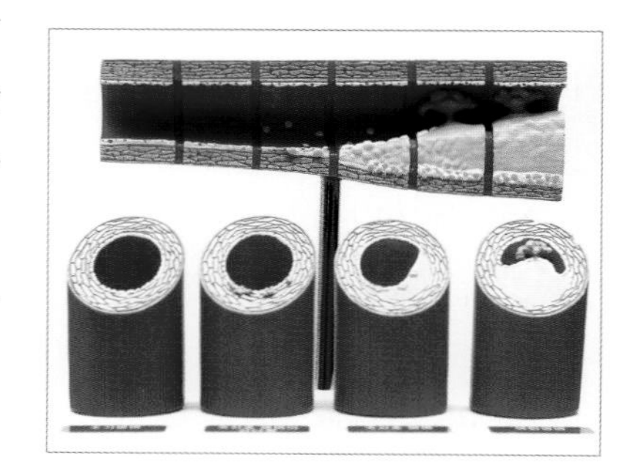

신장으로 가는 혈관이 막히면 신장에 혈액이 공급되지 않아 고혈압이 되는 신혈관성 고혈압이라는 병이 생기기도 하며, 심하면 신장 기능이 완전히 소실되기도 한다.

동맥경화증의 원인

동맥경화증은 나이가 들면 누구나 생긴다. 문제는 나

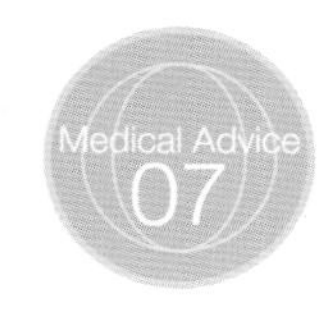

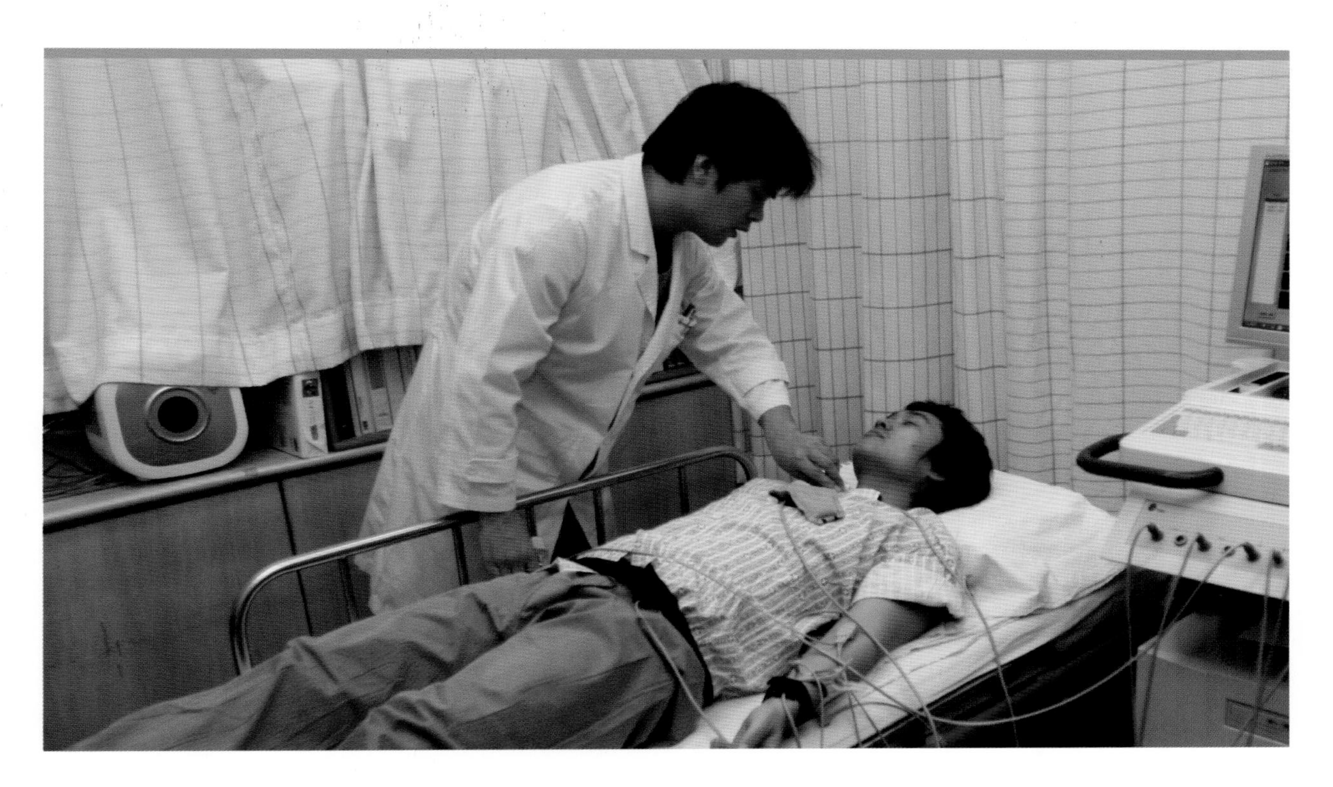

이보다 더 빨리 진행되는 것이다. 담배를 피우거나 혈중 콜레스테롤 수치가 높은 사람, 고혈압이나 당뇨병이 있는 사람 등이다. 비만이나 흡연, 이상지질혈증, 당뇨병이나 고혈압을 예방하면 동맥경화증의 진행을 예방하거나 최대한 늦출 수 있다.

① 비만증

비만한 사람들은 체중을 줄여야 한다. 운동만으로는 체중 감량에 성공하기 어려우므로 식이요법도 병행해야 한다. 식이요법은 무조건 굶는다고 되는 것도 아니며, 현재 시판되고 있는 다이어트 식품이나 요법은 신빙성이 없으므로 반드시 의사와 의논해서 시행하는 것이 좋다.

꼭 필요한 영양소와 열량은 섭취해야 하는데 우리의 건강을 유지할 수 있는 최소 요구 열량은 체격과 나이에 따라 다르다. 또 무조건 육식이 좋지 않다고 피하는 사람도 많은데, 균형 있는 영양 섭취가 중요하다.

영양소의 배분은 탄수화물 60%, 단백질 20%, 지방 20%로 하는 것이 바람직하다. 식물성 단백질이 좋다고 하나 적당량의 육류도 섭취해야 하며, 특히 성장 중이거나 활동이 왕성한 청소년들은 단백질을 충분히 섭취해야 한다.

② 흡연

담배는 동맥경화증 예방을 위해서라도 꼭 끊어야 한다. 담배를 피우면 심장병 발생률이 높아진다. 동맥경화증이 있는 흡연자가 담배를 끊으면 증상이 좋아지는 경우가 많다.

③ 이상지질혈증

혈중 콜레스테롤을 낮추면 동맥경화증을 예방할 수 있다. 체중을 조절하고 동물성 지방의 섭취를 줄이고 규칙적인 운동을 하면 혈중 콜레스테롤을 낮출 수 있다. 이 방법으로도 혈중 콜레스테롤이 떨어지지 않으면 의사의 처방을 받아 약물을 복용해야 한다.

④ 고혈압, 당뇨병

고혈압의 경우 가벼운 고혈압은 음식을 짜지 않게 먹는 저염식과 체중 조절, 규칙적인 운동만 해도 호전되는 경우가 많다. 약물 치료가 필요한 경우는 의사의 지시에 따라 꾸준히 복용하는 것이 중요하다.

당뇨병도 동맥경화증 발생에서 매우 중요하다. 무서운 당뇨병 합병증은 혈관 장애에 의해 발생하는 경우가 많다. 즉 눈의 망막 질환, 백내장, 당뇨병성 신장병, 손발의 괴사성 질환, 심장병 등은 동맥경화증을 비롯한 혈관 질환에 의해 발생한다. 당뇨병을 잘 관리하면 이런 합병증을 상당 부분 예방할 수 있다. 중요한 것은 당뇨병은 꼭 의사의 지시에 따라 치료해야 한다는 것이다. 이상지질혈증, 고혈압, 당뇨병은 초기에는 본인이 느끼는 증상이 전혀 없을 수도 있으므로 중년 이후에는 1년에 한 번씩 규칙적으로 병원에서 검사를 받도록 한다. 병이 확인되면 느끼는 증상이 전혀 없더라도 의사의 지시대로 꼭 치료를 받아야 한다.

Health Tip

감기약 복용으로도 급사할 수 있다 최종일(고려대학교 안암병원 심혈관센터 교수)

브루가다증후군(Brugada syndrome)과 QT연장증후군(long QT syndrome)도 돌연사를 일으킬 수 있다. 브루가다증후군은 남성이 여성보다 8~10배 더 흔하고 아무런 증상없이 급사하는 경우가 많다. 돌연사의 가족력이 있는 사람으로 심전도상 특징적인 이상 소견이 관찰되면 조기 발견해 적극 대처할 필요가 있다.

QT연장증후군은 건강 검진에서 흔히 시행하는 심전도 검사만으로도 의심해볼 수 있는 질환이다. 후천적으로는 심근증이나 심근 허혈 같은 심장질환, 저칼륨혈증 같은 전해질 이상, 그리고 약제 등에 의해 발생할 수 있다.

흔히 복용하는 항생제, 항히스타민제 및 항부정맥제 등이 흔한 원인이므로 이들 약제를 복용할 때 주의를 요한다. 특히, 심전도상 QT 간격이 늘어나 있는 환자들은 이들 약제를 복용할 때는 주기적인 심전도 검사를 시행하여야 한다.

선천적인 QT연장증후군은 유전자 이상으로 생기는 드문 병으로 심전도상 QT 간격이 많이 늘어나 있는 경우에 의심해볼 수 있다. 브루가다증후군과 선천성 QT연장증후군 환자들에게 베타 차단제 등의 약물은 돌연사 예방에 도움이 되나 실신 증상 또는 가족력이 있거나 전기 생리학 검사에서 심실빈맥 또는 세동이 유발된 경우엔 이식형 제세동기 삽입을 고려해야 한다.

심전도상 조기흥분증후군이 있거나 WPW증후군 환자에서는 심방세동 등의 빈맥이 동반된 경우에도 드물지만 돌연사의 위험성이 있으므로 돌연사 예방을 위해 전극 도자 절제술을 시행하기도 한다.

콜레스테롤 침착으로 인한 혈관의 염증 질환

동맥경화증의 발생 기전

최근 동맥경화증의 발생 기전에 대한 이론이 바뀌고 있다. 혈관 내 콜레스테롤이 쌓이는 질환이라기보다 콜레스테롤이 침착되어 발생하는 혈관 내 염증 질환으로 보는 견해가 우세한 것. 동맥경화증과 염증의 관계에 대해 살펴보자.

서홍석(고려대학교 구로병원 심혈관센터 교수)

고혈압, 흡연, 당뇨병, 복부 비만 등이 위험 요소

나라가 발전하고 경제적으로 윤택해지면서 인간의 질병도 변한다. 즉 병도 후진국형과 선진국형이 있는데, 우리나라도 예외가 아니다.

경제적으로 선진국 대열에 합류한 이후 우리나라에서는 심혈관 질환의 유병률이 지속적으로 증가하고 있다. IMF 위기와 같은 사회적 스트레스가 심할 때는 젊은 사람들이 갑자기 쓰러지거나 돌연사가 증가하는 현상이 나타나기도 한다.

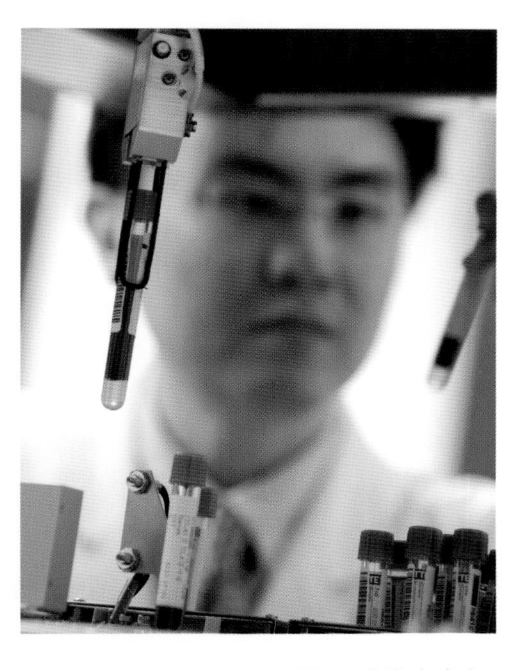

심혈관 질환의 원인이 생활 습관과 밀접하기 때문이다. 즉 흡연, 식생활 변화, 스트레스, 운동, 비만 등이 직접 또는 간접으로 관여되어 있다.

이러한 심혈관 질환의 바탕이 되는 질환인 죽상동맥경화증은 아직도 정확한 원인이 알려져 있지 않다. 그러나 죽상동맥경화증의 발생과 밀접한 관계가 있는 위험 인자는 많이 알려져 있다. 고혈압, 흡연, 이상지질혈증, 당뇨병, 인슐린 저항성 및 복부 비만, 운동 부족 등이 해당된다.

또한 일단 발병된 죽상동맥경화증은 치료가 매우 어렵기 때문에 병이 생기기 전에 위험 인자를 피해 동맥경화증을 예방하는 것이 궁극적으로 가장 쉬우면서 효과적이다.

죽상동맥경화증은 '혈관의 내막이 두꺼워지는병' 으로 알려져 있다. 즉 혈관 내막에만 병이 국한되는 것으로 알고 있는 사람들이 대부분이다. 많은 의사들도 마찬가지다.

그러나 죽상동맥경화증은 혈관 내막에만 변화가 국한되는 것은 아니다. 우선 혈관의 가장 내측에 있는 혈관 내피세포의 이상이 초래된다. 또 내막의 경우 죽 모양의 콜레스테롤 덩어리와 주위의 섬유화 덮개가 형성되어 혈관이 굳어지며, 중막의 근육세포는 파괴돼 얇아진다. 외막의 경우는 염증세포의 침윤으로 혈관에 많은 변화가 초래돼 궁극적으로 혈관을 좁아지게 하는 데 한몫 한다.
병리학적 관점에서 볼 때 중요한 것은 죽상동맥경화증의 원인이나 위험 인자가 무엇이든 결국 조직학적으로 거의 같은 병리 소견을 나타낸다는 것이다.
혈역학적으로는 어느 경우든 혈관의 내경이 차차 줄어들거나 병에 의해 약해진 부분이 파열되거나 침식돼 혈관 내에 갑자기 혈전이 형성되면서 혈관이 막히거나 급격히 좁아지는 것이 특징이다.
임상적으로도 독특한 특성을 보인다. 병이 상당히 진행될 때까지 본인이 병에 걸렸는지도 모른다. 그러다 어느 순간 갑자기 가슴이 아프거나 또는 다른 증상이 나타난다. 즉 생명에 위태로운 경우라도 아무런 경고 없이 건강한 것처럼 지내고 있다는 것이 동맥경화증의 가장 큰 함정이다.

죽상동맥경화증의 두 가지 원인론

죽상동맥경화증의 정확한 원인은 아직 모른다. 현재 가장 널리 받아들여지고 있는 죽상동맥경화증의 원인론은 러셀 로스가 제기한 '손상에 대한 반응' 설과 피터 레비 등의 '염증' 설이다.
이상지질혈증과 고호모시스테인증, 고혈압, 바이러스나 세균 등에 의한 직접적인 혈관 감염이나 방사선 조사, 면역학적 손상 등에 의해 혈관 내피세포가 손상된다. 이에 따라 더 많은 양의 혈중 콜레스테롤이 혈관 내막으로 침투하며, 일단 내막의 콜레스테롤은 주위의 세포외기질과 친화력이 강해 쉽게 혈액으로 다시 나가지 못하게 돼 산화가 시작된다.
초기 산화 물질(MM-LDL)은 강력한 염증 야기 물질로 주위 혈관벽 세포들이 각종 사이토카인과 염증 유도 물질을 생성하게 자극해 결국 염증 세포인 단핵구와 T-임파구가 침윤된다. 혈액 내 단핵구가 혈관 벽 안으로 이동하면 거식 세포로 변환되고, 그곳의 변화된 콜레스테롤을 수용체(SR-B1등)를 통해 세포 안으로 흡수한 뒤 결국 거품 세포로 전환돼 혈관 내 축적됐던 콜레스테롤을 혈액 속으로 방출한다.
하지만 이런 방어 시스템은 어느 정도까지만 작동한다. 혈관 손상이 계속돼 콜레스테롤이 혈관 안으로 유입되는 정도가 방어 시스템을 압도할 정도가 되면 콜레스테롤이 가득 찬 거품 세포의 층이 혈관 내막 세포 안으로 광범위하게 퍼진다. 이를 병리학적으로는 초기 동맥경화증의 전형적인 형태인 '지방선(Fatty Streak)' 이라고 하며, 세포 안에 콜레스테롤이 많이 함유돼 있는 것이 특징이다.
이 상태가 계속되면 MM-LDL은 보다 심하게 산화된 '산화 · 저밀도 지단백'을 형성한다. 산화 · 저밀도 지단백은 MM-LDL과는 달리 염증성은 매우 약하나, 세포 독성이 강해 산화 · 저밀도 지단백을 다량 함유하고 있는 거품 세포가 자살을 일으켜 세포 외 간질에 콜레스테롤 축적이 일어나기 시작한다.
이러한 세포 외 간질 내 콜레스테롤은 쉽게 합쳐져 무세포성 지방핵을 형성하며, 그와 동시에 혈관 중막의 근육세포가 내막의 무세포성 지방핵의 안쪽으로 이

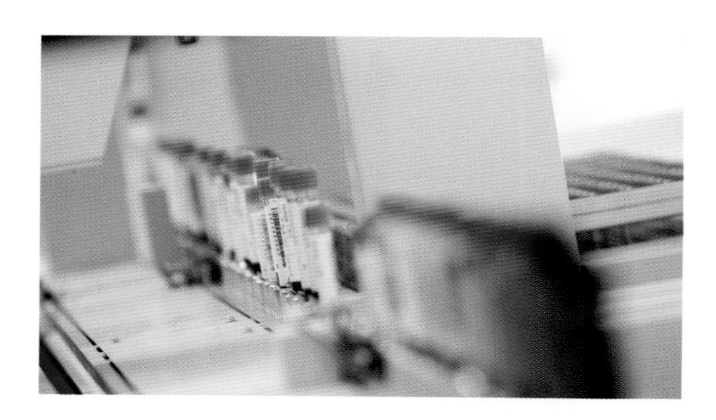

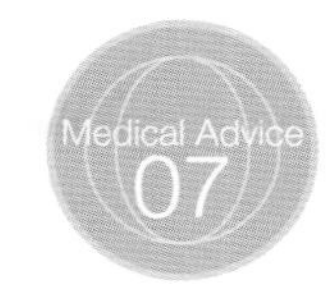

동, 증식하여 많은 양의 섬유화 조직을 형성해 무세포성 지방핵을 감싸는 덮개를 형성한다. 즉 죽상반을 형성하는 것이다. 또한 혈관 외막을 통해 '페리사이트' 등이 이동 증식해 칼슘 침착이 일어나기도 한다.

이 과정이 상당히 진행되도 혈관의 재구도 현상 때문에 혈관벽은 변하지만 내경은 거의 변화 없이 유지된다. 이 때문에 거의 모든 환자들에게서 아무런 증상을 느끼지 못한다. 미국의 연구 결과에 따르면 아무 증상이 없어도 10대의 17%, 50대에서는 80% 이상이 동맥경화증 병변이 실제로 있는 것이 확인됐다.

관상동맥 조영술에서 정상을 보인 경우라도 혈관 초음파를 해보면 죽상반이 있는 비율이 30~45%에 이른다. 죽상동맥경화증이란 질병은 죽상반의 파열이나 침식 등의 특별한 병태 생리의 변화가 일어나지 않는다면 무척 안전한 양성 질환임을 반증한다.

콜레스테롤 침착으로 인한 혈관의 염증 질환

죽상동맥경화증의 진행에는 또 다른 특징이 있다. 즉 질환이 진행돼 죽상반이 혈관 내경의 40%를 차지할 때까지는 혈관이 바깥으로 커지지만, 그 후에는 혈관 내경이 갑자기 좁아진다는 것이다.

일단 혈관 내경이 정상보다 75%까지 좁아지면 임상적으로 안정형 협심증 증상이 나타나기 시작하며, 80~85% 이상 좁아지면 불안정 협심증으로 진행된다. 그러나 이러한 방식으로 협심증이 진행되는 경우는 매우 경과가 느리기 때문에 임상적으로는 극히 일부분의 환자들만 문제가 된다.

더욱 심각한 것은 갑작스러운 혈관 막힘 현상이다. 대부분의 불안정 협심증이나 심근경색증 환자들은 비교적 가벼운 혈관 협착 병변을 갖고 있다. 하지만 어느 순간 죽상반이 파열되면서 갑자기 혈관 속에서 혈전이 형성돼 혈류를 차단하거나 감소시킨다.

죽상반의 파열은 매우 복잡한 과정을 거쳐 이뤄진다. 스타틴 등의 약제를 투여하면 죽상반의 파열을 예방한다. 하지만 동맥경화증 환자의 5분의 1은 혈관벽 죽상반 파열이 관찰되지 않는데도 혈관 내 혈전이 형성되는 죽상반 침식 형태가 관찰된다.

여기서 중요한 점은 섬유성 덮개의 역할이다. 섬유성 덮개는 혈관을 딱딱하게 하는 치명적인 결과를 초래하지만, 해석을 달리하면 생명 유지에 가장 필요한 요소라 할 수 있다.

실제로 상당수의 불안정 협심증이나 급성심근경색증은 이 섬유성 덮개가 얇아져 파열되고 이로 인해 갑자기 혈관 내강에 형성된 혈전이 문제를 일으킨 것이다. 섬유성 덮개에 염증 세포의 침윤이 증가하면 파열되는 것으로, 이는 죽상 동맥경화증의 염증성을 뒷받침하는 좋은 증거가 된다.

이 때문에 고위험군에서 혈중 염증수치(CRP) 등이 오른 것이 확인되면 급성 관상동맥 증후군의 발생이 임박했음을 시사하는 것으로 해석할 수 있다. 치료적 측면에서 보면 혈중 콜레스테롤을 낮추는 약제를 투여하면 죽상동맥경화증을 안정시키는 것은 물론 염증 반응도 줄인다.

현대의 많은 난치 · 불치병들이 만성 염증과 관련이 있는 것으로 밝혀지고 있다. 이들 질환의 근본적인 치료와 예방을 위해 많은 연구가 이뤄지고 있다. 최근에는 죽상동맥경화증이 단순한 혈관 내에 콜레스테롤이 많이 쌓이는 질환이라기보다는, 콜레스테롤 침착으로 발생하는 혈관의 염증 질환으로 보는 쪽으로 변하고 있다.

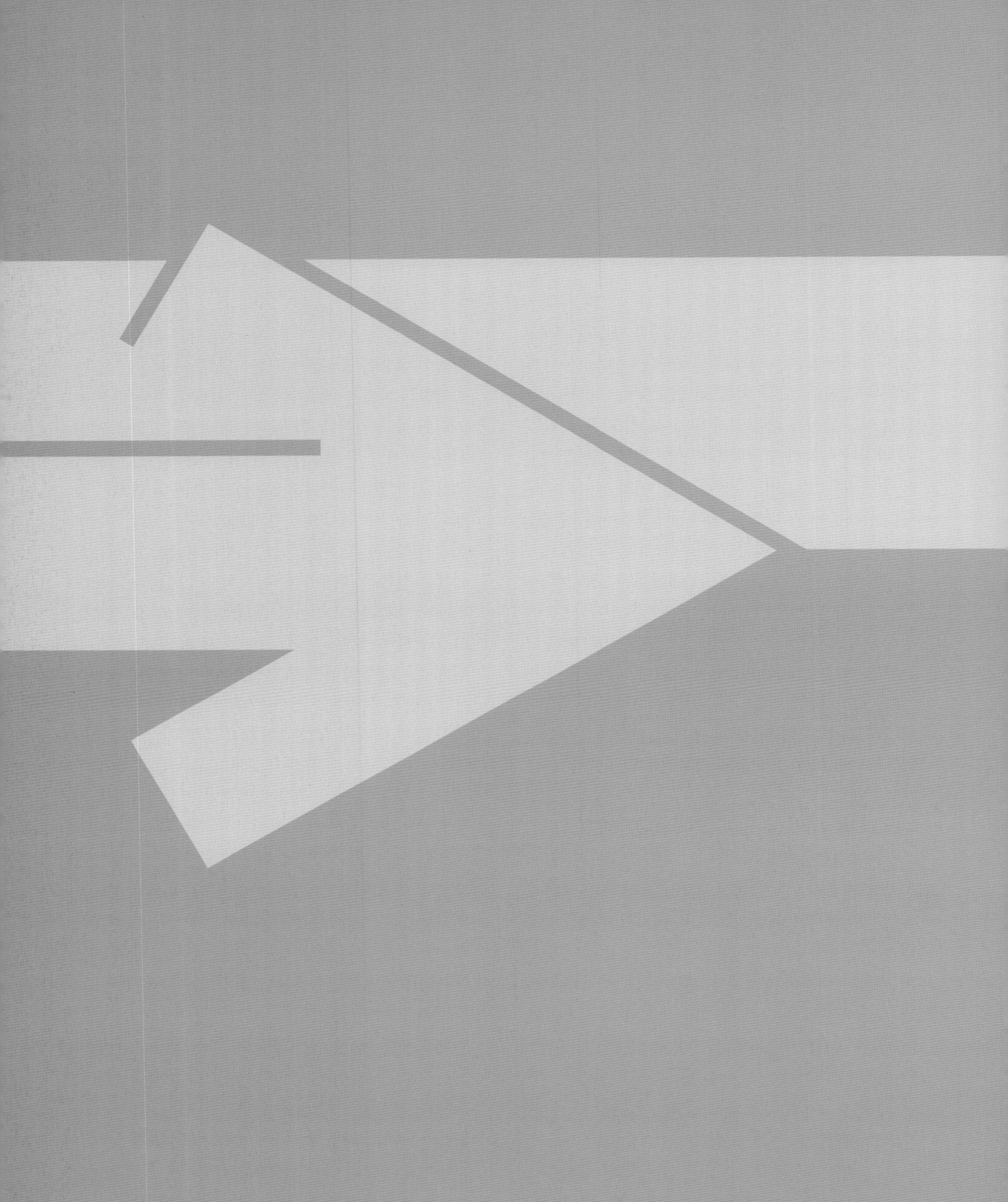

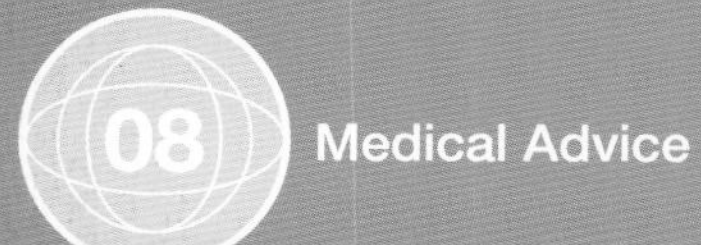
08
Medical Advice

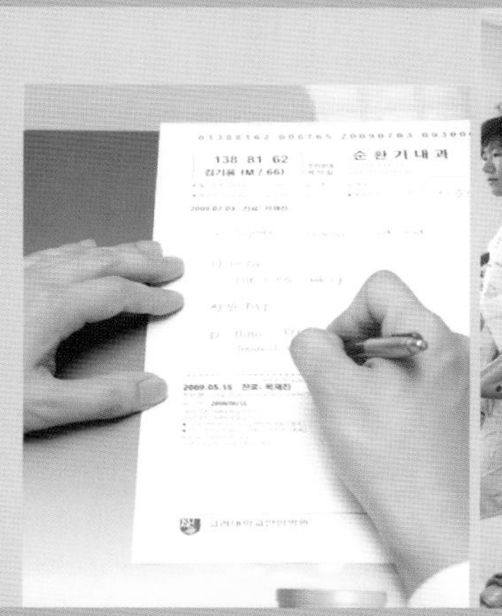

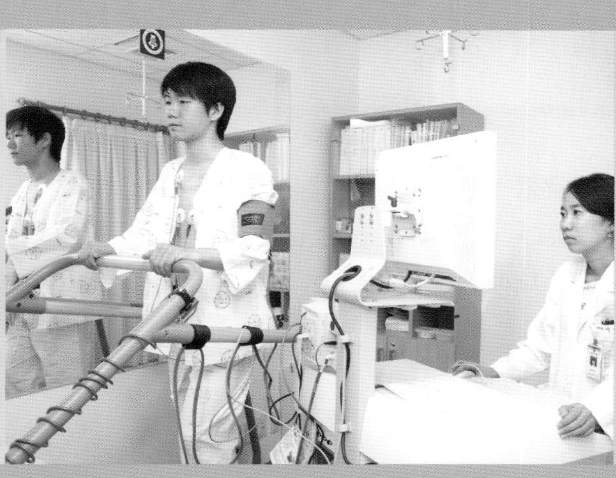

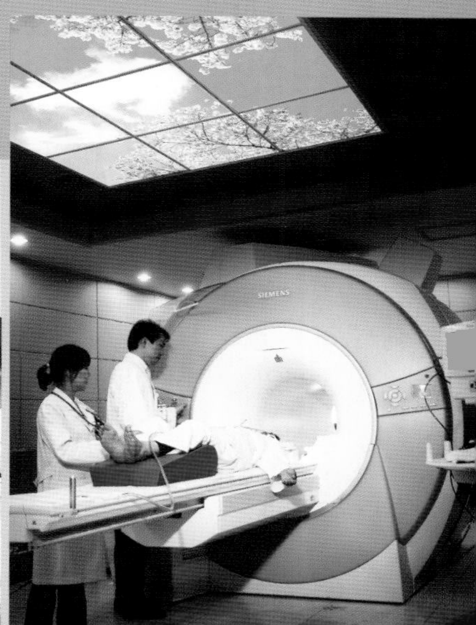

심혈관 질환을 진단하는 다양한 검사와 치료법

심장의 이상을 찾아라!

모든 질환은 치료를 위해 정확한 진단이 필요하다. 심혈관 질환도 마찬가지로 확진을 위해 진단 검사가 필수. 심전도, 운동 부하, 핵의학, 심장 초음파, 관상동맥 조영술 등 심혈관 질환의 진단을 위한 다양한 검사 방법을 소개한다.

1 순환기내과에서 하는 상황별 검사법

2 심혈관 질환의 핵심 검사, 관상동맥 조영술

3 아스피린부터 스타틴까지, 다양한 심장 질환 약물들

4 협심증 치료를 위한 약물

심전도와 운동 부하, 24시간 홀터, 핵의학, 심장 초음파 등

순환기내과에서 하는 상황별 검사법

심장 질환 환자에게 적절한 치료를 하기 위해서는 정확한 진단이 필수다. 환자의 병력 및 문진을 바탕으로 확진을 위해 진단 검사가 진행 되는데, 순환기내과에서 실시하는 심혈관 질환 검사들에 대해 알아보기로 한다.

박성미(고려대학교 안암병원 심혈관센터 교수)

흉통, 호흡곤란, 두근거림, 어지러움 등 심장혈관 질환을 의심할 수 있는 증상으로 병원을 찾은 사람들의 경우 개개인이 느끼는 증상이 다를 수 있다. 또 이런 증상들이 특정 질환에만 국한돼 나타나는 것이 아니므로 환자의 병력과 진찰 소견 등을 고려하여 필요한 검사를 한다. 대표적인 상황들에 따른 검사법을 소개한다.

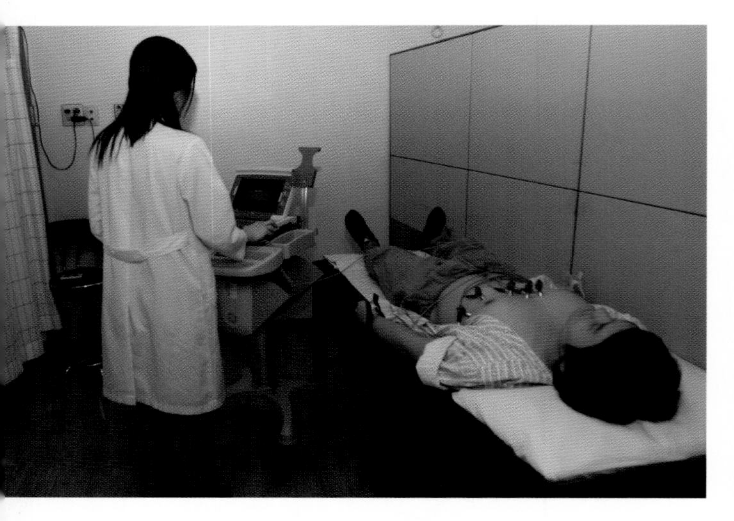

가슴이 아프고 흉통이 있다면?

① 심전도 검사

심장의 가장 중요한 기능은 펌프 작용을 통해 온몸에 혈액을 공급하는 것으로, 이 활동은 평생 쉼 없이 이

순환기내과에서 실시하는 비침습적인 검사들

▶가슴이 아프고 흉통이 있다면?
⇒심전도 검사, 운동 부하 심전도 검사

▶가슴이 두근거리고 어지럽다면?
⇒24시간 홀터 심전도 검사, 기립 경사도 검사(Tilting table test)

▶혈압의 변화가 심하고 병원에만 오면 혈압이 높다면?
⇒보행 혈압 모니터 검사

▶실시간 동영상 심초음파 이미지로 심장의 이상을 찾으려면?
⇒심장 초음파 검사(경흉부, 경식도, 스트레스 부하, 삼차원 심초음파 검사 등)

▶내 혈관의 동맥경화 정도는 알고 싶다면?
⇒경동맥 초음파 검사, 동맥 협착도와 경화도(ABI 와 PWV) 검사

▶그 외의 검사들
⇒핵의학 검사, 64MD CT, Cardiac MRI

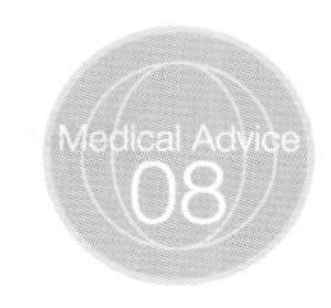

뤄진다. 이를 위해서 심장에는 뇌 등 다른 장기와 전혀 상관없이 작동하는 '발전소'가 있다. 이곳에서 생긴 전기 신호가 심장 근육에 고루 퍼져나가면서 심장 근육을 수축시킨다. 심장의 전기 신호가 어떻게 흐르는지를 몸 밖에서 체크하는 것이 심전도 검사로 심장에 대한 검사 중에서 가장 기본이 되는 검사다.

심전도 검사는 부정맥, 허혈성 심장 질환(협심증, 심근경색), 심방 및 심실 비대 등 심장의 구조적 변화 그리고 전기 생리학적인 변화 등을 알아내는 데에 중요한 역할을 한다.

그러나 폐질환에 의한 심장의 변화 등 심장의 일차적인 원인이 아닌 때에도 심전도 이상이 나타날 수 있다. 또 약물의 영향, 전해질 대사의 이상(칼륨, 칼슘 등)등으로 심전도의 변화가 생길 수 있다.

심전도 검사는 쉽게 시행할 수 있는 기본적인 검사이지만 심전도상의 경미한 이상이 모두 이상 소견으로 간주되는 것은 아니다. 반대로 정상 소견이라고 해서 심장에 이상이 없다는 것을 의미하지도 않는다. 따라서 병력 및 진찰 소견상 심장 질환이 강력히 의심되는 경우에는 더욱 정밀한 검사를 시행하게 된다.

② 운동 부하(답차) 심전도 검사

심장 근육에 혈액이 제대로 공급되지 않아 협심증이나 심근경색증이 생기면 전기 흐름에도 이상이 생긴다. 심장의 전기가 제대로 흐르는지를 보면 이를 알 수 있다. 하지만 상당수 협심증 환자, 특히 초기 협심증 환자들의 심전도는 정상으로 나타나곤 한다.

협심증은 운동할 때 흉통 등 증상을 나타낸다. 따라서 일부러 운동을 시켜서 심장 변화를 체크하는 것이 효과적인데, 이를 운동 부하 검사라고 한다. 러닝 머신 위에서 시간에 따라 속도의 변화를 두고 달리면서 심장에 부하를 증가시키며 동시에 심전도를 기록하고 혈압을 측정한다.

관상동맥 질환이 있을 때 허혈을 시사하는 심전도 변화나 흉통의 발생을 확인하여 협심증의 유무를 확인하는 데 매우 중요한 검사다. 그 결과에 따라 협심증의 유무뿐만 아니라 병의 심한 정도까지 간접적으로 측정할 수 있다.

관상동맥 질환 이외에도 운동 시 발생하는 부정맥이나 심장병 환자의 운동 능력과 심근경색증을 앓은 환자에게 적절한 운동의 강도를 판정하는 데도 많은 도움을 준다.

운동 부하 검사를 할 때의 운동량이 환자의 생존율과 비례한다고 알려져 있다. 즉 운동 부하 검사에서 심혈관에 허혈 증상이 있어도 운동을 많이 할 수 있으면 환자의 경과는 양호할 것으로 볼 수 있다. 반면 조

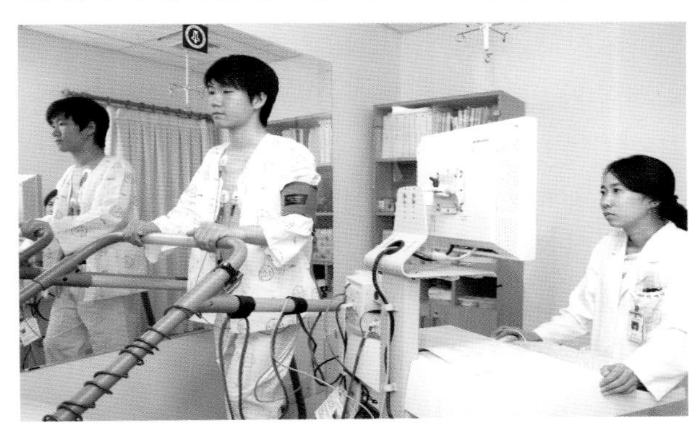

금만 뛰어도 가슴이 아파 운동을 중단해야 한다면 향후 환자의 상태는 그다지 좋지 않을 것으로 본다.

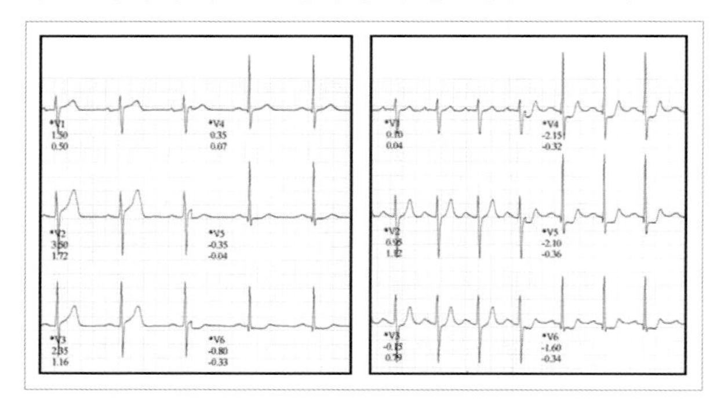

관상동맥 질환에 대한 운동 부하 검사의 예민도는 75%로 가끔 관상동맥 협착이 없는데도 양성으로 나오거나(특히 여성, 좌심 비대가 있는 경우) 반대인 경우가 있다. 특히 변이형 협심증 환자들은 관상동맥이 막히지 않은 상태에서 경련이 생기는 것이므로 운동 부하 검사는 음성으로 나오는 경우가 많으므로 확진을 위한 보다 정밀한 검사가 필요할 수 있다.

가슴이 두근거리고 어지럽다면?

① 24시간 홀터 심전도 검사

환자가 일상생활을 하면서 장시간 심전도를 기록하는 검사로 부정맥과 심근 허혈 진단에 널리 이용되고 있다. 대부분 부정맥은 짧은 기간 동안 발생 후 없어지는 수가 많고, 하루 중에 변동이 많아 장시간 심전도 검사의 필요성이 요구된다.

24시간 보행 심전도는 환자의 특정 증상과 부정맥 발생의 일치 여부 및 부정맥의 유무가 예후에 영향을 미치는 질환이 있을 때 부정맥의 유무를 확인하기 위해 시행한다. 특히 맥이 빠르거나, 느리거나, 어지럼증이나 가슴 두근거림, 흉통 등의 특별한 증상이 있을 때는 기계에 부착된 버튼을 누르고 이러한 증상을 일과표에 기록하게 된다.

홀터 검사는 안정형 협심증 진단에는 많이 사용되지 않으나 변이형 협심증이나 증상이 없는 심근 허혈증에는 유용하다. 또 24시간 동안 계속해 심장 맥박을 기록하기 때문에 협심증에 동반되는 부정맥 등의 진단에도 효과적이다.

② 기립 경사도 검사(Tilting table test)

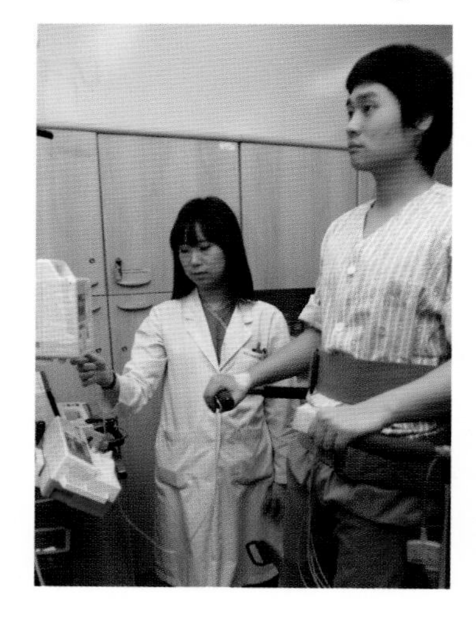

비교적 마른 체형의 젊은 여성들이 같은 자세로 오래 서 있거나 지하철 또는 버스를 타고 가다가 심한 어지럼을 느껴 실신해 응급실을 찾는 경우가 있다. 많은 원인 중 하나가 자율신경계의 비정상적인 반응에 의한 심장 신경성 실신이다.

경사대 검사는 실신이나 실신과 매우 가까운 증상의 원인이 자율신경계의 과도한 활동성에 의한 것인가의 여부를 판정하기 위한 것으로 자율신경계의 활동성이 과잉이 되면 저혈압이나 심박동수 저하 및 뇌혈류량의 감소로 인하여 실신을 일으킬 수 있다.

검사는 경사대에 누운 후에 경사대를 머리가 위로 향하게 서서히 올리면서 맥박과 혈압 및 증상을 보게 된다. 필요시 교감신경계를 항진시키는 약물을 정맥에 주입한 뒤 실신이 재연되면 양성 판정을 받게 된다.

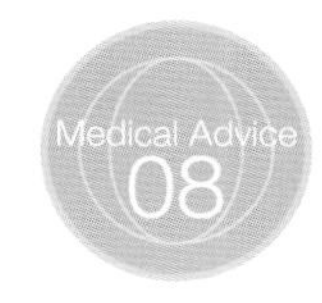

혈압 변화가 심하고 병원에만 오면 혈압이 높다면?

① 24시간 보행 혈압 검사

24시간 보행 혈압 검사는 하루 동안 일상생활을 하면서 혈압의 변화를 측정하는 방법이다. 병원에만 가면 혈압이 높아지는 사람이나 고혈압인지 확실치 않은 사람들의 혈압을 감시하는 데에 유용하다.

조그만 휴대용 혈압 측정 기계를 몸에 부착한 후 1~2일 동안 평소와 같이 생활하도록 권장한다. 일정한 간격으로 혈압 및 맥박수가 기록되며, 환자는 일기장에 일과표를 기록한다.

24시간 보행 혈압 검사가 권장되는 경우는 ▲한 번 방문에 수차례 측정 시 또는 여러 번 방문에서 혈압의 변동이 큰 환자 ▲심혈관계 위험 인자가 적으면서 백의성(白衣性) 고혈압이 의심되는 환자 ▲저혈압에 의한 증상이 의심되는 환자 ▲약물 치료에 저항을 보이는 고혈압 환자.

이 외에도 항고혈압제에 의한 저혈압 증상이나 자율신경계 기능 이상이 의심되는 경우 등에 유용하다. 즉 이 검사를 통하여 혈압이 하루 동안 어떻게 변하는지 알 수 있어 고혈압 환자의 진단 및 치료에 도움이 된다.

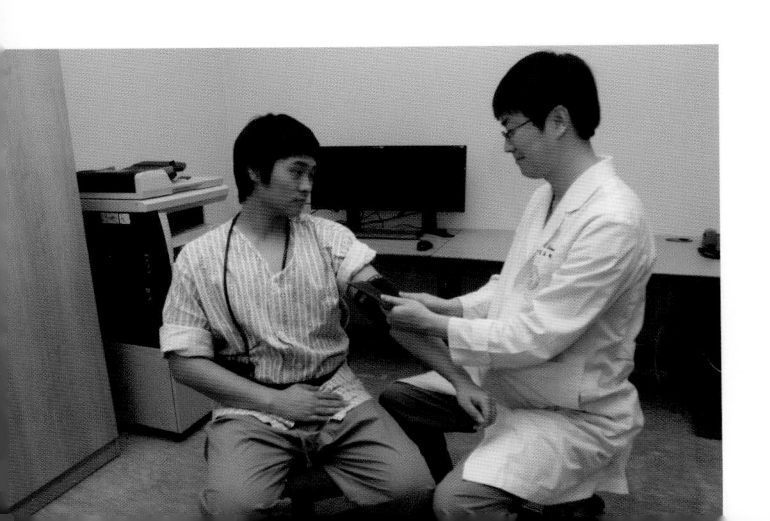

실시간 동영상 심초음파 이미지로 심장 이상을 찾으려면?

① 경흉부, 경식도, 스트레스 부하 심초음파 검사, 삼차원 심초음파 검사

심장은 한순간도 쉬지 않고 움직이는 장기이기 때문에 실시간 동영상으로 관찰할 수 있는 심장 초음파 검사는 심장 질환을 이해 · 진단하고 치료를 평가하며 예후를 예측하는 데 매우 중요하다.

심장 초음파 검사는 비관혈적이며 환자의 침상에서 바로 시행할 수 있는 편리성과 함께 중요한 정보를 많이 얻을 수 있기 때문에 심장 질환 환자들은 거의 대부분 받는다.

그러나 움직이는 심장을 실시간 동영상으로 검사하므로 관찰자나 검사자의 주관적인 관점을 배제할 수 없는 경우가 있다.

심장 초음파 검사의 종류는 대표적으로 경흉부, 경식도, 스트레스 부하 심초음파 검사, 삼차원 심초음파 검사 등이 있다. 환자의 상태나 질환의 특수성을 고려하여 가장 기본적인 검사가 되는 경흉부 심초음파 검사와 함께 추가적인 심초음파 검사를 더 시행할 수 있다.

② 경흉부 심초음파 검사

가장 기본이 되는 심초음파 검사로, 환자의 가슴에 젤리를 바른 뒤 그곳에 탐촉자를 대고 초음파 영상 및 도플러 검사를 이용하여 심장의 형태학적 또는 기능적 이상을 진단한다.

초음파를 이용하면 심장의 전체 모양이나 판막의 구조, 심장 근육의 두께 등을 측정할 수 있으며, 심장의 수축과 이완 그리고 판막의 개폐 상태를 실제 모습으

로 볼 수 있다.

이 검사를 통해 판막 질환, 심근경색증, 선천성 심질환, 여러 가지 심근증, 심낭 질환 등 심장병의 거의 대부분을 진단할 수 있으며, 병에 대한 정보를 많이 얻을 수 있다. 예를 들어 심근벽 각 부위의 운동이 잘 유지되고 있는가, 실제로 그 부위의 심근이 살아 있고 제 기능을 발휘하고 있는가를 평가하고, 혈류의 흐름, 판막의 이상 유무, 심장의 크기 및 심장 내 종양, 혈전 등을 진단할 수 있다.

최근에는 조영 심초음파와 조직 도플러를 이용, 심근의 상태를 더욱 세밀하게 평가할 수 있게 됐다. 또 증상이나 구조적 이상은 없으나 심근의 미세한 조기 변화를 찾아내어 심각한 심장 질환 진행되는 것을 미리 막는 데도 많이 이용된다.

또 협심증이나 심근경색증, 판막질환 외에 심낭염, 비후성 심근병증, 승모판 일탈증, 대동맥 박리증 등을 발견하는 데도 유용하다.

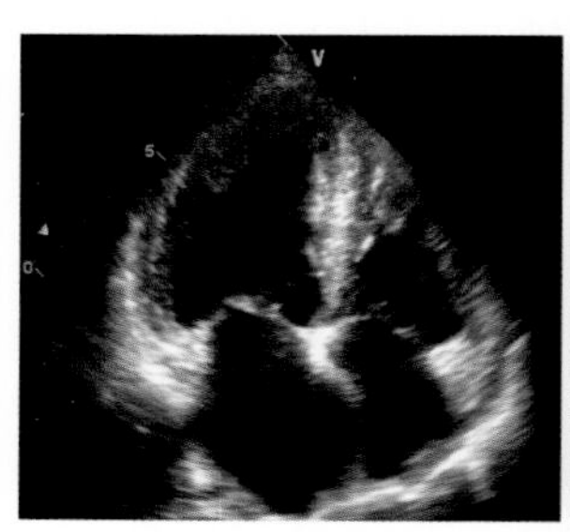
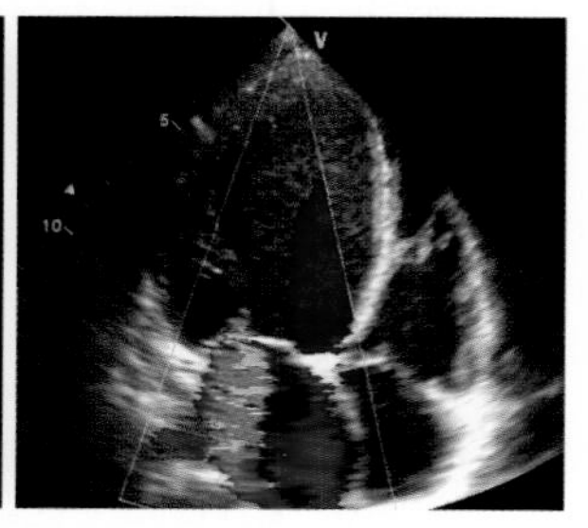

③ 경식도 심초음파 검사

위내시경처럼 생긴 심초음파 검사 기구를 입을 통하여 식도에 넣은 뒤 식도에서 심장을 보아 영상을 얻어 검사하는 방법이다.

경흉부 심초음파 검사와 비교해 선명한 영상을 얻을 수 있다. 특히 승모판막을 비롯한 심장의 판막, 심방중격 결손 등의 선천성 심질환, 대동맥 질환 및 좌심방의 혈전 유무를 판단할 때 매우 중요한 검사다.

검사할 때 금식해야 하며, 인두 부위의 국소마취도 필요하다. 비교적 힘든 검사지만 특히 심장 수술이나 부정맥 치료를 하기 위해 꼭 받아야 하는 검사의 하나다.

④ 스트레스 부하 심초음파 검사

심장에 스트레스 부하를 주면서 심장 기능과 증상 변화를 확인하는 것이다. 관상동맥 질환, 심장판막 질환 또는 심인성 호흡곤란 가능성이 의심되는 사람들에게 실시하는 검사로, 약물이나 누워서 페달을 밟는 자전거를 타게해 심장에 부하를 준 뒤 그에 따른 심근의 운동성 변화를 관찰, 예측하는 검사다.

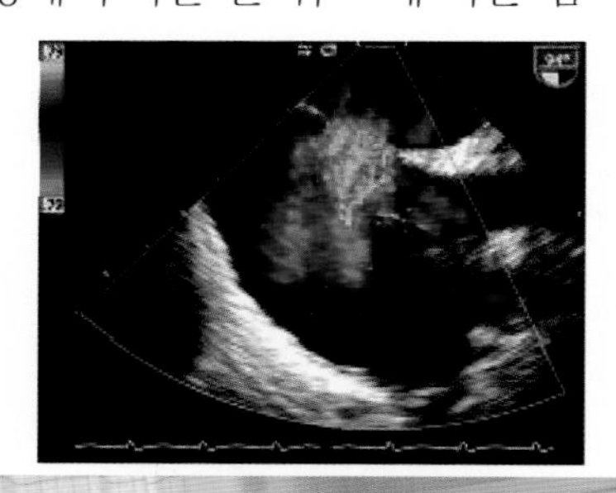

심한 협심증이나 과거에 심근 경색증을

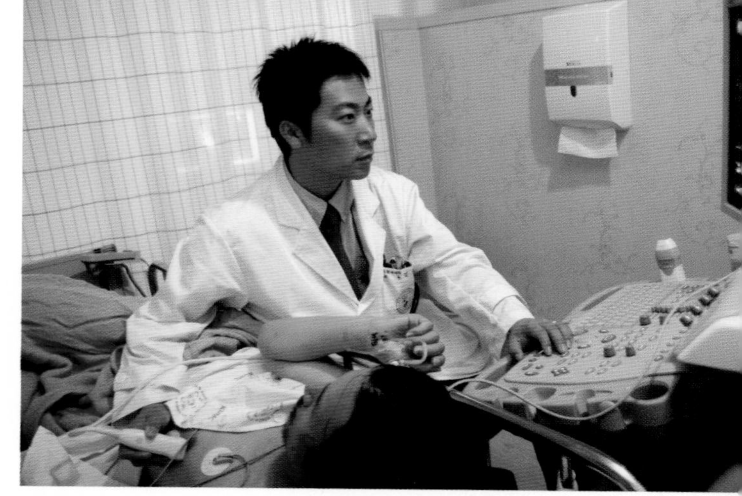

앓은 적이 있는 사람은 심장근육의 일부가 상하거나 괴사되어 있어 국소적인 수축장애가 초음파로 확인된다. 다만 안정형 협심증 환자들은 안정된 상태에서는 심장 초음파를 해도 뚜렷한 이상이 진단되지 않는 경우도 있다. 이런 사람들은 스트레스 부하를 준 뒤 심장 벽의 수축운동장애를 초음파로 관찰한다.

⑤ 삼차원 심초음파 검사

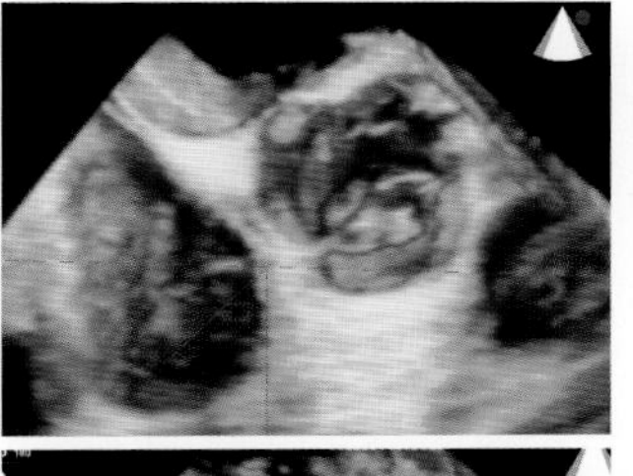

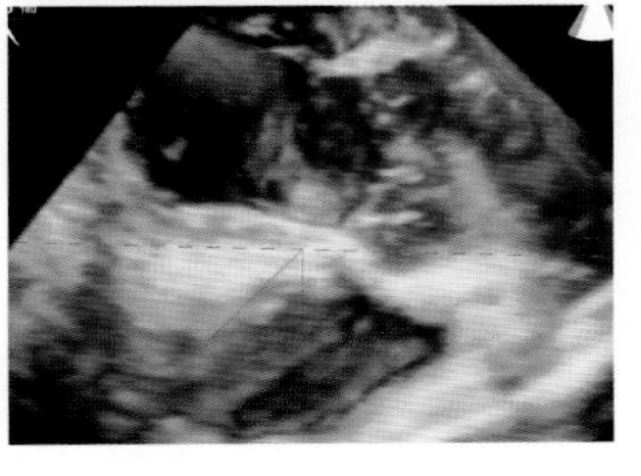

최근 심초음파 장비의 발달로 일반적인 심초음파 검사로 관찰하기 힘든 심장의 구조적 이상이나 기능적 장애 정도를 3차원적으로 확인하고 측정할 수 있게 돼 더욱 정확한 진단이 가능해졌다. 또한 정확한 구조를 파악해 최적의 위치에서 시술 · 치료할 수 있게 해주는 여러 가지 연구가 시도되고 있다.

내 혈관의 동맥경화 정도를 알고 싶다면?

① 경동맥 초음파 검사

경동맥 초음파는 고해상도 초음파로 목을 지나는 경동맥 혈관의 내막과 중막의 두께를 측정하고 혈관 협착의 단초가 되는 '경화반(Plaque)' 의 형성 여부를 관찰하는 검사다. 경동맥의 이상이 뇌 · 심혈관 질환의 이상 징후를 사전에 반영한다는 점에서 의미가 있다. 경동맥 초음파는 초음파를 이용해 목을 지나는 굵은

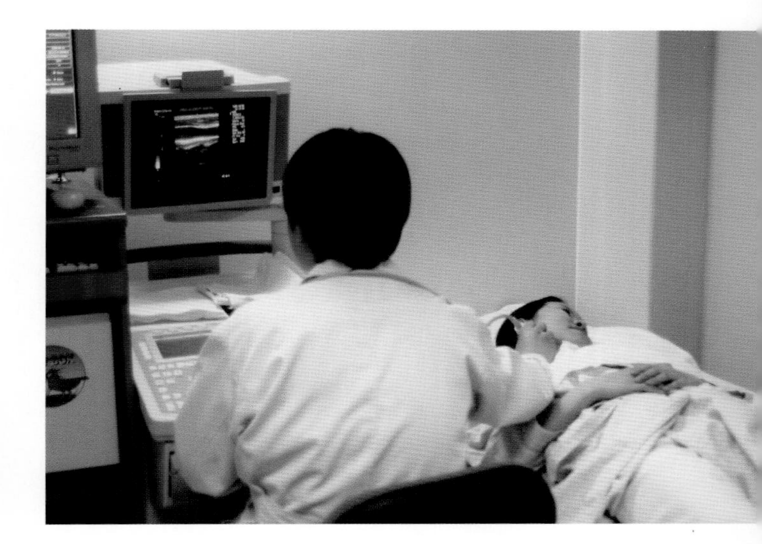

혈관인 경동맥을 보는 검사다. 경동맥을 지나는 혈액은 대부분 뇌로 가기 때문에 경동맥을 보면 뇌경색이나 뇌졸중 등 뇌혈관 질환을 예측할 수 있다. 또 경동맥에 지방 덩어리(플라크)가 끼어 있으면 대부분 심장혈관도 그런 것으로 보고돼 있어 경동맥 초음파를 하면 심혈관 질환도 예측 가능하다.

② 동맥 협착도와 경화도(ABI&PWV) 검사

'상완 발목 혈압지수(ABI: Ankle Brachial Index)' 는 발목의 수축기 혈압을 상완(팔)의 수축기 혈압으로 나눈 값으로, 정상적으로는 발목 혈압이 약간 높아 0.9~1.3을 정상치로 보나 이보다 높으면 심한 말초혈관 질환으로 혈관벽이 단단하다는 것을 나타낸다. 반대로 이보다 지수가 낮을수록 동맥경화증이 더 많이 진행된 것으로 본다.

'맥파 전달 속도 검사(PWV:Pulse Wave Velocity)' 는 혈관이 얼마나 딱딱해졌는지를 알 수 있다. 이 검사는 몸의 한쪽에서 다른 쪽까지 혈관을 통해 파동을

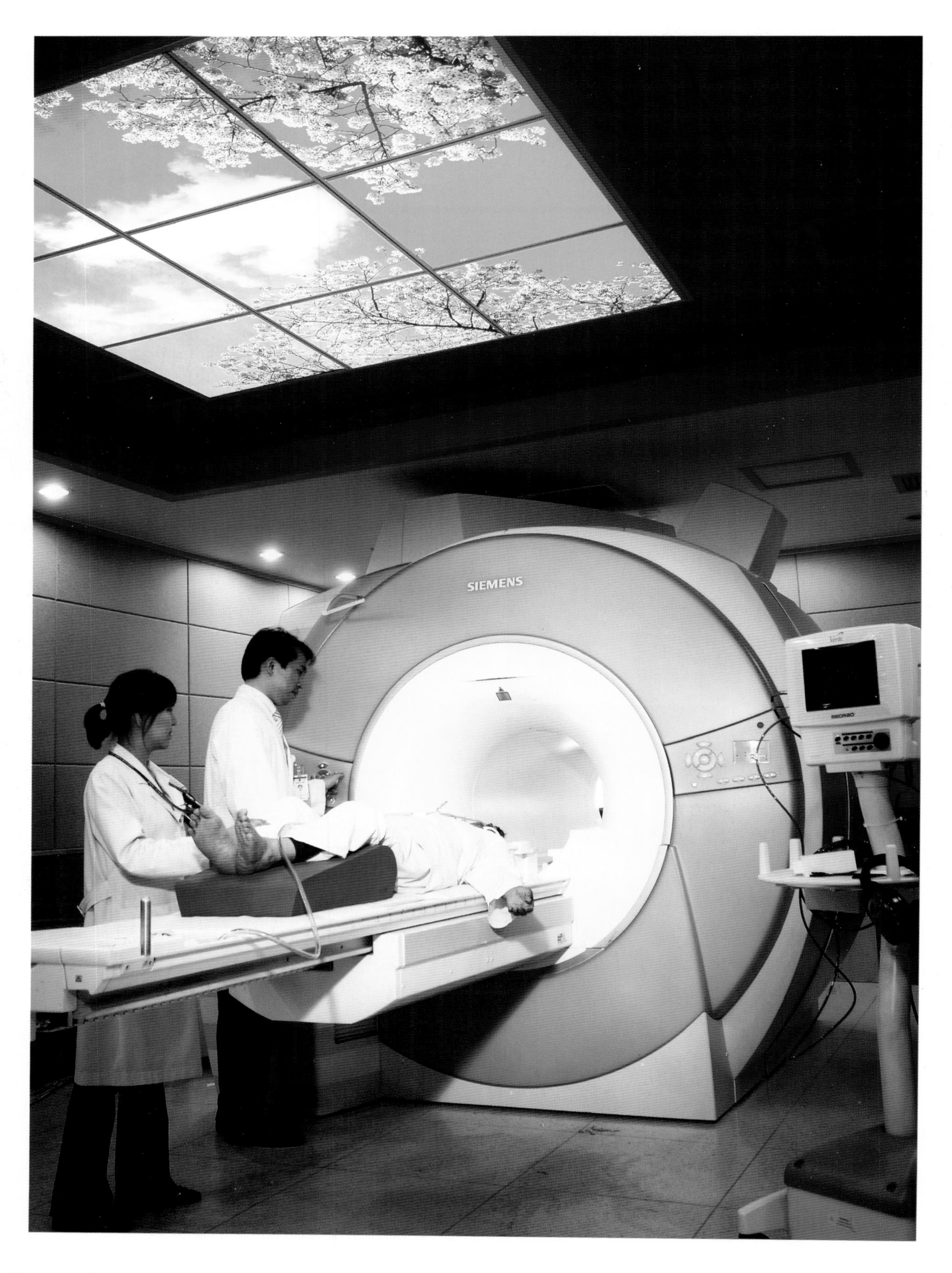
SIEMENS

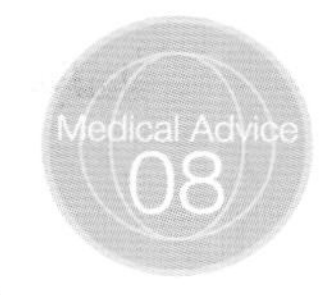

전달한 뒤 얼마나 빨리 전달되는가를 알아보는 것으로 혈관이 딱딱해졌을수록 속도가 빠르다.
측정 위치에 따라 큰 혈관과 작은 혈관의 상태를 알아볼 수 있다. 목의 경동맥~넓적다리 대퇴동맥 사이의 맥파 전달 속도를 검사하면 큰 혈관의 경화, 팔목~발목의 맥파 전달 속도를 검사하면 작은 혈관의 경화 정도를 알 수 있다. 연령대별로 혈관의 유연성 기준은 다르지만 보통 12m/sec(경동맥~대퇴동맥)를 정상으로 본다.

그 밖의 검사들

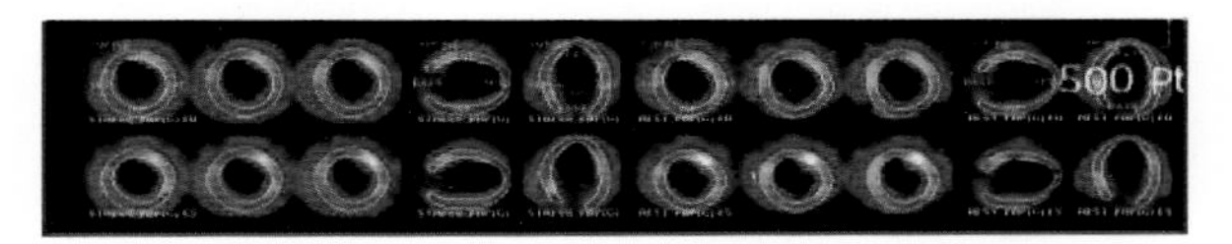

① 핵의학 검사
핵의학 검사는 방사선 동위원소를 정맥주사한 뒤 안정 시에 심장에 분포하는 동위원소를 영상으로 촬영하고, 운동 부하나 약물을 사용하여 심장에 스트레스를 가한 뒤 동위원소 영상을 얻어 안정 시와 비교하여 생존 심근의 존재나 중재 시술을 할 때 치료 정도 등을 확인할 수 있다.
동위원소는 살아 있는 심장 근육에만 흡수되므로 근육의 생존 상태를 보여준다. 관상동맥이 막힌 부위의 심장 근육에는 동위원소가 흡수되지 않다가 허혈 상태가 풀리면 그 부위에 동위원소가 흡수되는 것을 확인할 수 있다.
이 검사를 하면 협심증 여부를 진단할 수 있는 것은 물론이고 심근 허혈의 부위와 정도를 정확히 알 수 있다. 심근경색증으로 심장 근육 일부가 완전히 죽은 경우에는 그 부위에 동위원소가 전혀 흡수되지 않는다.

② 심혈관 CT/MRI

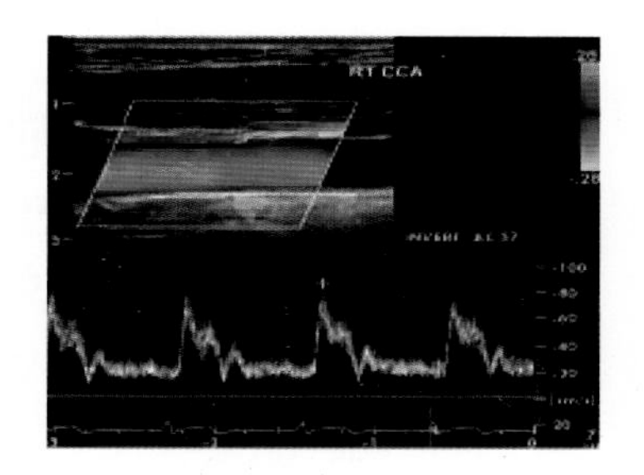

침습적인 관상동맥 조영술을 받기 어렵거나 원치 않는 경우 관상동맥 질환 여부를 비침습적인 관상동맥 혈관 CT로도 확인할 수 있다.
최근에 나온 64MDCT(64슬라이스 다중 나선전산화 단층촬영기)는 움직이는 심장도 선명하게 찍을 수 있어 협심증이나 심근경색증 진단의 정확도를 높였다는 평가를 받고 있다.
급성 관상동맥 증후군을 일으키기 쉬운 관상동맥의 동맥경화증 병변 확인에도 도움을 주며, 특히 관상동맥 질환 위험도가 높지 않은 젊은 연령군에서 진단 유용성이 높다. 심근 병증의 진단이나 심근경색증 후에 생존한 심근의 유무를 파악하는 데 중요한 역할을 한다.

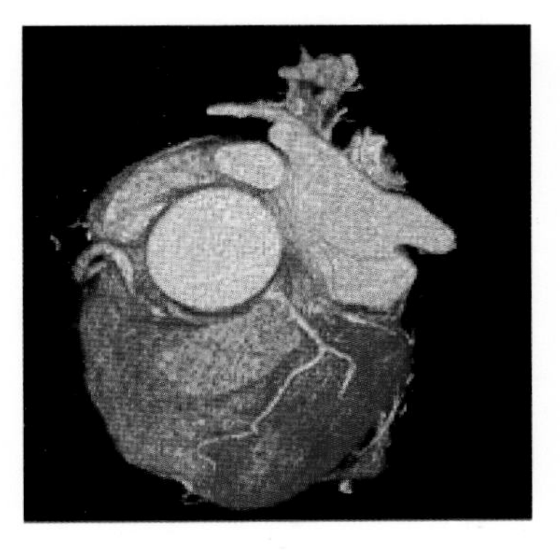

심장 질환이 의심되는 모든 환자가 위에 언급한 모든 검사를 다 받아야 하는 것은 아니다. 환자의 병력과 증상, 각 병원의 특성에 따라 검사 방법이나 순서가 다를 수 있다. 또 같은 검사를 시행했더라도 얻고자 하는 정보가 다를 수 있고, 환자에 따라 검사에 대한 해석도 차이가 날 수 있다는 점을 알아야 한다.

혈관의 막힌 부위와 정도를 정확히 진단한다

심혈관 질환의 핵심 검사, 관상동맥 조영술

심혈관 질환의 핵심 검사인 관상동맥 조영술은 심장 혈관을 촬영하여 심근경색증이나 협심증 여부를 확진하는 안전하고 간편한 검사다. 혈관의 막힌 부위와 심한 정도를 정확히 알 수 있는 관상동맥 조영술의 방법과 효과를 알아보자.

박재형(고려대학교 안암병원 심혈관센터 교수)

협심증 진단에 가장 확실한 검사법

여러 가지 새로운 영상 기술에 의해 새로운 진단 방법이 개발되고 있지만 관상동맥 조영술은 여전히 협심증 진단에 가장 확실한 검사법이다.

이는 사타구니 부근의 동맥 혈관(대퇴동맥)이나 손목 부위의 요골동맥을 통해 가느다란 관을 삽입, 심장의 관상동맥에 이르게 한 뒤 원하는 부위에 조영제를 주입해 관상동맥을 동영상으로 찍는 것이다. 이것으로 혈관의 막힌 부위와 심한 정도를 비교적 정확히 알 수 있다.

일반적인 X-선 검사를 해도 심장 혈관은 보이지 않는다. 하지만 관상동맥 조영술은 조영제라는 약물을 혈관 안에 주입한 뒤에 X-선을 찍면 혈관 내부 모양을 간접적으로 알려준다. 이는 치료 방침을 정하는 데 결정적인 도움을 준다. 따라서 풍선 확장술이나 스텐트 삽입술을 위해서는 반드시 시행해야 하는 검사다.

특히 변이형 협심증 진단을 위해서는 관상동맥 조영술로 혈관이 정상인지 확인한 후에 특수한 약물을 이용해 관상동맥의 경련을 살펴야 한다. 이 때문에 관상동맥 조영술은 변이형 협심증의 확진 때도 이용된다.

검사는 비교적 간편하게 받을 수 있다. 아침을 금식한 뒤 정해진 예약 시간에 보호자와 함께 병원을 방문해 30분~1시간쯤 주사 놓는 부위를 부분마취한 뒤 진행한다.

검사할 때 통증은 거의 없다. 심장 검사는 환자가 나타내는 증상을 보고 모니터링을 해야 안전하므로 전신마취를 시행하지 않는다.

손목 혈관을 이용할 때는 2~3시간쯤, 대퇴동맥을 이용할 때는 4~5시간쯤 지혈과 안정을 취한 뒤 퇴원해 일상생활을 할 수 있다. 다만 샤워는 다음 날 하는 것이 좋고, 무거운 것을 들거나 무리한 운동은 한동안 자제하는 것이 좋다.

드물긴 하지만 검사의 합병증이 있다. 관상동맥 조영술의 합병증은 0.01~0.1% 정도인 것으로 보고돼 있다. 대개 심근경색증, 뇌졸중, 조영제 과민 반응, 부정맥, 뇌출혈, 천자 부위 혈종, 동정맥루, 동맥류, 응급 관상동맥 우회로 시술을 받아야 하는 경우 등이다. 그러므로 아무리 정확한 검사라도 무턱대고 관상동맥 조영술을 실시할 수는 없으며, 꼭 필요한 환자에게만 시행해야 한다.

검사 중 문제 발견되면 바로 관상동맥 중재술 가능

검사를 고려해야 할 경우는 전적으로 의사의 판단에

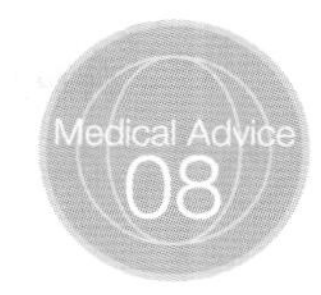

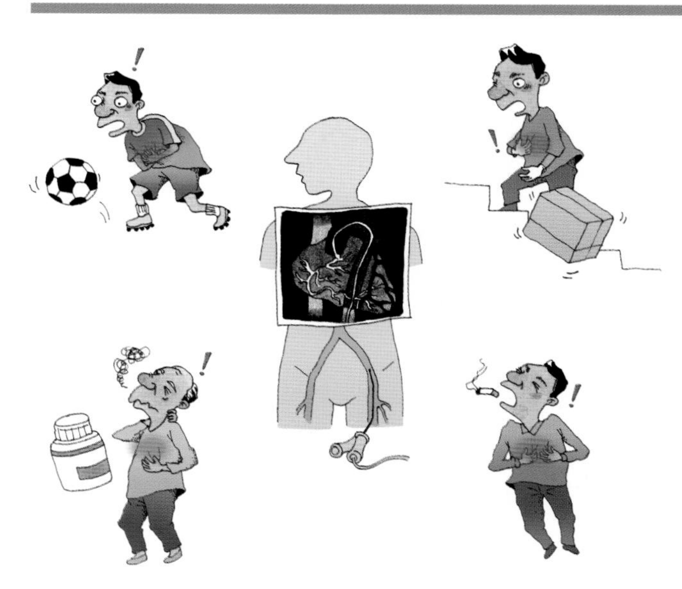

맡기는 것이 좋다. 검사의 종류가 매우 다양하므로 협심증이 의심되더라도 더욱 안전하고 효과적인 검사를 시행하는 것이 비용과 빠른 진단에 도움이 되기 때문이다. 일반적으로 관상동맥 질환이 의심되어 관상동맥 조영술 시행을 고려해야 하는 경우는 다음과 같다.

첫째, 흉통이 있는 경우다. 특히 뛰거나 계단을 오르거나 무거운 것을 들 때처럼 운동할 때 흉통이 생길 때다.

둘째, 바로 시술이 필요할 것으로 예상되는 경우다. 병이 없을 것 같을 때 심장 혈관을 검사하려면 CT 등의 다른 검사도 할 수 있으나 고혈압, 당뇨병, 흡연, 이상지질혈증 등의 위험 요소를 많이 가진 환자가 흉통을 호소, 치료가 필요할 것으로 예상될 때는 바로 관상동맥 조영술을 하는 것이 비용과 시간을 절약할 수 있다.

위에서 언급한 대로 관상동맥 질환 검사법 중에 CT나 MRI에 비해 관상동맥 조영술의 가장 큰 장점이 검사를 하는 도중에 문제가 발견되면 바로 관상동맥 중재술을 할 수 있다는 것이다.

관상동맥 중재 시술은 좁아지거나 막힌 관상동맥을 풍선으로 확장하거나 스텐트를 삽입하는 것으로 수술하지 않고 막힌 혈관을 뚫는 방법을 말한다.

심혈관 중재 시술이 보편화되기 전까지는 협심증 치료 방법은 대부분 약물 아니면 수술이었다. 그러나 최근에는 시술 기구와 시술 기법의 발전으로 관상동맥 중재술의 시행 빈도가 급속히 증가하고 있다.

관상동맥 중재술은 다리 부위의 동맥 혈관(대퇴동맥)이나 손목 부위의 동맥 혈관(요골동맥)을 통해 가는 관을 삽입한 후, 죽상경화반 등으로 좁아진 관상동맥 부위까지 도달하게 한 뒤 관을 이용해 풍선을 부풀리거나 스텐트를 삽입해 혈관을 물리적으로 넓혀 주는 것이다.

이 시술은 심혈관 조영술 검사에서 의미 있는 협착이 발견되고, 이로 인한 증상이나 심근 허혈의 증거가 있을 때 고려할 수 있다. 특히 최근에 스텐트라고 불리는 그물망의 획기적인 발달로 인해 점차 재발률이 감소하고 적용 범위도 확대돼 예전에는 가슴을 여는 관상동맥 우회로 수술 외에는 방법이 없었던 경우에도 성공적인 시술이 가능해졌다.

이상을 종합하면 관상동맥 조영술은 심장 혈관을 촬영하여 심근경색증이나 협심증 여부를 확진하는 비교적 안전하고 간편한 검사다. 더욱이 고혈압, 당뇨병, 흡연 등의 관상동맥 질환 위험도가 높으면서 운동할 때 흉통 등의 증상이 있는 사람이라면 진단은 물론 치료를 위해 고려해봐야 할 심혈관 질환의 핵심 검사라고 할 수 있다.

내가 먹는 심장약, 알고 복용하자

아스피린부터 스타틴까지, 다양한 심장 질환 약물들

현대인은 나이가 들면서 다양한 약물을 처방받아 복용한다. 그 중 심장 질환과 관련된 약품도 빠지지 않는다. 심장 질환을 치료하는 다양한 약물, 내가 무슨 약을 먹고 있는지 알고 복용하자.

김용현(고려대학교 안암병원 심혈관센터 교수)

'약은 최소한으로 처방하라'

심장 질환 치료나 예방을 위해 먹는 약의 종류는 제품별로 보면 수백 가지에 이른다. 크게 분류해도 아스피린, 클로피도그렐과 같은 항혈소판제제, 고리이뇨제, 치아자이드계 이뇨제, 칼슘 통로 차단제, 베타 차단제, 안지오텐신 전환 요소 억제제, 안지오텐신 수용체 억제제 등의 항고혈압제, 아미오다론 등의 항부정맥제, 스타틴, 파이브레이트, 나이아신 등의 고지혈증 치료제 등 심장 질환 환자들에게 처방되는 약은 많게는 10개도 넘는다.

약이 워낙 다양하다보니 처방하는 의사들도 다 알 수가 없다. 진료실에서 환자들이 "선생님, 제가 먹는 이 약은 무슨 약인가요?"라며 알약을 보여주는 경우가 있는데, 눈으로 봐서는 무슨 약인지 모를 때가 많다. 물론 처방전을 보면 알 수 있지만 말이다.

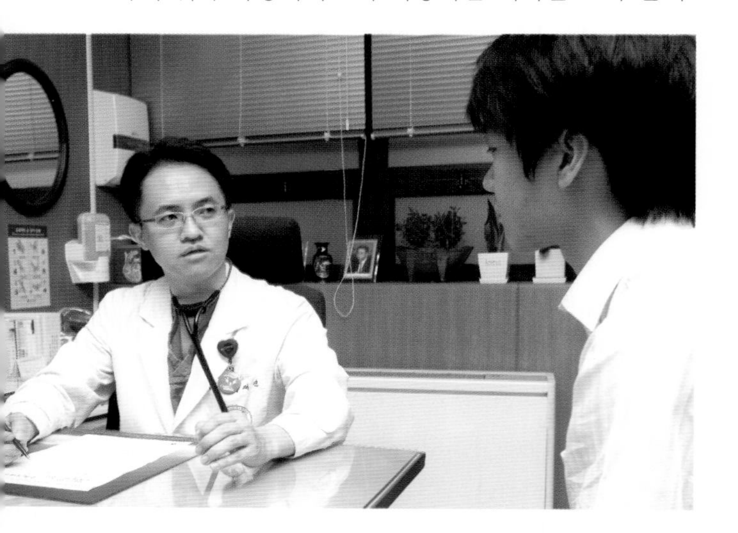

고령 인구가 늘면서 한 가지 병만 가진 사람은 운이 좋은 사람으로 취급받는 세상이 되었고, 한 가지 병만 있어도 2~4종의 약이 처방되고 있는 것이 현실이다.

그렇다면 이렇게 많은 약을 처방받아 복용하는 것이 과연 올바른 것일까? 적어도 내가 아는 의사들은 환자에게 필요 없는 약을 끼워서 처방하지 않는다. 환자에게 도움이 된다는 증거를 가지고 처방하기 때문에 약봉지에서 꺼낸 알약을 한 개씩 세며 따져 봐도 뭐 하나 뺄 것이 없다.

한편 의사들은 의과대학 다닐 때 '약은 최소한으로 처방하라' 는 말을 '금언(金言)' 처럼 배운다. 약의 종류가 많을수록 환자의 순응도가 떨어지고, 약물 사이의 예측하지 못한 상호작용으로 부작용이 발생할 수 있기 때문이다. 하지만 최근에 봇물처럼 쏟아져 나오는 신약들과 이들의 효과를 증명하려는 대규모 임상 연구의 홍수 속에서 의사들은 약을 처방할 수도 안 할 수도 없는 고민에 빠져있다.

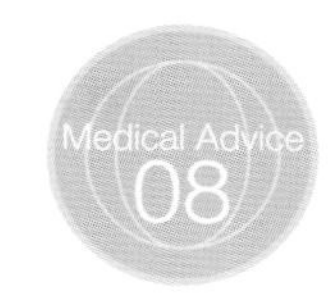

아스피린의 맹목적 신뢰를 주의하라

똑똑하다고 자부하는 사람들이 비타민처럼 복용하는 아스피린. 아스피린은 항혈소판 제제다. 혈관이나 조직이 손상을 입었을 때 혈액이 시멘트처럼 엉겨 붙게 해 손상된 구멍을 막아주는 세포가 혈소판이다.

혈소판은 이처럼 필요할 때 제 기능을 해주면 좋지만 필요 없을 때 엉겨 붙으면 혈관을 막아 뇌졸중이나 급성 심근경색증 등을 일으킬 수 있다. 이 때문에 혈소판의 작용을 억제하는 아스피린을 평소에 복용하면 뇌졸중이나 심근경색증을 예방할 수 있다는 것이 널리 알려진 연구 결과다.

아스피린은 값이 싸고 부작용이 적기 때문에 많은 사람들이 복용하고 있지만 아스피린에 대한 무조건적인 신뢰는 금물이다. 5년 동안 관상동맥 질환이 생길 위험이 1%인 환자군을 대상으로 아스피린을 복용케 했을 때, 5년 동안 1000명 중 1~4명의 관상동맥 질환 발병을 저지할 수 있지만, 아스피린으로 인한 위장 출혈 발병률은 2~4명이고, 출혈성 뇌졸중 발병률은 0~2명이라고 한다. 따라서 고혈압이나 당뇨병 등 위험 인자가 없다면, 아스피린 복용으로 인한 손해가 이익을 넘어설 수 있으므로 아스피린에 대한 맹목적인 신뢰는 주의해야 한다.

반드시 처방을 받아야 하는 이뇨제

수많은 항고혈압 제제가 처방되고 있는데, 어떤 약을 처방하는 것이 좋을지 순환기내과 의사도 가끔씩 고민할 정도이다. 특정 심장 질환마다 우선 추천되는 항고혈압 제제가 있지만, 합병증이 없는 고혈압이라면, 어떤 약을 복용하느냐보다는 얼마나 혈압이 잘 조절되느냐가 더 중요하다.

많은 사람이 항고혈압 제제를 한번 먹기 시작하면 다시는 중단할 수 없다는 근거 없는 소문 때문에 고혈압 치료를 시작조차 하지 않으려고 하는데 이는 사실과 다르다. 고혈압 중 가장 흔한 본태성 고혈압은 특별한 이유 없이 혈압이 높아진 것으로 일반적으로 고령과 동반된 동맥경화증이 원인인데, 이런 고혈압은 다시 청년으로 회춘하지 않는 한 정상으로 돌아가지 않는다. 따라서 항고혈압 제제의 복용을 중단하면 혈압은 다시 오르게 되어 결국 항고혈압 제제를 중단할 수 없게 되는 것이다. 물론 식이요법이나 운동 등으로 혈압 조절이 달성된다면, 항고혈압 제제를 줄이거나 중단할 수 있을 것이다.

한편 우리 몸 안에 있는 수분의 총량은 나트륨, 즉 소금기를 우리 몸이 얼마나 머금고 있느냐에 달려 있다. 소금없이 맹물만 먹어서는 몸이 붓지 않지만 소금은 조금만 섭취해도 몸이 잘 붓는데, 잠자기 전에 라면 한 개만 끓여 먹어도 아침에 얼굴과 눈꺼풀이 붓는 것은 이 때문이다.

이뇨제는 가장 오래전에 개발된 항고혈압 제제 중의 하나인데, 소변을 통해 나트륨을 배출하게 만드는 약이다. 문제는 이뇨제를 과도하게 사용하면 나트륨을 포함한 신체 내 전해질의 균형 상태를 심각하게 손상시킬 수 있다는 것이다.

이뇨제는 새로 개발된 항고혈압 제제에 비하여 강압 효과는 적은 반면, 부작용은 많은 편이어서 최근엔 고혈압 치료를 위한 단독 약재로는 잘 처방되지 않는다.

일부 가짜 의사들이 이뇨제를 살 빼는 약이라고 속여 판다는 것을 들은 적이 있다. 이는 살을 빼는 것이 아니라 몸 안의 수분을 강제로 방출하는 것으로, 자칫하면 돌이킬 수 없는 치명적 결과를 낳을 수 있다. 이뇨제는 반드시 내과 전문의의 처방을 받아야 하는 약이며 임의로 복용해서는 안 된다는 것을 당부하고 싶다.

처방 변경은 반드시 주치의와의 상의를 통해

최근 수년간 내과 의사들에게 각광받고 있는 약이 이른바 '스타틴'이라고 하는 약이다. 이 약은 이상지질혈증을 치료하기 위하여 개발된 약으로, 나쁜 콜레스테롤은 줄이고 좋은 콜레스테롤은 높이는 효과가 있다. 또 경화된 동맥 내피세포의 죽상반을 안정화해 심근경색증의 이차적 예방 효과가 있는 것으로 알려져 있을 뿐 아니라, 그 밖에도 다양한 기전을 통하여 심장 질환의 발생률을 낮춘다.

심근경색이나 협심증에 거의 언제나 처방되지만 부작용은 적다. 단, 너무 많이 복용하면 골격근의 손상을 야기할 수 있으며, 고지혈증의 개선 효과는 매우 크지만 중단하면 고지혈증이 재발할 수 있으므로 시작과 중단할 때는 의사와 상담이 필요하다.

연예인들의 갑작스러운 사망으로 가슴통증, 이른바 '흉통'에 대한 관심이 매우 높아지고 있다. 이 때문에 병원을 찾아 검사를 하다가 관상동맥의 협착을 발견하고 '스텐트'를 삽입한 사람들을 흔히 볼 수 있다.

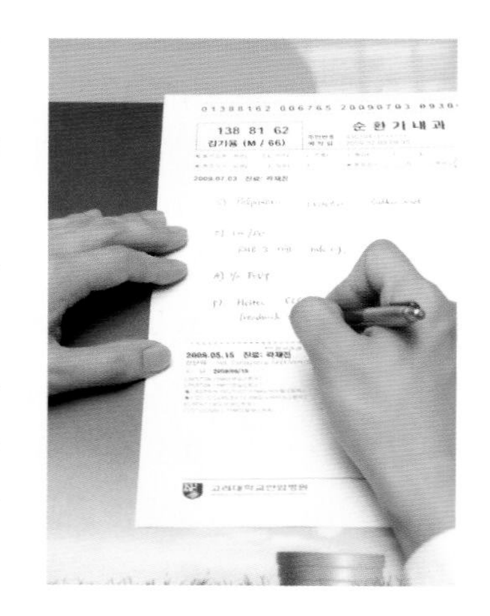

스텐트는 풍선으로 확장된 혈관이 다시 좁아지는 현상을 막기 위해 개발된 혈관 내 설치물로 일종의 이물질이기 때문에 혈전을 형성하려는 경향이 있다. 이를 막기 위해 '아스피린'과 '클로피도그렐'이라는 약을 처방하는데, 스텐트 내 혈전은 대단히 치명적이기 때문에 심장내과 의사들은 가급적 아스피린과 클로피도그렐 투여를 중단하지 않으려 한다.

문제는 여기서 발생한다. 이를 뽑거나 외과적 수술처럼 출혈을 야기하는 시술을 해야 하는 치과 또는 외과의사들은 아스피린과 클로피도그렐 같은 항혈소판제제의 복용을 중단시키려고 한다. 심장내과 의사와 외과 의사 사이에서 발생하는 이런 갈등은 당분간 해소되지 않을 전망이지만, 앞으로 혈전을 형성하지 않는 스텐트가 개발될 것이라고 하니 기대를 가져도 좋을 듯하다. 이런 항혈소판 제제 복용을 중단하려 할 때는 반드시 약을 처방 받은 심장내과 의사와 상의해야 한다. 심장내과 의사의 특별한 이야기가 없는 한 반드시 약을 복용해야하므로 임의로 중단해서는 절대 안 된다.

인구의 고령화로 인하여 심장 질환을 비롯한 각종 만성병의 유병률이 점차 증가하고 있으며 환자들이 복용하는 약의 종류도 많아졌다. 중요한 것은 무슨 약을 먹고 있는지 환자가 알아야 한다는 것과 처방 변경은 반드시 주치의와의 상의를 통해 이루어져야 한다는 점이다. 약을 즐겁게 먹을 수 있도록 환자와 의사 모두 노력해야 한다.

베타 차단제, 칼슘 차단제, 니트로글리세린 등

협심증 치료를 위한 약물

관상동맥이 좁아져 혈액의 흐름이 원활하지 못해 발생하는 협심증. 이를 치료하기 위한 약물은 베타 차단제, 칼슘 차단제, 니트로글리세린 등이 있다. 이 약제들의 효과와 부작용은 어떤 것인지 살펴보자.

곽재진(고려대학교 안암병원 심혈관센터 교수)

협심증은 심장에 영양과 산소를 공급하는 혈관인 관상동맥이 좁아져 혈액의 흐름이 원활하지 못해 발생하는 질환이다. 이에 대한 약물로는 향후 급성심근경색을 예방하기 위한 항혈소판 제제와 항허혈 또는 항협심증 치료제인 베타 차단제, 칼슘 차단제 그리고 니트로글리세린 등이 있다.

① 베타 차단제

베타 차단제는 심장과 말초동맥에 분포하는 교감신경의 베타 수용체를 차단하여 수축기 혈압과 심장박동수를 감소시켜, 심장 근육의 산소 소비량을 줄인다. 또한 심장박동수가 감소하면 심장박동의 이완기가 길어져 이완기 때 공급되는 관상동맥의 혈류도 좋아진다.

이같은 작용으로 협심증 증상을 호전시킬 뿐만 아니라 심근경색증 환자의 사망률을 약 25% 감소시켜 미국심장협회는 치료 지침으로 협심증 환자에서 베타 차단제를 사용할 것을 권고하고 있다.

하지만 만성폐쇄성폐질환, 천식, 피로증, 발기부전, 심한 좌심실 기능 저하, 심한 우울증 등이 있는 경우 사용에 제한이 있어 실제로 미국에서도 심근경색증 환자의 60% 정도만 이 약을 사용하고 있다.

② 칼슘 차단제

칼슘 차단제(또는 칼슘 길항제)는 심장 근육의 칼슘 이용을 차단하여 심장 근육의 수축을 감소시키고 혈관 근육을 이완시켜 혈관을 확장시킨다.

이렇게 되면 심장 근육의 산소 요구량이 줄고, 확장된 관상동맥의 혈류가 증가하면서 산소 공급량도 늘어 협심증 환자의 증상이 완화된다. 칼슘 차단제의 협심증 개선 효과는 베타 차단제와 비슷하며, 베타 차단제와 같이 사용하면 효과가 상승된다.

칼슘 차단제는 협심증 증상, 협심증으로 인한 입원 횟수 및 관상동맥 성형술을 감소시킬 수 있으나 사망률, 심근경색증, 심부전증, 뇌졸중 등의 발생은 감소시키지 못하는 것으로 알려져 있었다.

하지만 최근 몇몇 연구에서 부분적으로 긍정적인 결과도 나오고 있으므로 더욱 정확한 평가는 향후에 이루어질 것으로 보인다. 부작용으로는 혈관 확장에 따른 두통, 어지러움, 다리 부종, 저혈압, 심계항진, 홍조, 변비 등이 있다.

③ 니트로글리세린

나이트레이트(질산염) 제제는 혈관 내 근육을 이완시킴으로써 혈관의 정맥 및 관상동맥을 확장시켜 심장의 부하를 줄여 심근 산소 요구량을 줄인다. 또 관상동맥 혈류를 증가시켜 심장의 산소 부족 현상을 완화 또는 개선시킨다.
니트로글리세린은 '나이트레이트 제제' 중에서 가장 흔히 사용되는 약물로, 구강 내에서 흡수되도록 만들어진 약물이다. 니트로글리세린은 혀 밑에서 녹여 흡수시키거나 스프레이를 사용하여 구강 내 점막에 뿌리면 점막을 통해 직접 흡수된다.
이때 약물의 작용은 몇 분 안에 시작된다. 운동하기 전 예방 목적으로 투여했을 때는 약 40분 정도 효과가 지속될 수 있다.
그 밖에 경구 복용하여 위장관에서 흡수되도록 만든 약물이나 혈관에 직접 주사하는 주사제로도 나와 있다. 일부 경구 복용하는 약물은 장시간(4~6시간) 효과를 나타내기도 한다.
나이트레이트 제제는 혈관 안쪽을 둘러싸는 내피세포의 기능을 호전시키기 때문에 이론적으로 협심증 환자의 예후를 개선시킬 수 있으나, 아직 나이트레이트가 심근경색증이나 사망률을 감소시킨다는 증거는 없다. 하지만 증상 감소를 위해서는 나이트레이트를 복용하는 것이 좋다.
나이트레이트의 부작용 중 하나는 두통이다. 이는 관상동맥 혈관뿐 아니라 뇌혈관이 약물에 의해 확장되면서 발생된다. 따라서 이런 경우에는 소량의 약물부터 시작하여 서서히 증량하면 약물에 적응할 수 있다.

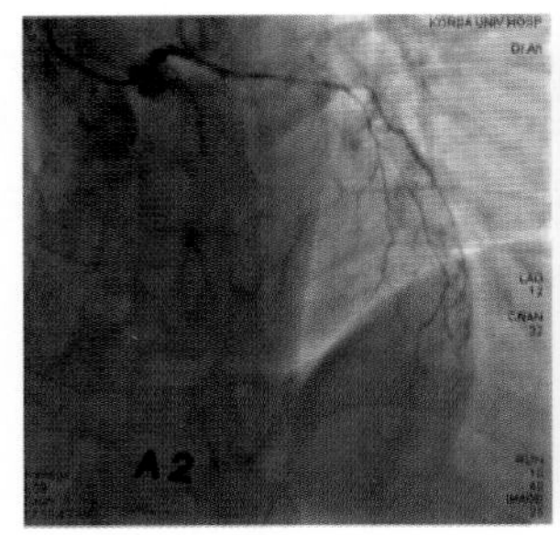

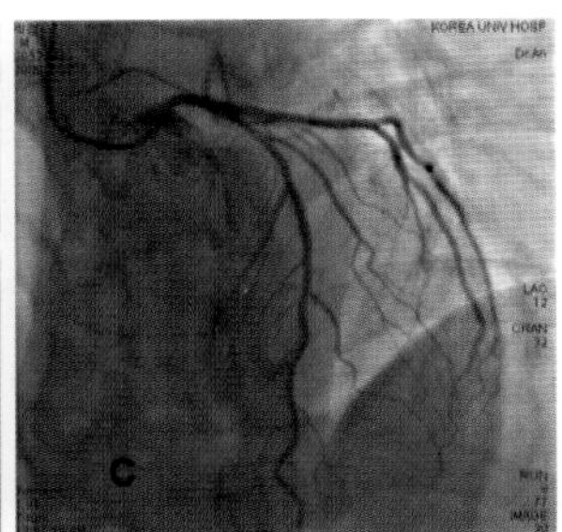

Health Tip

심장병 치료는 심장을 쉬게 하는 것? 김용현(고려대학교 안암병원 심혈관센터 교수)

심근에 부하(負荷)가 가해지는 것을 최대한 피하는 것은 오랫동안 심장병 치료의 주된 방법이었다. 현재도 심근의 부하를 줄이는 여러 가지 약제들이 개발되어 심근경색증이나 심부전에 광범위하게 처방되고 있다.
심장은 끊임없이 펌프질을 해대는 일종의 근육 주머니다. 이 근육 주머니에서 혈액이 나가는 통로가 좁아져 있거나 혈관의 압력이 높아져 빡빡해져 있다면, 근육 주머니는 펌프질을 하기가 힘들어질 것이고 정해진 시간 안에 짜내야 하는 혈액의 양이 너무 많아도 펌프질하기가 힘들어질 것이다.
고혈압도 아닌데 왜 고혈압 약을 처방했냐고 항의하는 환자들이 가끔 있다. 이유는 심장이 더 편하게 일하게 해주기 위한 것이다. 혈액이 나가는 통로의 압력이 높아지는 질환이 고혈압인데, 고혈압을 조절하면 심장이라는 근육 주머니는 더 쉽게 일을 할 수 있을 것이다. 한편 심장이 짜내야 하는 혈액의 양을 줄여주기 위해서 이뇨제나 칼슘 차단제 등의 약이 사용되기도 한다. 이 역시 심장이 더 편하게 일하게 하기 위한 것, 즉 심장을 쉬게 하려는 노력의 일환이다.

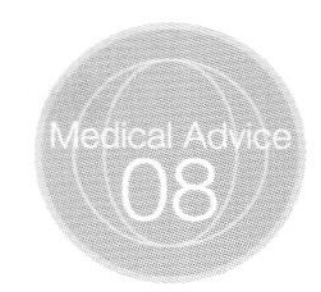

심장을 쉬게 한다는 개념은 요즘도 심장병 치료에 근간이 되고 있지만, 심장을 쉬게 하는 것과 환자를 쉬게 하는 것은 다른 이야기다. 결국 심장은 최대한 쉬게 만들면서도 환자는 최대한 사회 활동에 복귀할 수 있도록 하는 것이 가장 이상적인 심장병 치료의 최종 목표라고 할 수 있을 것이다.

1960년대에는 장기간의 침상 안정과 합병증을 치료하는 것이 급성심근경색증의 주된 치료법이었다. 의학 발달로 감염병으로 인한 사망률은 점차 감소하고, 악성 신생물과 뇌·심혈관 질환으로 인한 사망률이 늘고 있다. 이는 심장 질환 환자의 대부분이 노인이라는 것을 의미하는데, 노인들은 특히 심장 질환 같은 중대한 질병이 있으면 존재감 상실, 무기력감, 불안, 우울증 등에 시달리기 쉽다. 이런 환자들을 조기에 사회에 복귀시켜 자신의 임무를 해낼 능력을 회복시켜 준다면 심장 질환의 치료에 더해 삶의 질까지 향상시킬 수 있다.

반대로 사회 생활로 인한 스트레스, 건강검진 프로그램의 많은 이용, 유해 물질에 대한 빈번한 노출 등으로 인해 청·장년층의 심장 질환 유병률도 증가하고 있다. 가장 활발하고 생산성도 높아야 할 인구 집단을 심장 질환이란 이유 때문에 쉬게 하는 것은 개인뿐 아니라 국가적으로도 큰 낭비가 아닐 수 없다.

심장 질환 환자에게도 적절한 운동요법은 위험하지 않다. 적절한 운동은 환자의 활동 능력을 호전시키고 삶의 질을 향상시킬 수 있다. 단계적 증량을 통한 적절한 운동은 심장 기능 향상 뿐만 아니라, 골격근의 능력을 향상시켜 임상적으로 심부전의 증상을 감소시키게 된다. 쉽게 말해서 같은 에너지를 가지고도 더 많은 일을 할 수 있도록 신체를 효율적으로 개선하는 것이다.

운동과 비약물요법을 주축으로 하는 심장 재활 프로그램을 통하여 심장 질환의 재발률과 유병률, 우울증 등을 감소시킬 수 있다. 또 조기에 사회에 복귀시킴으로써 '나는 할 수 있다'는 자신감을 고취하고, 불안감과 우울증도 해소할 수 있다. 보다 직접적으로는 체중을 줄이고, 혈압을 낮추며, 좋은 콜레스테롤인 고밀도 지단백을 높이고, 근력과 근지구력을 향상시킬 수 있다.

물론 심장 질환의 급성기 치료는 심장을 최대한 쉬게 하는 것이고, 이를 위해서 환자가 침상 안정을 취하게 하는 것이 정답이다. 하지만 예전과 같이 무조건적인 안정만을 강요하는 것은 구식 치료법이며, 심장은 쉬게 하되 환자는 운동을 시키는 효과적인 심장 재활 프로그램이 개발돼 활발히 시행되고 있다.

미국심장학회는 2007년, 다양한 약물 또는 비약물적 치료에 추가해 운동 처방이 중요한 심장 재활의 축임을 강조했다. 아울러 운동 처방에는 빈도, 강도, 운동 시간, 운동 방법, 운동량 조절 등의 구체적인 내용이 표시되어야 한다고 권고하였다.

이제 심장 질환 환자들은 침대에서만 누워 있을 필요가 없다. 자신감을 가지고 재활 프로그램에 참여하여 새 인생을 설계하여야 할 것이다.

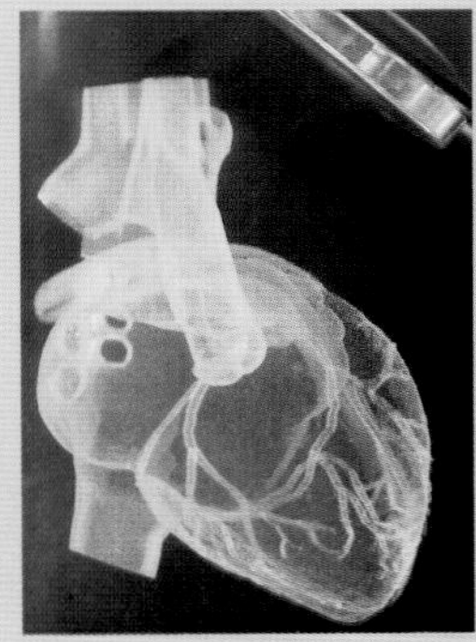
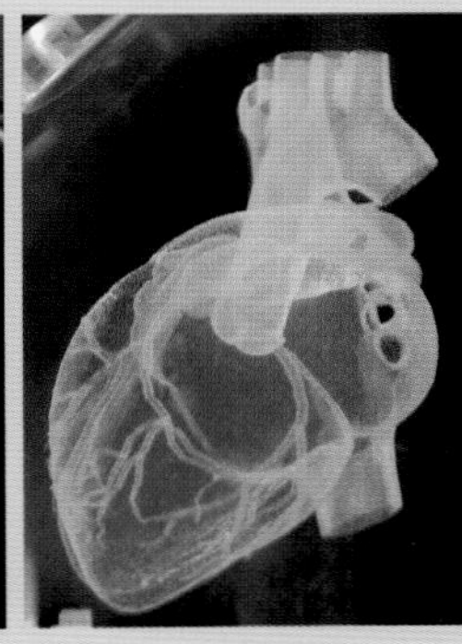
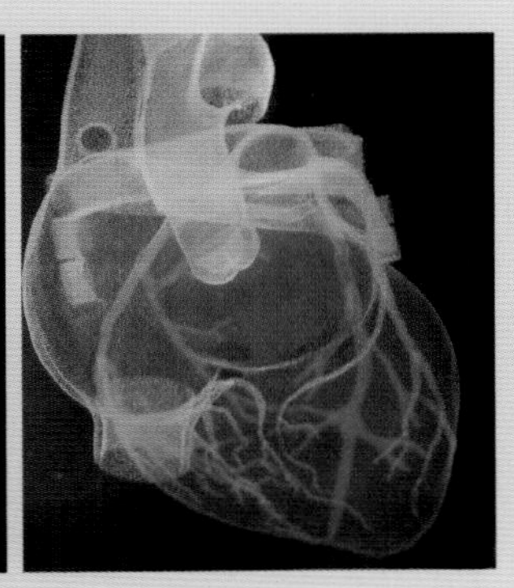

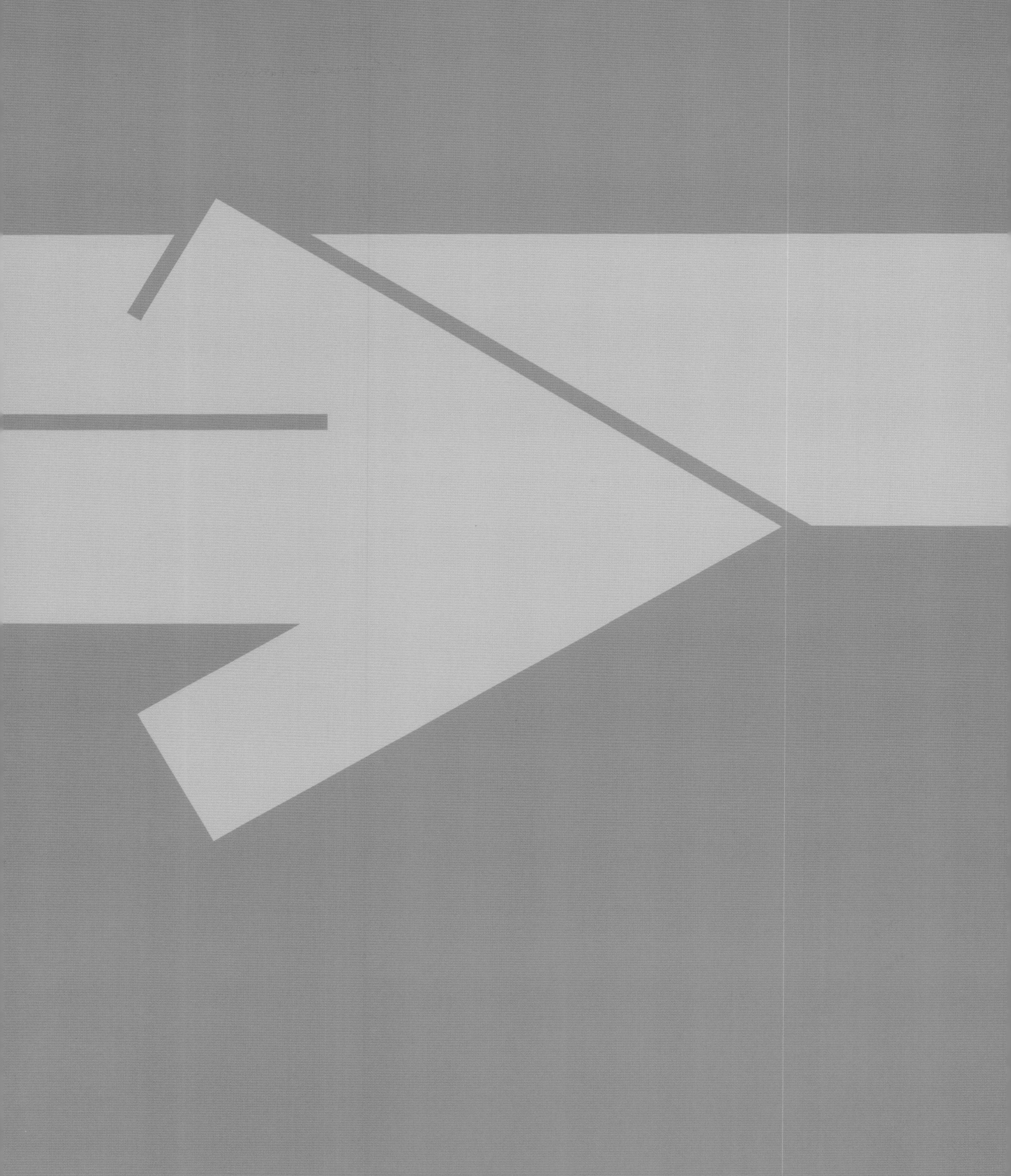

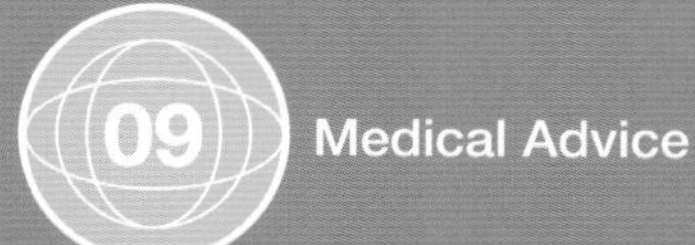

Medical Advice

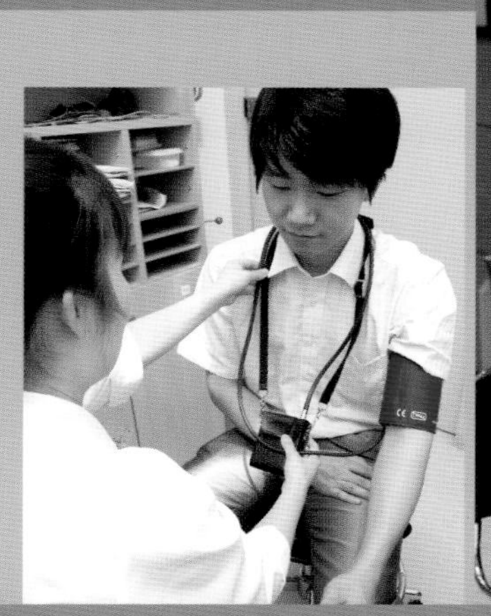

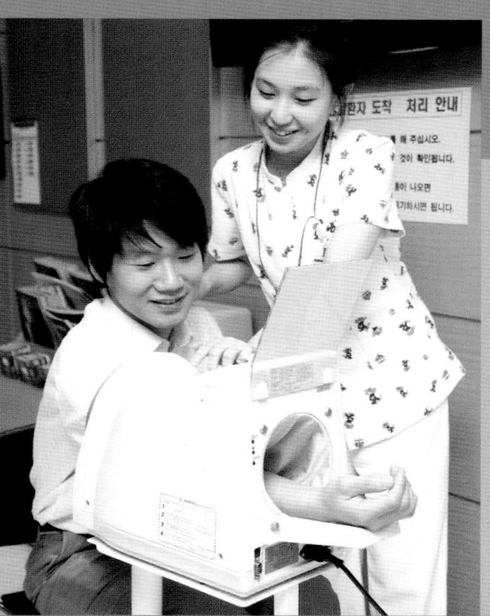

심혈관 질환 유발하는 고혈압의 원인과 치료 · 관리

혈관의 주적(主敵), 고혈압

흔히 '침묵의 살인자' 라고 하는 고혈압은 증상이 없는 병으로,
증상이 나타날 때쯤이면 병이 심각하게 진행된 상태다.
평상시 혈압 재는 습관으로 예방하는 것이 최선이다.
따라서 고혈압에 대한 궁금증을 풀어본다.

1 증상 없는 고혈압, 방치하면 심혈관 질환 부른다

2 고혈압의 원인과 치료 · 관리

3 고혈압은 '완치' 가 없고 '조절' 로 합병증을 예방한다

평상시 혈압 재는 습관을 생활화하자

증상 없는 고혈압, 방치하면 심혈관 질환 부른다

대부분의 만성 질환은 증상이 없어 지나치기 쉽다. 특히 고혈압은 기본적으로 증상이 없는 병으로, 증상이 나타날 때쯤이면 병이 진행된 상태. 평상시 혈압 검사를 하여 고혈압 여부를 점검하고 예방하는 습관을 들이자.

박창규(고려대학교 구로병원 심혈관센터 교수)

증상이 없어 방심하는 고혈압

고혈압은 '침묵의 살인자' 로도 불린다. 고혈압이 있어도 증상이 거의 없어 여러 해 동안 인식하지 못한 채 병을 가지고 있다가 치명적인 심혈관 합병증으로 사망할 수 있기 때문이다. 고혈압 여부를 확인하는 유일한 방법은 혈압을 측정하는 것이다. 의사나 간호사가 혈압계와 청진기 또는 전자 혈압기를 사용하여 혈압을 측정, 높으면 이를 알려준다.

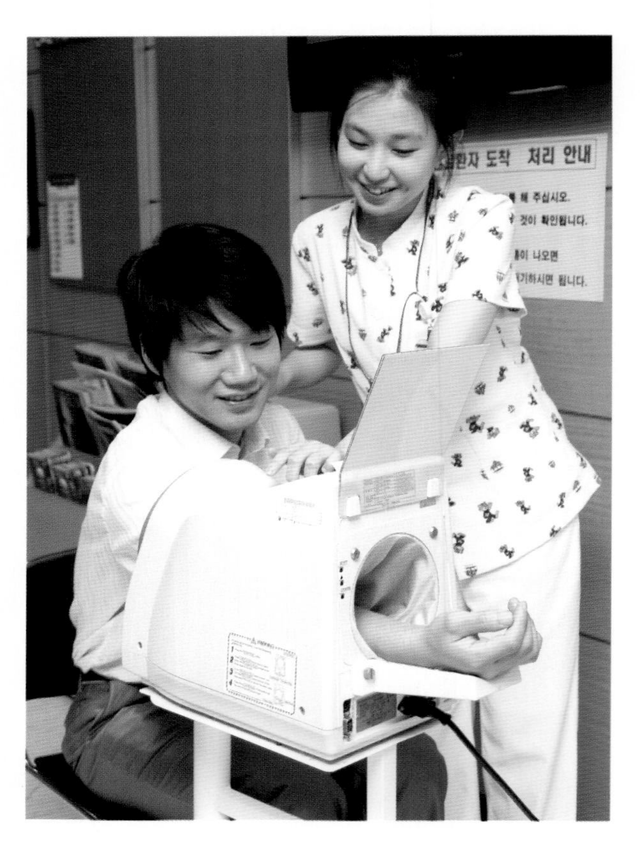

고혈압의 징후와 증상들은 어떤 것들이 있는지 살펴보자. 고혈압은 기본적으로 증상이 없는 병이다. 대부분의 성인병(당뇨병, 이상지질혈증, 비만 등)도 증상이 없으며, 심지어 암도 초기에는 증상이 없다. 이들 질환에서 증상이 나타날 때쯤이면 질병이 상당히 진행됐거나 합병증이 발생했을 가능성이 높다는 점을 기억하도록 한다.

고혈압과 정상 혈압을 느낌만으로는 구별할 수 없다. 비록 평소에 고혈압 증상이나 징후가 없을지라도 고혈압을 오랫동안 놔두면 위험하다. 따라서 자신이 고혈압인지를 확인하고, 만일 고혈압이면 이를 조절하는 방법을 찾는 것이 중요하다.

고혈압 여부를 확인할 수 있는 방법

일단 병원에서 의사의 진찰을 받아야 고혈압인지 알 수 있다. 물론 집이나 헬스클럽, 공공 기관 등에 비치된 자동 혈압계로 간단하게 측정해봐서 정상치보다 높은 수치가 나오면 고혈압을 의심해볼 수 있다.

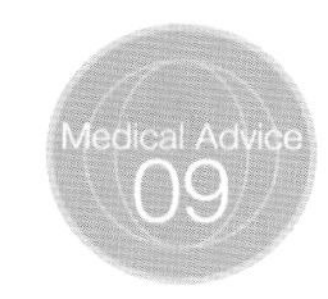

혈압을 한 번 측정해서 높게 나온다고 고혈압이라고 진단하지는 않는다. 의사들은 고혈압 여부를 판정하기 전에, 최소 두번 이상 다른 날짜에 혈압을 재본다. 그 결과 반복적으로 140/90mmHg으로 나타났거나 당뇨병이나 신장 질환이 있는 사람이 130/80mmHg 이상이면 고혈압으로 진단한다.

혈압 검사는 빠르고 손쉽다. 다만 혈압 측정을 할 때 다음과 같은 점을 주의해야 한다.

▶혈압 측정은 대개 앉아 있을 때나 누워서 휴식할 때 실시된다. 혈압 측정 전에 할 수 있는 일들이 아래 기록되어 있다

▶혈압을 측정하기 30분 전에 커피를 마시거나 담배를 피우지 않는다.

▶짧은 소매의 옷을 입는다.

▶측정 전에 화장실에 다녀온다. 방광이 가득 차 있으면 혈압 측정치에 변화를 줄 수 있다.

▶검사 전 5분 동안 앉아 있도록 한다.

집에서 가정용 혈압 측정 장치나 모니터를 사용하여 혈압을 점검할 수도 있다. 혈압 모니터는 할인점이나 약국에서 구입할 수 있다.

다음은 집에서 혈압을 측정할 때 해야 하는 추가적인 내용들이다

▶등을 기댄 자세로 앉아 발을 바닥에 편평하게 둔다.

▶팔은 심장 높이에서 탁자 위에 편히 둔다.

▶최소 2분의 시간 간격을 두고 2회 수치를 읽어 결과의 평균을 낸다.

어떤 사람들은 의사의 진료실을 방문했을 때만 혈압이 높게 측정된다. 이는 백의(白衣) 고혈압으로 불린다. 고혈압 진단을 받은 환자 중 일부는 병원에서 의사가 측정할 때 혈압이 더 오르는 경향이 있다.

병원을 찾지 않고 혈압을 재는 또 하나의 방법은 활동 혈압 모니터를 사용하는 것이다. 이 장치는 24시간 동안 몸에 장착해 30분마다 혈압을 측정한다.

Health Tip

아이젠맹거증후군이란?

선천성 심장병을 치료하지 않거나 치료 시기를 놓치면 비가역적인 폐동맥 고혈압이 발생한다. 이를 아이젠맹거증후군이라고 한다. 이렇게 되면 수술적 치료로 선천성 심장 질환을 치료할 수 없어 약물 치료를 하거나 심장·폐를 이식할 수밖에 없다.

아이젠맹거증후군이 있더라도 40세 이전까지는 대개 특별한 문제없이 잘 지내는 것으로 알려져 있으며, 이후 청색증이 증가하거나 운동 능력이 저하되는 현상이 나타난다.

아이젠맹거증후군으로 인한 폐동맥 고혈압은 급사나 객혈 그리고 우심부전 등을 초래하여 환자에게는 치명적일 수 있다. 또 아이젠맹거 증후군 환자는 임신과 출산, 각종 마취 및 수술 시 매우 위험할 수 있으며, 빈혈이나 탈수 그리고 감염성 질환 등의 위험성이 증가하는 것으로 알려져 있다. 최근에 약제의 발달로 수술적 치료를 할 수 없더라도 약제를 이용한 혈역학적 호전과 생존율 개선을 기대할 수 있다.

염분과 나트륨 섭취 줄이고, 체중 감량, 금주와 금연으로 예방하자

고혈압의 원인과 치료 · 관리

고혈압의 가장 큰 원인은 노화다. 하지만 모든 사람이 나이가 든다고 고혈압이 오는 것은 아니다. 건강에 좋은 식습관과 운동 등으로 충분히 혈압을 정상으로 유지할 수 있다. 고혈압의 원인과 치료, 관리법에 대해 꼼꼼히 알아두자.

박창규(고려대학교 구로병원 심혈관센터 교수)

고혈압을 일으키는 원인

고혈압의 원인이 복합적이어서 한 가지 특정 원인으로 한정하기는 어려운 경우를 본태성 또는 원발성 고혈압이라고 한다. 본태성 고혈압의 원인을 찾아내기 위한 연구가 현재 진행 중이다.

고혈압의 유력한 원인 중 하나가 바로 노화다. 즉 많은 사람이 나이가 들수록 혈압이 높아진다. 60세 이상 미국인의 절반 이상이 고혈압이 있는 것으로 알려져 있다.

하지만 노화가 고혈압의 원인이라고 해서 모든 사람이 늙으면 고혈압이 찾아오는 것은 아니다. 체중 조절을 잘하고 건강에 좋은 식사를 하며, 신체활동을 충분히 하면 혈압을 평생 정상으로 유지할 수 있다.

다음과 같은 경우 고혈압이 발생할 가능성이 더 높다

· 과체중
· 45세 이상의 남성
· 55세 이상의 여성
· 고혈압의 가족력이 있는 경우
· 고혈압 전 단계인 경우(즉 혈압이 120~139/80~89 mmHg)

혈압을 상승시킬 수 있는 기타 요인들은 다음과 같다.

· 염분의 과량 섭취
· 지나친 음주
· 식사에 의한 칼륨 섭취 부족
· 신체 활동 부족
· 특정 약물 복용
· 오래 지속되는 스트레스
· 흡연(흡연은 혈압을 일시적으로 상승시킬 수 있다)

이들 원인 외에 약물 복용이나 다른 의학적 이유 때문에 생기는 고혈압도 있다. 즉 원인을 알 수 있는 고혈압이다. 이를 이차성 고혈압이라고 한다. 신장이 나쁘거나 수면 무호흡증이 있는 사람, 그 밖에 혈압 상승 물질을 생성하는 일부 종양이 있을 때 이차적으로 심한 고혈압이 생긴다.

고혈압의 치료

일반적으로 고혈압의 치료 목표는 혈압을 140/90 mmHg(당뇨병이나 만성 신장 질환이 있는 경우에는 130/80 mmHg) 아래로 유지하는 것이다.

어떤 사람들은 생활 습관을 다음과 같은 건강한 습관으로 바꿈으로써 고혈압을 예방하거나 조절할 수 있다.

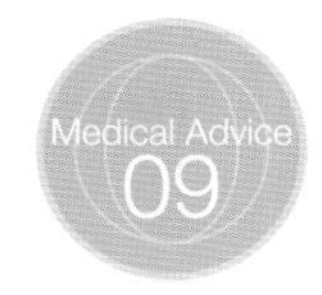

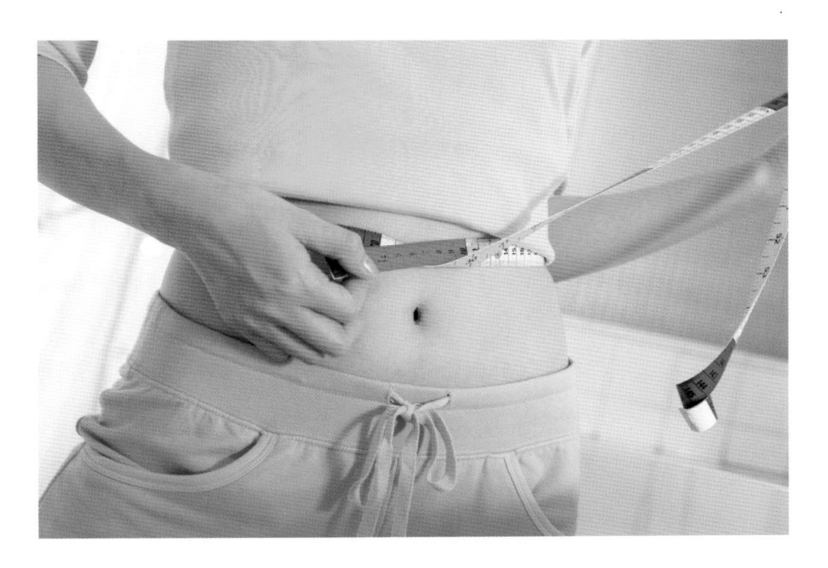

· 염분과 나트륨의 섭취를 줄이고 과일, 야채, 저지방 유제품 같은 음식 섭취 등을 포함하는 DASH(Dietary Approaches to Stop Hypertension 고혈압을 막기 위한 식이요법적 접근법) 식사 계획을 따른다.
· 과도한 체중을 감량하고, 건강한 체중을 유지한다
· 신체적 활동을 지속한다(예: 매일 30분간 걷기)
· 금연
· 음주 제한

이 같은 생활요법을 실천하는데도 혈압이 계속 높게 유지되면 혈압 강하제를 사용할 필요가 있다. 다만 약이 혈압을 조절할 수는 있으나 고혈압을 완치할 수는 없다. 따라서 혈압 조절을 위한 약은 장기간 복용해야 한다. 혈압 치료약은 다양한 방식으로 혈압을 낮춘다. 종종 둘 이상의 약이 한 가지 약의 증량보다 강압 효과는 좋고 부작용을 낮춘다.

고혈압 치료에 사용되는 약의 유형은 다음과 같다

▶이뇨제는 신장이 신체에서 과도한 수분과 염을 배출하도록 도와준다. 이는 혈중 체액의 양을 줄여줘 혈압을 내린다. 이뇨제는 또 일부 혈관 이완 작용을 통해 혈압을 낮춘다. 종종 다른 고혈압 약과 병용되어 큰 효과를 나타낸다.

▶베타 차단제는 교감신경 차단 작용으로 혈압을 낮춘다. 특히 심장이 보다 적은 힘으로 서서히 박동하도록 도와 심장을 쉬게 만들어 협심증이나 심부전이 있는 고혈압에 효과가 좋다.

▶안지오텐신 전환 효소(ACE:Angiotensin Converting Enzyme) 억제제는 일반적으로 혈관을 좁아지게 하는 원인인 안지오텐신 II라는 호르몬을 생성하지 못하도록 한다. ACE 억제제는 이처럼 혈관이 좁아지는 것을 예방하여 혈압이 내려가도록 한다.

▶안지오텐신 II 수용체 차단제는 안지오텐신 II가 혈관에 작용하지 못하게 보호하는 혈압 약이다. 이에 따라 혈관은 이완되고 넓어지며 혈압이 내려간다.

▶칼슘 채널 차단제는 혈관 수축 작용이 있는 칼슘이 심장 및 혈관의 근육세포로 들어가는 것을 차단한다. 이로써 혈관이 이완되며 혈압이 내려간다.

▶알파 차단제는 혈관을 조여주는 시냅시스에 신경 자극을 줄여 혈관을 이완시켜 혈압을 낮춰준다. 특히 전립선 근육도 이완시켜 전립선 비대증에 효과적이다.

▶알파베타 차단제는 알파 차단제와 마찬가지로 혈

관으로 향하는 신경 자극을 줄이고, 베타 차단제와 같이 심장박동을 느리게 한다. 이에 따라 혈압이 내려간다.

▶신경계 억제제는 뇌로부터의 신경 자극을 조절함으로써 혈관을 이완시킨다. 이로 인해 혈관이 넓어지며 혈압이 내려간다.

▶혈관 확장제들은 혈관벽의 근육을 직접 이완시켜 혈관을 열어주며, 이에 따라 혈압이 내려간다.

혈압 약은 의사의 지시에 따라 매일 같은 시각에 복용해야 하며, 날짜를 건너뛰거나 약값을 아끼려고 약을 반으로 잘라 복용하면 안 된다.

고혈압의 관리

▶혈압을 끊임없이 점검한다. 집에서 혈압을 측정하는 법을 익히고, 의사나 간호사에게 정기적으로 점검을 받도록 한다.

▶의사에게 복용하는 혈압 약의 이름, 용량 등과 복용법을 물어본다. 또한 자가 관리 및 혈압 강하를 위해 필요한 사항들에 관해 문의한다.

▶약 복용으로 인한 다른 문제(부작용)가 있다고 생각되면 의사에게 알린다. 다른 약이 더 적합할 수 있으며, 또는 그 문제가 약과 관련되지 않을 수도 있다.

▶혈압 약이 떨어지기 전에 보충해둔다. 여분의 약이 있는 것이 급한 사정이 있는 경우 도움이 된다.

▶혈압 약을 지시에 따라 정확하게 복용한다. 날짜를 건너뛰거나 정제를 반으로 자르지 않는다.

▶의사와 약속한 진료일을 준수한다.

▶건강한 습관을 선택한다. 예를 들면, 심장 건강에 좋은 식사를 하고, 규칙적 신체 활동을 하며, 흡연하지 않는다.

▶고혈압 환자들 중의 약 40~50%가 약물요법을 시작한 지 1년 이내에 여러 이유로 약물 복용을 그만둔다고 한다. 이 중 상당수는 고혈압 환자들이 약을 복용한 후 혈압 수치가 떨어지면 바로 안심하기 때문이다. 실제로 경증 고혈압 환자의 일부는 약을 중단 후에도 혈압이 정상으로 유지된다. 하지만 대부분 약을 중단하면 다시 혈압이 오르기 때문에 지속적인 관리가 필요하다. 혈압 약을 줄일 필요가 있을 때는 의사의 지시에 따라 단계적으로 2~3개월에 걸쳐 천천히 줄여나가야 혈압 재상승을 방지할 수 있다. 꾸준히 의사의 지시에 따르는 것이 매우 중요하다.

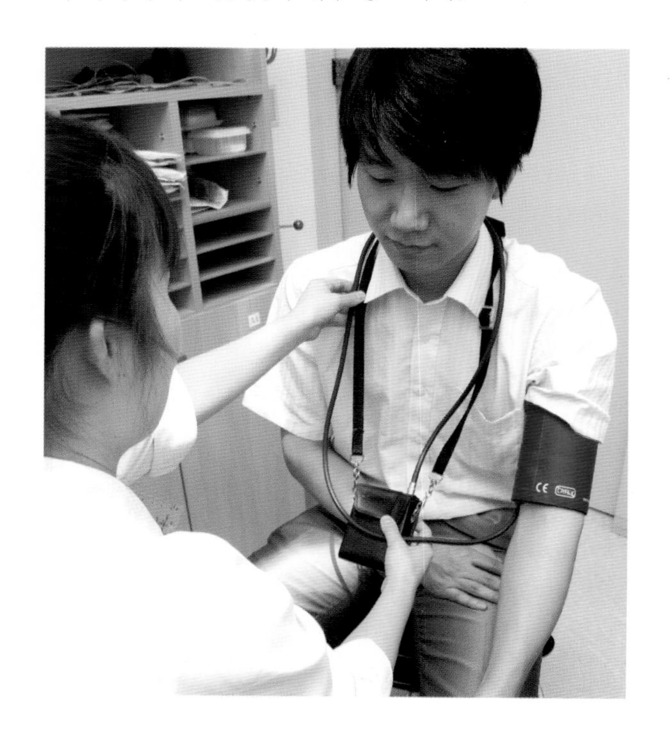

고혈압에 대한 궁금증을 풀어드립니다

고혈압은 '완치'가 없고 '조절'로 합병증을 예방한다

고혈압은 유전적 성향이 많고, 완치가 없는 질병이다. 일단 고혈압으로 진단 받으면 평생 약물로 혈압을 조절하며 합병증을 예방해야 한다. 고혈압에 대한 궁금증을 풀어본다.

김응주(고려대학교 구로병원 심혈관센터 교수)

Q 1. 고혈압은 유전된다?

고혈압은 유전 성향이 있다. 자식이 고혈압이 발생할 빈도는 양친 모두가 고혈압일 때는 약 60%, 양친 중 한 쪽만 고혈압일 때는 약 30%, 양친 누구도 고혈압이 없을 때는 약 5%로 보고돼 있다. 하지만 고혈압 그 자체가 유전되는 것은 아니다.

다만 심장이나 혈관이 환경 인자(운동 부족, 비만, 염분 과다 섭취, 음주, 흡연, 추위, 정신적인 스트레스)에 과민하게 반응하기 쉬운 성질을 부모에게서 물려받기는 한다. 따라서 고혈압 위험 인자들을 더욱 철저히 피하고 교정한다면 부모가 고혈압이 있더라도 고혈압의 발생을 최소화 할 수 있다.

Q 2. 고혈압 약은 한번 먹기 시작하면 평생 먹어야 하나? 끊을 수 있을까?

고혈압이 혈압 약의 복용 뒤 정상 혈압 수준으로 떨어졌다면 이젠 고혈압은 내 몸에서 사라진 것일까? 그렇지 않다. 고혈압은 조절 대상이다. 즉 맹장염을 앓은 사람은 맹장을 제거하는 수술을 받으면 적어도 맹장염에 대해서는 '완치' 판정을 받지만 안타깝게도 고혈압은 완치가 거의 없다.

다만 예외적으로 특정 원인에 의해 발생하는 이차성 고혈압은 원인을 제거하면 적어도 그 때문에 발생했던 고혈압은 더 이상 치료가 필요치 않은 경우는 있다. 하지만 전체 고혈압 중 원인이 명확한 이차성 고혈압은 5% 정도에 그칠 정도로 적고, 특정 원인이 제거된 뒤에도 나이가 들면서

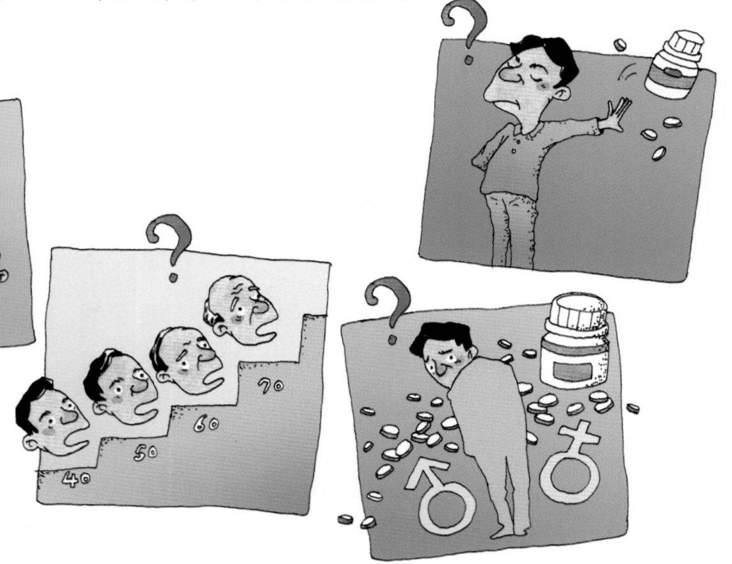

본태성(특정 원인을 찾을 수 없는) 고혈압이 발생할 수 있다.
고혈압을 위험하다고 보고 치료하는 이유는 고혈압 자체는 질병이 아니지만, 만성적으로 우리 몸이 높은 혈압에 노출되면 치명적인 심혈관계(뇌졸중, 협심증, 심근경색증, 심부전), 신장(만성 신부전), 망막(망막출혈, 시력소실) 등의 부위에 합병증이 발생할 수 있기 때문이다.
따라서 고혈압은 평생 '조절' 해서 합병증을 예방하고 최소화해야 한다. 여기서 '조절' 이란 항고혈압 약제의 복용만을 의미하진 않는다.
건강한 생활 습관은 기본이며, 그래도 혈압이 잘 조절되지 않으면 혈압 약을 복용해야 한다는 의미다. 그러나 오랜 기간 혈압이 잘 조절되면 혈압 약의 용량이나 종류를 줄이는 시도를 할 수 있다. 이렇게 해서 반응이 좋으면 혈압 약을 끊는 시도도 해볼 수는 있다.
하지만 이렇게 약을 끊으면 대부분 몇 달 내지 1년 이내에 다시 혈압이 오르는 경우가 많다. 따라서 혈압 약의 용량 조절은 반드시 주치의의 조언과 판단을 따라야 하며, 혈압 약을 끊더라도 수시로 혈압을 재서 다시 상승하면 즉각 혈압 약을 복용해 혈압을 조절해야 한다.

Q 3. 혈압 약을 오래 복용하면 위, 간, 신장에 문제가 생기지 않을까? 또 남성은 성기능 장애가 오진 않을까?

모든 약물은 물론 심지어 매일 먹는 식품들조차 몸에 좋은 성분만 들어 있는 것은 아니다. 각 약제별로 특성이 있으며, 발생 가능한 부작용 역시 있다. 하지만 대부분의 경우 그 발생 빈도나 위험성은 거의 무시할 정도다. 또 정기적인 혈액검사 등을 통해 생길 수 있는 부작용 등에 대한 점검도 하므로 이를 확인할 수 있다. 최근에는 다양한 성질의 다양한 약제들이 개발되어 장기 복용에도 안전하며, 사소한 부작용이라도 발생하면 대체할 수 있는 약제는 아주 많다.
혈압 약을 복용하는 남성들이 발기부전 등의 성기능 장애를 겪는다는 이야기가 그럴듯하게 나돌고 있다. 하지만 성기능 장애가 있다면 이는 약제의 부작용이라기보다는 심리적인 위축 등이 원인일 가능성이 높다. 아울러 성기능 장애가 고혈압에 의한 혈관의 동맥경화증이나 그로 인한 부작용 때문에 생긴 것일 수도 있으므로 주치의와 상의한 뒤 필요하면 비뇨기과에서 검사를 받아보아야 한다.
결국 약제의 부작용에 대한 두려움과 위험성보다는 고혈압 상태를 치료하지 않음으로써 생길 수 있는 합병증의 위험이 훨씬 크다는 것을 명심해야 한다.

Q 4. 아무 증상도 없는데 약물 치료를 받아야 하나?

고혈압의 가장 큰 특징 중 하나가 '특정한 증상' 이 없다는 것이다. 물론 경우에 따라 두통, 현기증, 불안감, 무력감, 가슴 두근거림 등의 일반적인 증상이 나타날 수 있다. 이는 특히 정신적 육체적으로 피로할 때 느끼기 쉽다. 그 외에도 가슴이 답답하거나 뒷목이 뻣뻣하거나 당기는 기분, 근육통, 피로, 귀의 울림 등 여러 가지 애매한 증상이 나타나기도 한다.
하지만 가장 흔한 경우는 무증상이다. 혹시 고혈압에 따른 증상이 나타난다고 해도 개인 간의 차이가 심하며, 증상의 정도와 고혈압의 정도가 비례하는 것은 아니다. 따라서 고혈압을 증상에 맞춰 치료한다거나

증상이 없으므로 치료할 필요가 없다고 하는 것은 명백한 잘못이다.

Q 5. 다른 사람들은 고혈압이 없는데 왜 나에게만 있을까?

고혈압 진단을 받으면 '왜 하필 나에게' 라며 억울해하는 사람들이 많다. 물론 당사자로서는 그럴 만하겠다는 생각이 들지만 너무 억울해할 필요는 없다. 고혈압이 있다는 것을 지금 알게 됐고, 치료를 시작해 혈압 조절도 잘 된다면 당신은 어쩌면 행운아일지도 모른다.
우리나라 만 30세 이상 성인의 고혈압 유병률은 아래 그림과 같다. 만 30세 이상의 약 4분 1~3분의 1, 60세 이상에선 약 절반에게 고혈압이 있는 것이

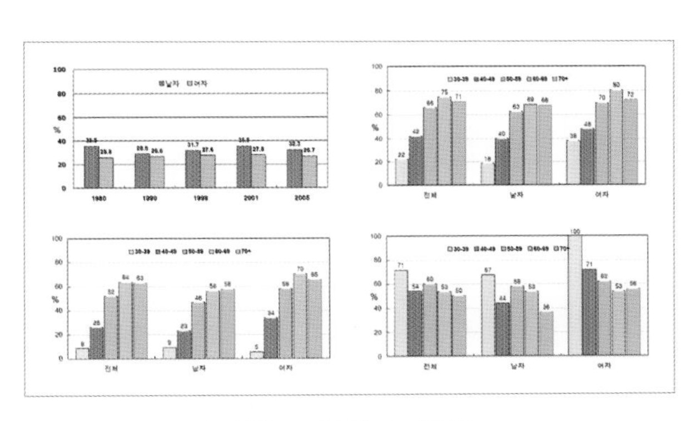

나라별 고혈압 조절율

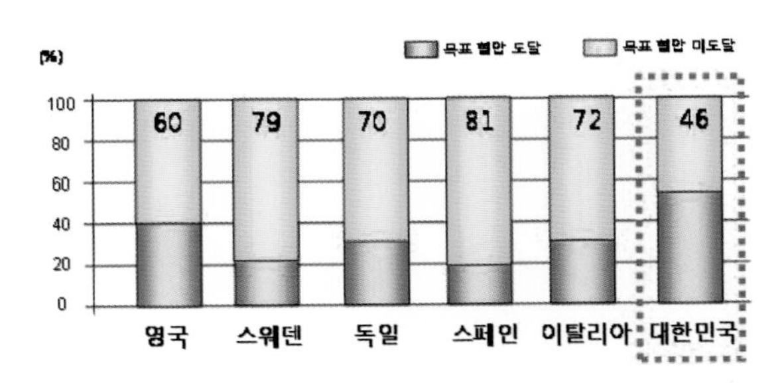

* 목표혈압: 수축기/확장기혈압 140/90 mm Hg

출처: Wolf-Maier et al. Hypertension 2004;43:10-17, 국민건강영양조사 2005

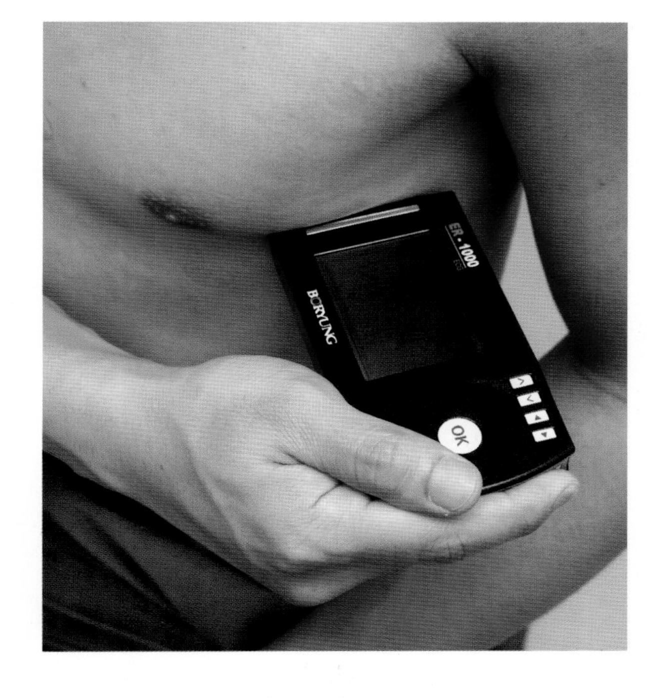

다.(2005 국민건강영양조사)
그중에서도 스스로 고혈압이 있다는 사실을 아는 경우는 약 60% 이며, 고혈압 환자들 중 치료를 받고 있는 경우는 47% 수준이다. 또 30세 이상 전체 고혈압 환자 중 혈압이 잘 조절되고 있는 비율은 30.8% 이며, 치료를 받고 있는 사람들 중 잘 조절되고 있는 경우는 약 55% 이다.
즉 고혈압은 우리가 생각하는 것보다 훨씬 흔하되 자신이 혈압이 있다는 사실을 인지하거나, 치료를 받고, 그중에서도 적정 혈압으로 잘 조절되는 경우는 많지 않다. 이 때문에 혈압을 잘 조절하고 있으면 자신의 고혈압에 대해 무지하거나 혹은 무시하는 혹은 미흡하게 조절하고 있는 주위의 누군가 보다 미래의 심혈관계 합병증에 대해 훨씬 안전할 수 있다는 점을 알아야 한다.

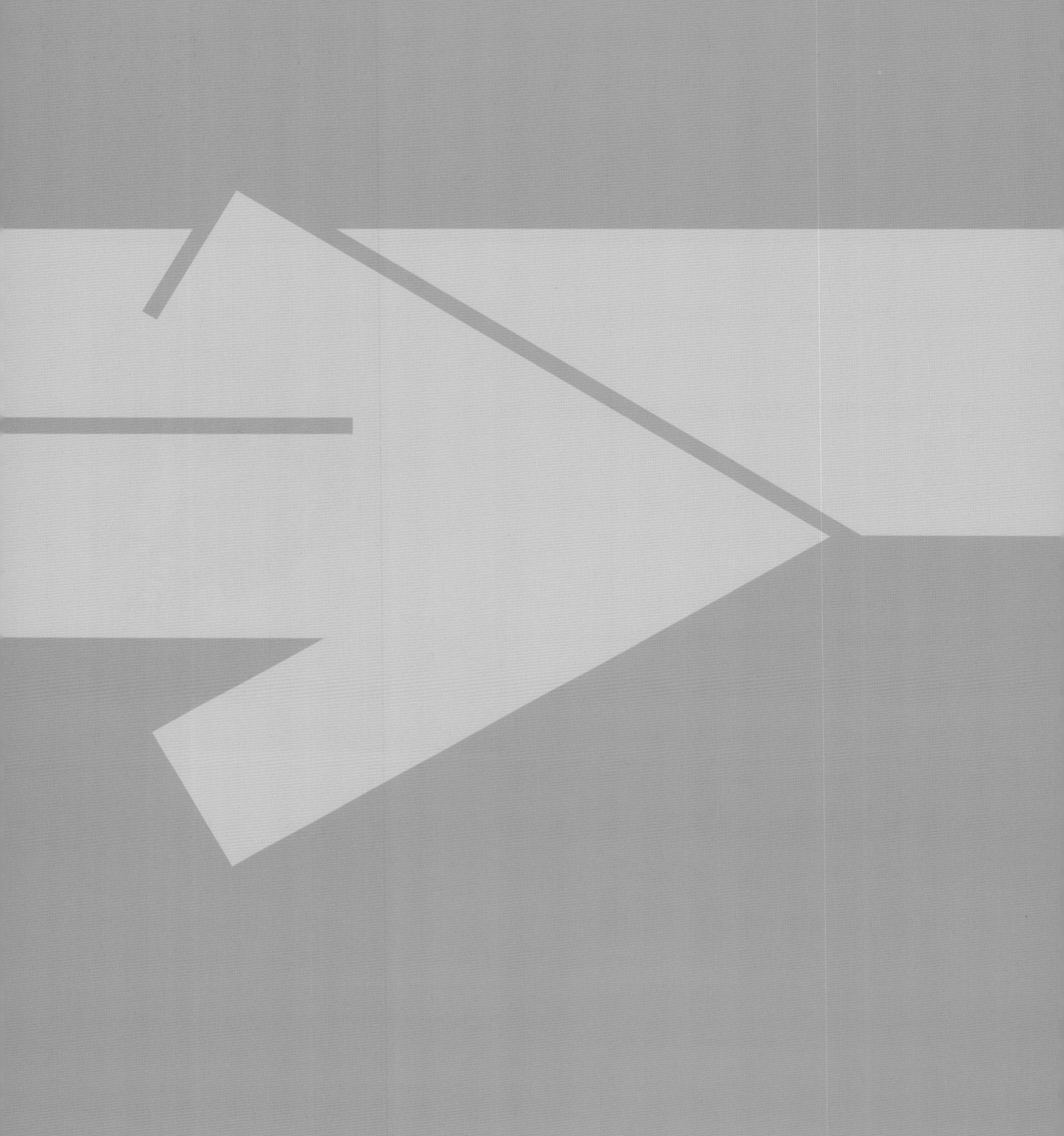

10 Medical Advice

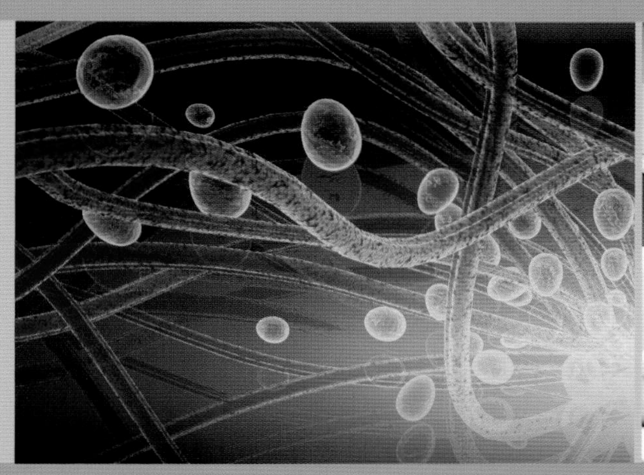
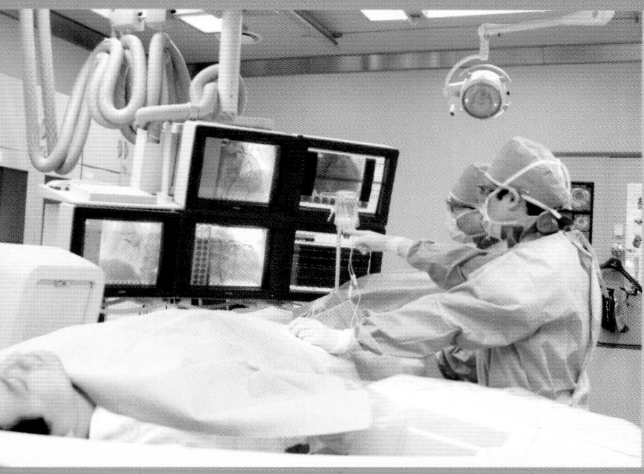

이상지질혈증, 콜레스테롤, 당뇨병 등과 심혈관 질환과의 관계

혈관 건강의 F학점

심혈관 질환을 일으키는 요인은 다양하다. 고혈압이나 당뇨병, 이상지질혈증이 있으면 혈관 질환으로 발전될 가능성이 크며, 콜레스테롤이나 비만 등도 혈관 질환과 밀접한 관계가 있다. 혈관 건강에 악영향을 주는 요인들은 어떤 것인지 정리해보자.

고혈압, 당뇨병, 이상지질혈증 있으면 혈관 질환으로 발전한다

이상지질혈증과 심혈관 질환의 관계

요즘은 우리가 흔히 사용하는 고지혈증이란 용어 대신 이상지질혈증이란 말을 주로 사용한다. 이상지질혈증 중에서 고콜레스테롤 혈증보다는, 높은 저밀도 지단백-콜레스테롤 혈증과 심혈관 질환이 관계가 있다고 증명되었다. 이들의 상관관계에 대해 알아보자.

서홍석(고려대학교 구로병원 심혈관센터 교수)

나이가 들면 특별한 위험 인자를 갖고 있는지, 또는 증상이 있는지와 무관하게 많은 사람들이 혈관벽에 죽상동맥경화를 가지고 있다.

미국 자료에 의하면 관상동맥에 죽상경화 변화는 10대 17%, 20대 37%, 30대 60%, 40대 71%, 50대 이상에서 85%에서 관찰된다. 다행히 죽상경화는 경과가 매우 양호하여 일부 혈관 질환으로 임상 증상이 발현된 경우를 제외하고는 평생 있어도 거의 문제가 없다. 그러나 죽상경화 병소는 고혈압, 당뇨병, 이상지질혈증 등의 위험 요소가 있으면 죽상반의 파열과 같은 병태 생리적 변화가 동반되면서 임상 증상이 나타나는 죽상경화성 혈관 질환으로 발전된다.

특히 위험 인자가 여러 개 있으면 산술적 비율이 아니라 기하급수적 비율로 심혈관 사고와 질병 발생 위험이 높아진다는 사실이 임상 연구(INTERHEART 등)에서 밝혀졌다. 이 중에서 이상지질혈증에 대해 좀 더 자세히 알아보자.

높은 저밀도 지단백-콜레스테롤 혈증이 심혈관 질환과 관련

일반적으로 고지혈증이라고 하는 고콜레스테롤 혈증은 엄밀히 말하면 정확한 용어가 아니다. 콜레스테롤이나 중성지방은 높으면 문제가 되지만 낮아도 문제가 될 수 있기 때문이다. 꼭 높은 경우만 문제가 되는 것은 아니라는 의미다.

따라서 요즘은 고지혈증이란 용어 대신 이상지질혈증이라는 말을 주로 쓴다.

이상지질혈증은 ▲고콜레스테롤혈증 ▲낮은 고밀도 지단백-콜레스테롤 혈증 ▲고중성지방혈증으로 나눌 수 있다. 이 중에서 고콜레스테롤 혈증보다는 높은 저밀도 지단백-콜레스테롤 혈증과 심혈관 질환이 상관관계가 있다는 사실이 많은 역학·예방 연구 결과에서 증명돼 있다.

단면적 연구인 7개국 연구는 세계보건기구의 통계를 이용하여 세계 각 지역의 관상동맥 질환에 의한 사망률과 총 콜레스테롤 농도의 연관성을 관찰한 것으로, 이들 사이에는 정(+) 상관관계가 있었다.

코호트 연구로는 프레이밍햄(Framingham) 연구, 풀링 프로젝트 리서치 그룹(Pooling Project Research Group) 연구, Multiple Risk Factor Intervention Trial(MRFIT 다위험인자 중재 시험) 등이 대표적이다. MRFIT은 36만1662명의 중년 남성을 대상으로 6년간 추적하여 조사한 연구로, 총 콜레스테롤 농도와

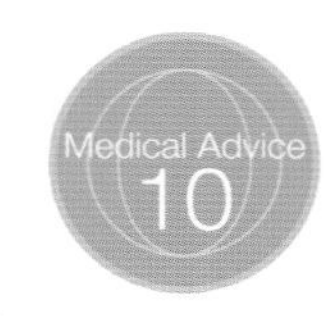

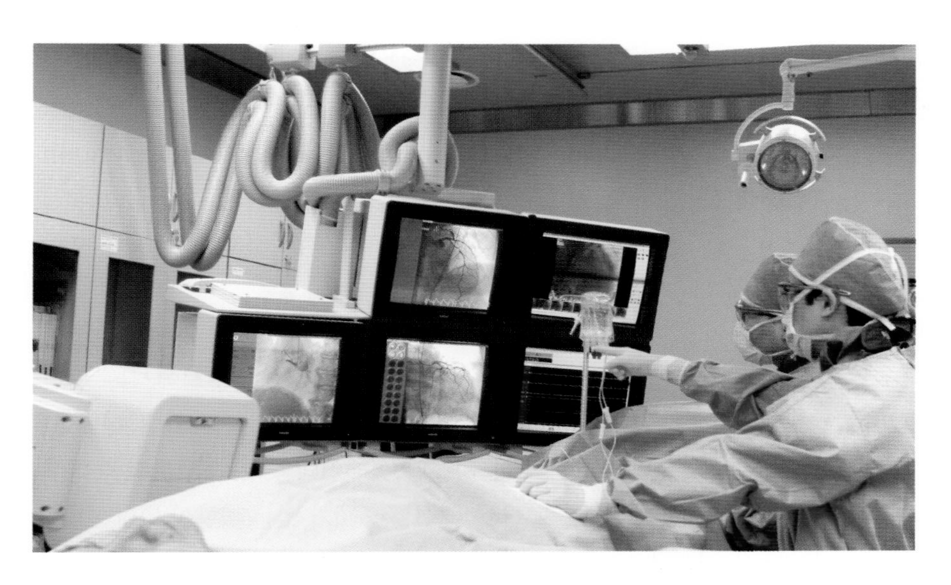

관상동맥 질환에 의한 사망률 사이에는 연속적인 정상관관계가 있었다.
총 콜레스테롤 농도가 180mg/dL부터 사망률이 서서히 증가하기 시작하여, 200mg/dL부터는 급속히 증가하였다. 가장 높은 10 백분율(percentile)의 경우(264mg/dL 이상)에는 아래 20 백분율(180mg/dL 이하)보다 사망률이 약 4배 높았다.

이렇게 콜레스테롤이 높으면 심혈관 질환의 위험이 높아진다는 사실이 밝혀짐에 따라 콜레스테롤을 낮추면 심혈관 질환이 예방·치료되는가 하는 의문이 제기됐다. 이를 규명하기 위한 임상 시험이 1990년대에 많이 이뤄졌다.
일차적 예방이란 관상동맥 질환이 없는 사람들이 관상동맥 질환 발생과 이에 의한 사망을 감소시키는 것이다. 식이요법 등의 생활요법은 비록 총 콜레스테롤 농도를 감소키는 효과는 크지 않으나, 합병증 없이 관상동맥 질환을 감소시키므로 이에 대해서는 논란이 없다. 약물요법의 효과에 대해서는 논란이 있었다.
하지만 최근 HMG CoA reductase 억제제(스타틴)를 이용한 일차적 예방 연구에서 스타틴은 총 콜레스테롤 농도를 대폭 저하시켰으며, 관상동맥 질환의 발생을 억제하는 효과가 있는 것으로 밝혀졌다. 일부 연구에서는 이에 의한 사망률은 물론 심혈관계 질환에 의한 사망률도 감소시킨다는 사실이 확인됐다.

고콜레스테롤 혈증은 관상동맥 질환의 위험 인자

이차적 예방이란 기존에 관상동맥 질환이 있는 환자에게 재발과 그에 의한 사망을 예방하는 것이다. 심근경색증의 재발이나 사망률을 관찰한 연구들과 관상동맥 조영술상 병변의 퇴화를 관찰한 연구들이 있다.
이차적 예방은 일차적 예방보다 생활요법과 약물요법의 효과가 뚜렷하기 때문에 적극 권장된다. 심근경색증이 있는 고콜레스테롤혈증 환자에게 니코틴산을 투여하면 대조군에 비해 총 사망률이 줄었다.
또 고콜레스테롤혈증을 가진 관상동맥 질환 환자를 대상으로 한 스칸디나비아 심바스틴 생존율 연구에서 스타틴은 관상동맥 질환의 재발은 물론 이에 의한 사망률과 총 사망률도 감소시켰다.

〈Cholesterol and Recurrent Events〉 연구에서는 총 콜레스테롤 농도가 이상지질혈증에 해당되지 않을 때도 스타틴을 사용해 농도를 낮추면 관상동맥 질환의 재발이 억제됐다.

식이요법, 약물요법 및 수술 등의 방법으로 총콜레스테롤 농도를 대폭 감소시켰을 때는 관상동맥 병변의 악화를 방지하고 퇴화를 촉진시켰다.

따라서 고콜레스테롤 혈증은 관상동맥 질환의 위험 인자이며, 이를 조절하면 질병을 발생을 예방할 수 있다는 사실은 분명하다.

단지 어떤 환자를 치료 대상으로 하며, 어떤 치료를 시행할 것인가 등의 과제만 남아 있다.

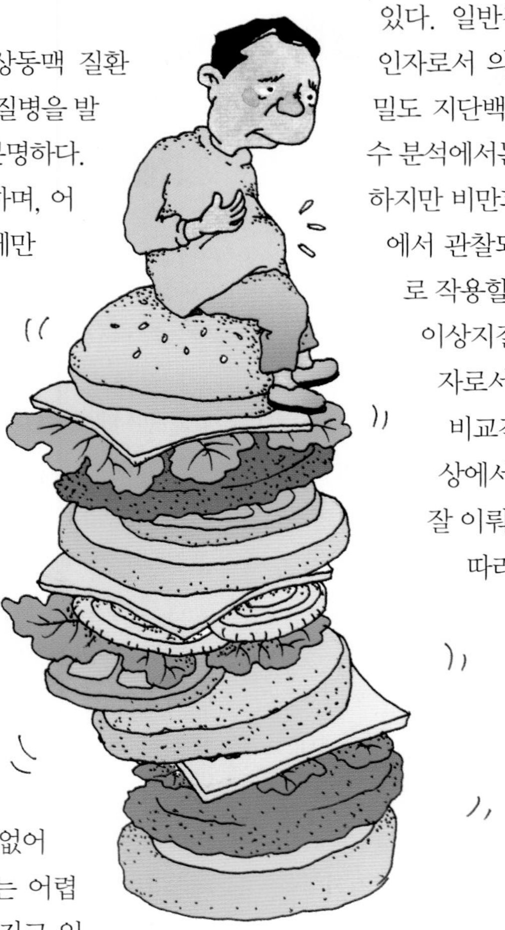

이상지질혈증은 심혈관 질환의 위험 요소

고밀도 지단백(HDL) 콜레스테롤의 농도는 관상동맥 질환의 발생과 직접적인 역(−) 상관관계가 있다. 즉 농도가 낮으면 질환 발생이나 재발이 증가하고, 높으면 줄어든다.

문제는 고밀도 지단백 콜레스테롤만을 상승시키는 약제가 따로 없어 이에 대한 예방 효과를 판정하기는 어렵다는 점이다. 관상동맥 질환을 가지고 있으면서 고밀도 지단백-콜레스테롤 농도가 낮은 남성 환자를 대상으로 한 〈Veterans Affairs High-Density Lipoprotein Cholesterol Intervention Trial(VA-HIT)〉 연구에서 피브린산 유도체(fibrate)는 관상동맥 질환의 재발을 감소시켰다.

고중성지방혈증의 영향에 대해서는 꾸준히 논란이 있다. 일반적으로 단변수 분석에서는 위험 인자로서 의미가 있으나, 콜레스테롤이나 고밀도 지단백 콜레스테롤 등으로 보정한 다변수 분석에서는 의미가 없는 경향이 있다.

하지만 비만과 연관하여 발생하는 대사증후군에서 관찰되는 고중성지방혈증은 위험 인자로 작용할 것으로 생각된다.

이상지질혈증이 심혈관 질환의 위험 인자로서 어떤 역할을 하는지에 대해서는 비교적 많이 밝혀졌는데도, 실제로 임상에서는 이상지질혈증에 대한 치료가 잘 이뤄지지 않고 있는 것이 현실이다.

따라서 많은 사람들에게 이상지질혈증의 위험을 알려 치료의 동기를 부여하고, 의료인에게는 이상지질혈증의 적절한 치료에 대한 교육을 실시해 치료율을 높임으로써 질병 예방을 극대화할 필요가 있다.

스타틴 복용과 열량 조절, 유산소운동으로 관리한다

이상지질혈증의 약물 치료와 생활요법

이상지질혈증은 혈액내에 나쁜 콜레스테롤이 늘고 좋은 콜레스테롤은 줄어든 상태이다. 이 질환을 가진 환자는 관상동맥 질환이나 심장 질환의 발생률이 높은 것으로 알려져 있다. 이상지질혈증은 정확히 어떤 것이며, 치료를 위해서는 어떤 방법이 있는지 알아보자.

김성환(고려대학교 안산병원 심혈관센터 교수)

이상지질혈증이란 혈액 내에 바람직하지 못한 '나쁜 콜레스테롤' 즉 총 콜레스테롤이나 LDL 콜레스테롤 또는 중성지방의 증가와 '좋은 콜레스테롤' 인 HDL 콜레스테롤이 감소한 것을 말한다.

이러한 이상지질혈증을 가진 환자들을 대상으로 한 현재까지의 연구 결과들을 보면 관상동맥 질환이나 돌연사와 같은 심장 질환의 발생률이 이들 환자군에서 매우 높은 것으로 나타났다.

따라서 미래에 발생할 수 있는 심장 질환을 예방하기 위해 이상지질혈증 환자들을 위한 생활 습관 개선과 효과적인 약물 치료 등이 포함된 체계적인 관리법이 필요하며 이를 바탕으로 한 적극적인 치료법도 중요하다.

LDL 콜레스테롤은 낮을수록 좋다

LDL 콜레스테롤의 상승은 관상동맥 질환의 발생 빈도를 증가시키는 주된 원인으로 알려져 있다. 따라서 이상지질혈증 치료의 1차 목표는 상승한 LDL 콜레스테롤을 낮추는 것이다.

하지만 콜레스테롤은 우리 몸을 구성하는 필수 구성 성분이므로 과연 얼마만큼 낮추는 것이 바람직한지 그리고 이로 인해 발생하는 부작용 등은 없는지 등에 관한 의문이 제기됐다.

최근까지 발표된 임상 연구 결과들을 살펴보면 관상동맥 질환의 고위험군 환자는 LDL 콜레스테롤을 70 mg/dL 미만으로 적극 낮추는 것이 가장 바람직하다고 되어 있다. 부작용 측면에서도 고용량 약제로 인한 위험성은 크지 않은 것으로 알려져 있다.

그러나 고위험군이 아닌 환자들에게 낮은 LDL 콜레스테롤 수치를 낮추는 것을 목표로 고용량의 약물을 사용하는 것은 바람직하지 않다.

HDL 콜레스테롤이란?

HDL 콜레스테롤은 죽상동맥경화증을 예방하는 것으로 알려져 있다. HDL 콜레스테롤은 남성은 40 mg/dL, 여성은 50 mg/dL 이상 유지되어야 하며, 이보다 낮은 경우를 저 HDL 콜레스테롤 혈증이라고 한다.

저 HDL 콜레스테롤 혈증은 심장혈관 질환의 독립적인 위험 인자로 치료 대상이 된다. 이 경우 금연, 체중 감량 또는 유산소운동 같은 생활 양식의 변화를 먼저 시도해야 한다.

이상지질혈증 환자의 약물 치료

현재 사용되고 있는 약제로는 스타틴, 피브린산 유도

체, 니코틴산 그리고 오메가3 지방산 등이 있다. 이러한 약제들은 단일 치료제 혹은 복합 치료제로 사용되고 있으며 개별 약제가 가지고 있는 각각의 장단점들이 있으나, 일반적으로는 스타틴 제제를 가장 많이 처방하고 있다.
단일 치료제로 사용되는 경우에는 비교적 안정성이 높다. 하지만 복합 투여 시에도 이러한 안정성이 유지되는지에 대해서는 우려의 목소리가 있는 것이 사실이다. 그러나 현재까지의 연구 결과 등을 종합해볼 때 병용 치료 시에도 이로 인한 위험성 증가가 없다는 것이 지배적인 의견이다.
오메가3 지방산의 정확한 기전은 밝혀지지 않았으나 어류나 해조류에 많은 DHA나 EPA 등을 주성분으로 하는 오메가3 지방산은 심장 질환의 1, 2차 예방 효과가 있는 것으로 알려졌다.
심장병 예방을 위한 용량으로는 적어도 하루 1g 이상이 권장되며, 중성지방을 낮추기 위해서는 2g 이상 복용해야 한다. 경우에 따라서는 12g까지 복용할 수도 있다.

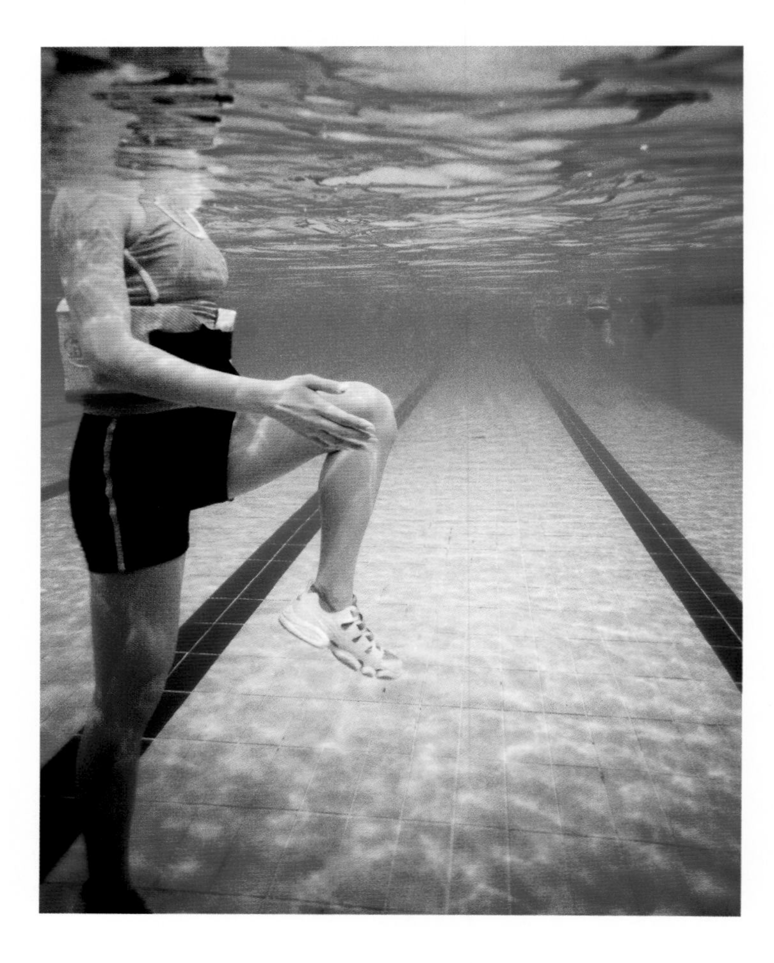

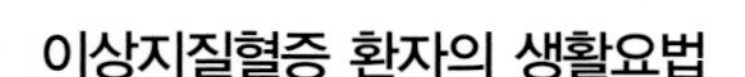

이상지질혈증 환자의 생활요법

이상지질혈증을 가진 모든 사람은 우선 생활요법을 시작해야 한다. 생활요법 중 식사요법은 정상 체중 유지를 위해 총열량을 조절해야 한다. 그리고 전체 지방, 포화지방 및 콜레스테롤 섭취량을 각각 하루 중 총열량의 25~35%, 7% 미만, 하루 200㎎ 미만으로 낮추어야 한다. 아울러 LDL 콜레스테롤을 낮추는 데 도움이 되는 식물성 스테놀은 하루 2g, 가용성 섬유질은 하루 10~25g의 섭취를 권장한다.
더불어 중등도(하루 30분 이상, 주 4회 이상)의 신체적 활동 유지를 권장한다. 특히 유산소운동은 HDL 콜레스테롤을 증가시키고 중성지방을 감소시키는 효과가 있으며, 심혈관계 질환의 위험도 개선에도 매우 효과적이다.

운동, 식이요법, 약물 치료로 이상적인 콜레스테롤 조합 만든다

HDL · LDL 콜레스테롤 기준, 더 강화되어야 하나?

콜레스테롤은 체내에 없어서는 안 된다. 하지만 너무 많은 콜레스테롤이 혈관으로 전달되면 심혈관 질환을 일으키므로 적절한 관리가 필요하다. 좋은 콜레스테롤과 나쁜 콜레스테롤의 기준은 어느 정도이며, 어떻게 조절해야 하는지 짚어보자.

홍순준(고려대학교 안암병원 심혈관센터 교수)

과도한 양의 콜레스테롤은 동맥경화증 유발

일반적으로 HDL 콜레스테롤은 좋은 콜레스테롤로 LDL 콜레스테롤은 나쁜 콜레스테롤로 알려져 있다. HDL 콜레스테롤이 올라가면 심혈관 사건의 빈도가 감소하고, 반대로 LDL 콜레스테롤이 올라가면 심혈관 질환과 관련된 사건이 증가하기 때문에 운동이나 식이요법, 약물 치료를 통해 가장 이상적인 HDL과 LDL 콜레스테롤의 조합을 만들고자 노력하고 있다.

HDL과 LDL 콜레스테롤은 체내에서 서로 다른 역할을 담당하고 있다. HDL 콜레스테롤은 체내에서 쓰고 남은 콜레스테롤을 간으로 전달하는 역할을 하며, 반대로 LDL 콜레스테롤은 간에 저장되어 있는 콜레스테롤을 체내의 필요한 곳에 전달하는 역할을 한다.

체내의 여러 조직은 콜레스테롤을 필요로 하며 각 조직으로 전달된 콜레스테롤은 세포막을 만드는 재료로 쓰이기도 하고, 우리 몸의 여러 스테로이드성 호르몬을 합성하는 재료로 사용되기도 한다.

이처럼 콜레스테롤은 체내에서 없어서는 안 되지만 너무 많은 콜레스테롤이 혈관으로 전달될 경우 동맥경화증의 진행을 촉진하여 심혈관 사건이 발생한다.

지금까지 나와 있는 치료 기준은 HDL 콜레스테롤은 남자는 40mg/dL 이상, 여자는 50mg/dL 이상으로 유지되어야 깨끗하고 건강한 혈관을 유지할 수 있다고 알려져 있다.

HDL 콜레스테롤이 60mg/dL 이상이면 관상동맥 질환을 감소시키는 효과가 있어 HDL 콜레스테롤을 올리는 약제 개발이 진행되고 있다.

흡연, 고혈압, 가족력, 연령에 따라 달라지는 LDL 콜레스테롤 기준

LDL 콜레스테롤은 개개인이 가진 위험 인자에 따라 목표 기준치가 달라진다. 우선 위험 인자는 흡연, 고혈압, HDL 콜레스테롤이 40mg/dL 미만인 경우, 심혈관 질환의 가족력, 연령(남성은 45세 이상, 여성은 55세 이상) 다섯 가지로 분류한다.

만약 5개의 위험 인자 중 1개 이하의 위험 인자만 가지고 있는 경우에는 LDL 콜레스테롤의 목표치를 160mg/dL 미만으로 정하며, 2개 이상의 위험 인자를 가지고 있는 경우(또는 10년 Framingham 위험이 20% 이하)에는 목표치를 130mg/dL 미만, 심혈관 질환이 있거나 대동맥류, 경동맥 질환, 당뇨병이 있으면 100mg/dL 미만으로 정한다.

최근에는 당뇨병이 있거나 관상동맥 질환으로 스텐트 삽입술을 시행한 고위험군 환자는 LDL 콜레스테

롤을 70mg/dL 미만으로 낮추는 것을 권장하고 있어, 어느 선까지 LDL 콜레스테롤을 낮추는 것이 좋은지에 대해서는 좀 더 추가적인 연구가 필요하다.
심혈관 질환이 발생한 환자의 LDL 콜레스테롤을 낮추면 이차적 심혈관 사건의 발생을 예방한다고 알려져 있다. 심혈관 질환의 과거력이 없는 사람에게서도 LDL 콜레스테롤을 낮추면 향후 발생할 심혈관 사건의 빈도를 10% 정도 낮출 수 있다.
LDL과 HDL 콜레스테롤 수치를 각각 조절할 수도 있고, HDL/LDL 콜레스테롤의 비율을 0.3 이상 유지하는 것을 목표로 할 수도 있다.

유산소운동과 체중 조절,
목표 콜레스테롤 유지

신생아의 LDL 콜레스테롤은 40 mg/dL 이하로 나온다. 하지만 어른들의 LDL 콜레스테롤은 이보다 훨씬 높다. 성인의 LDL콜레스테롤은 모든 동물을 통틀어 가장 높은 수치를 보인다. 태어날 때는 낮았던 LDL 콜레스테롤이 성인이 된 뒤에 이처럼 높게 나오는 이유는 운동 부족이나 비만, 흡연, 지나친 포화지방산 섭취 등이 원인이 아닌가 생각된다.
HDL 콜레스테롤을 높게, LDL 콜레스테롤을 낮게 유지하기 위해서는 하루 30분 정도의 규칙적인 유산소 운동과 포화지방산 섭취를 7% 이하로 유지하고 체중 조절, 금연을 시행한다.
생활요법 개선만으로 HDL, LDL 콜레스테롤 목표치에 도달하지 못하면 스타틴, 나이아신, 파이브레이트 같은 약제의 도움을 받을 수 있다.

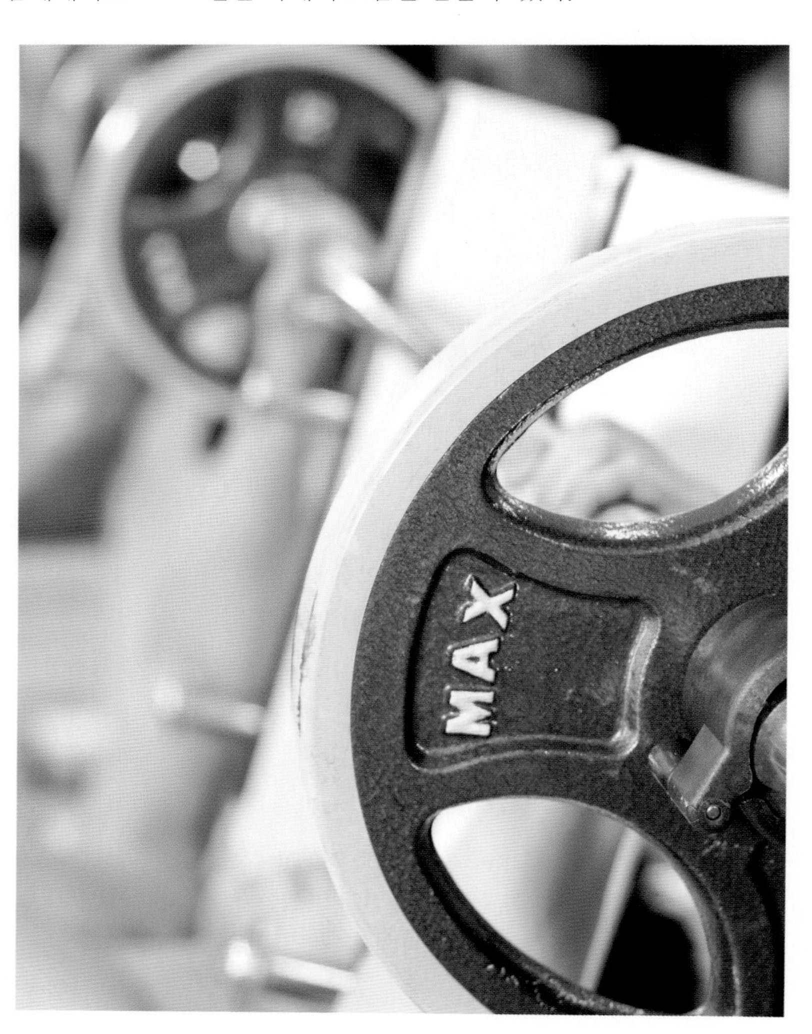

혈관이 분포한 모든 조직에 침범한다

당뇨병, 혈관 망가뜨리는 주범

당뇨병은 눈이나 신장, 신경, 심장 등 혈관 질환 합병증을 유발할 수 있다. 그러므로 당뇨병 환자는 평상시 운동요법이나 식이요법 등으로 혈관 관리에 세심한 주의를 기울여야 한다. 당뇨병으로 인한 만성 합병증에는 어떤 것이 있는지 알아보자.

최운정(고려대학교 구로병원 심혈관센터 교수)

당뇨병을 장기간 앓으면 혈관이 분포한 모든 조직 또는 기관을 침범하는 임상 증후군이 발생하는데, 이를 당뇨병의 만성 합병증이라고 부른다. 당뇨병 만성 합병증의 기본적인 병리 생리는 혈관 질환이며 침범하는 장기와 혈관의 크기에 따라 다음과 같이 분류된다. 눈에 생기는 망막증, 신장에 생기는 신장병증, 신경 특히 말초신경에 발생하는 신경병증들은 미세혈관의 손상에 따라 발생하므로 '미세혈관 합병증' 이라고 부른다. 또한 심장에 생기는 협심증, 뇌혈관 경색으로 대표되는 뇌졸중, 하지동맥폐색증은 중간 크기 이상의 동맥을 침범하므로 '대혈관 합병증' 이라고 부른다.

1. 미세혈관 합병증

① 망막증

당뇨병이 있는 사람은 눈의 망막 혈관의 내피세포가 증식하여 망막 혈관이 좁아지거나 막히게 된다. 따라서 조직의 허혈(虛血) 현상을 초래하므로, 이를 보상하기 위해 새로운 혈관이 증식하는데, 이렇게 단시간에 만들어진 혈관들은 쉽게 출혈을 일으키며, 망막 내에 생긴 출혈은 실명을 초래할 수 있다. 오랫 동안 당뇨병을 앓고 있는 환자의 60%에서 발견되며, 사고에 의한 경우를 제외한 실명의 가장 주된 원인이다.

② 당뇨병성 신장병증

콩팥의 사구체막이 두꺼워지면서 선택적인 소변 걸러내기 작용이 손상되어 단백질과 같이 우리 몸에 필요한 물질들을 소변으로 잃어버리게 된다. 더 진행되면 사구체의 경화로 사구체 면적이 줄어들어 필요 없는 노폐물을 소변으로 배설하지 못하는 상태인 만성 신부전이 초래된다. 전체 당뇨병 환자의 30% 이상에서 관찰되며 혈액투석이나 신장이식이 필요로한 환자의 가장 많은 부분을 차지하고 있다.

③ 신경병증

신경에 영양을 공급하는 작은 혈관이 좁아지거나 막혀서 말초신경의 신경 전달 과정이 장애를 받거나 괴사하여 이상 감각을 느끼거나 감각의 소실이 초래되는 질환이다. 전체 당뇨병 환자의 약 60% 이상에서 발견되며 하지 절단에 이르는 당뇨병성 족부 궤양의 주된 원인이다.

2. 대혈관 합병증

대혈관 합병증의 주된 병리는 죽상경화증이다. 임상적으로는 관상동맥 심장병, 뇌혈관 질환 및 말초혈관 질환의 형태로 나타나며, 이러한 합병증은 당뇨병이

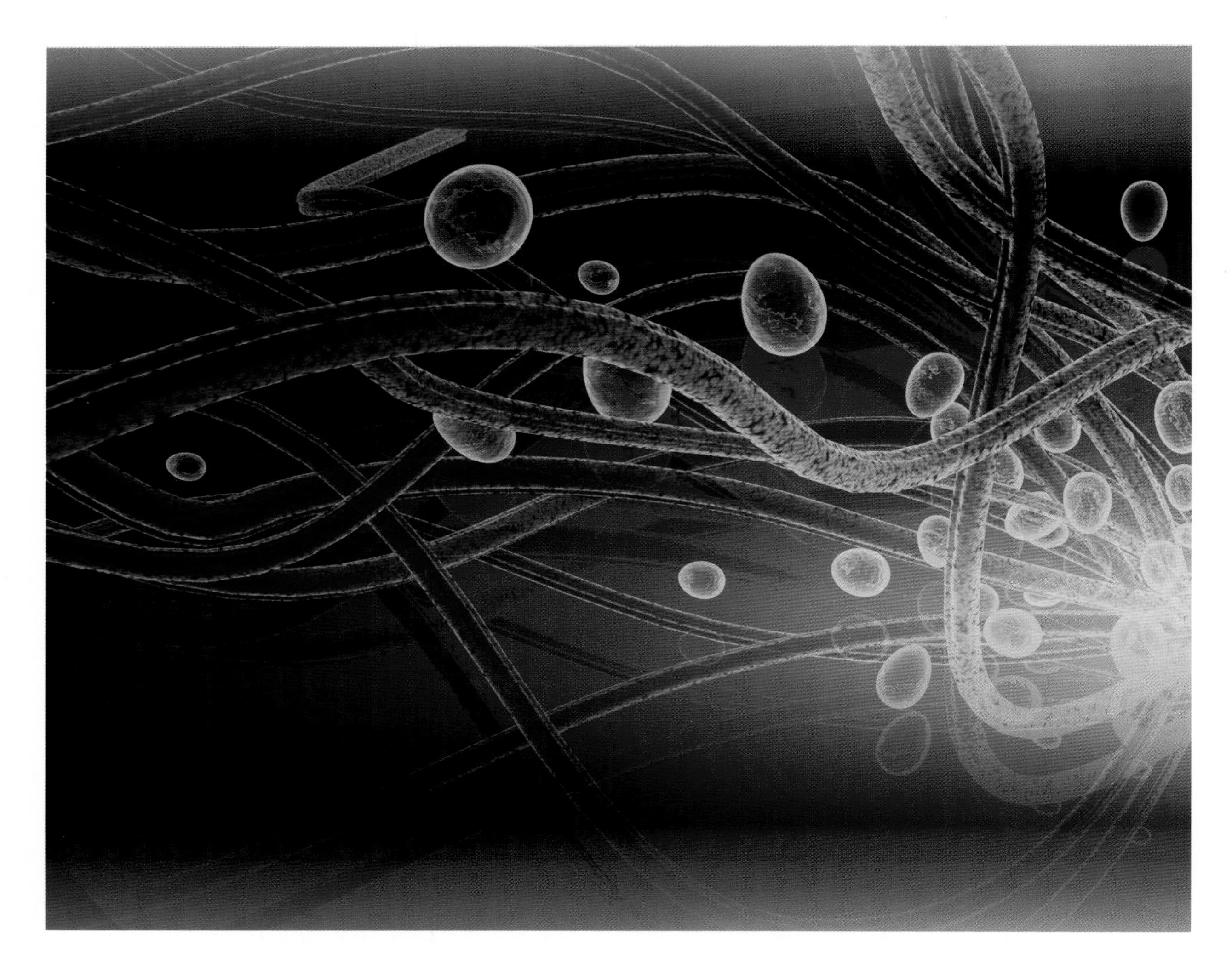

없는 사람에 비해 그 빈도가 2~5배 높으며 당뇨병 환자의 주된 사망 원인이 된다.

① 관상동맥 질환

임상에서 가장 흔하며 문제가 된다. 죽상경화증에 의해 발생하며 관상동맥의 내강이 좁아져 심근으로 가는 혈액이 원활히 공급되지 못해 허혈 현상이 나타난다. 임상적 표현인 협심증, 심근경색증, 부정맥, 울혈성 심부전증, 급사의 빈도와 사망률은 당뇨병이 없는 사람보다 당뇨병 환자가 더 높다. 최근에는 당뇨병 자체가 심장병의 위험 인자라고까지 여겨지고 있는 실정이다.

② 뇌혈관 질환

허혈성 뇌혈관 질환(뇌경색)과 출혈성 뇌혈관 질환(뇌출혈, 지주막하출혈)으로 분류되며 이와 같이 뇌의 정상 혈액 공급이 방해되어 나타나는 모든 신경 질환을 뇌졸중이라 한다. 당뇨병 환자의 뇌졸중 빈도는 당뇨병이 없는 사람보다 2배 이상 높으며, 이 질환에 의한 사망률 또한 높다.

③ 말초혈관 질환

당뇨병 환자에게서 하지동맥 죽상경화증에 의하며, 당뇨병이 없는 사람에 비해 약 5배나 흔히 관찰된다. 당뇨병을 오래 앓은 사람의 30% 이상에서 말초혈관 질환이 나타난다. 당뇨병 환자는 혈당 관리를 포함한 치료에 충분히 힘써야 한다.

운동요법으로는 무리한 운동보다는 자신의 역량에 맞게 걷기 및 빠르게 걷기 운동이 혈관 관리에 도움이 된다. 산책은 1분 당 60~90보 정도의 속도로 30~60분 걷는 것이 좋다.

비만과 대사증후군이 혈관에 미치는 영향

복부 비만이 심혈관 질환 유발한다

비만은 모든 질병의 공통적인 원인이다. 복부 비만, 특히 내장지방이 축적되면 대사증후군, 고혈압, 당뇨병 등의 원인이 되며 더 나아가 심혈관 질환을 야기한다. 체지방량을 줄이고 근육 양을 늘려 심장과 혈관을 튼튼히 유지하자.

김응주(고려대학교 구로병원 심혈관센터 교수)

비만과 대사증후군, 혈관과 무슨 관계가 있나?

비만은 대사증후군의 요소들인 고혈압, 낮은 고밀도 지질(HDL-C), 높은 중성지방과 고혈당의 공통된 분모로 알려져 있다.

대사증후군의 정의에 대해서는 가이드라인마다 조금씩 다르지만, 국제당뇨병학회(IDF)는 기본적으로 복부 비만이 있으면서 그 외 요인이 두가지 이상인 경우로 정의하고 있다. 그 이유는 복부 비만이 인슐린 저항성뿐 아니라 많은 염증 상태와 관련을 가지고 나머지 일련의 대사증후군 요인들을 흔히 동반하기 때문이다.

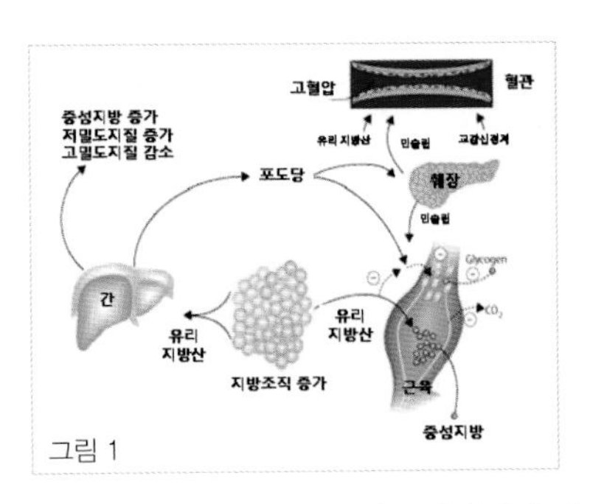

그림 1

<그림 1>에서 보는 것처럼 지방조직이 늘면 그로부터 분비된 유리지방산이 간으로 가 포도당, 중성지방 등의 생산이 늘어난다. 그러면 몸에 이로운(혈관에 좋지 않은 지방의 축적을 막아주는) 고밀도 지질(HDL-C)은 저하되며, 반대로 혈관 죽상경화의 주요인인 저밀도 지질(LDL-C)은 증가한다.

유리지방산은 또 근육이 인슐린에 잘 반응해 혈중의 포도당을 흡수하는 작용을 방해한다. 즉 인슐린 저항성을 일으켜 고혈당을 유발한다. 높아진 혈당과 일부 유리지방산은 췌장으로부터 과다한 인슐린의 분비를 유도하고, 이러한 고인슐린 혈증은 결국 염분의 재흡수와 교감신경의 활성을 증가시키는 등의 기전으로 고혈압을 초래한다.

한편 지방조직 내부에는 지방세포 외에도 염증세포(대식세포 및 수지상 세포)들이 존재한다. 그런데 이들 역시 비만의 정도에 따라 증가함으로써 각종 염증 관련 물질들의 분비는 늘리고, 몸에 이로운 아디포넥틴 같은 물질의 분비는 감소시키는 데 관여한다.(그림 2)

이러한 현상들은 간에서는 포도당의 생성을 늘리면서도 근육에서는 인슐린 저항성을 더 악화시키고, 다시 유리지방산의 양을 늘리는 등의 악순환을 부른다. 그 과정에서 혈액을 맑게 해주는 효소들 대신 혈액의 점도를 높이는

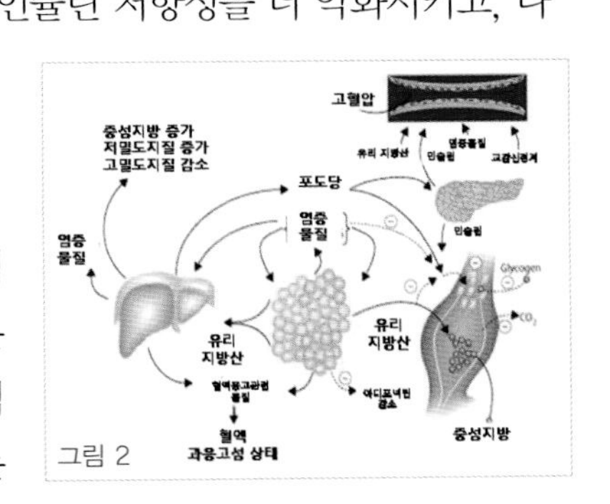

그림 2

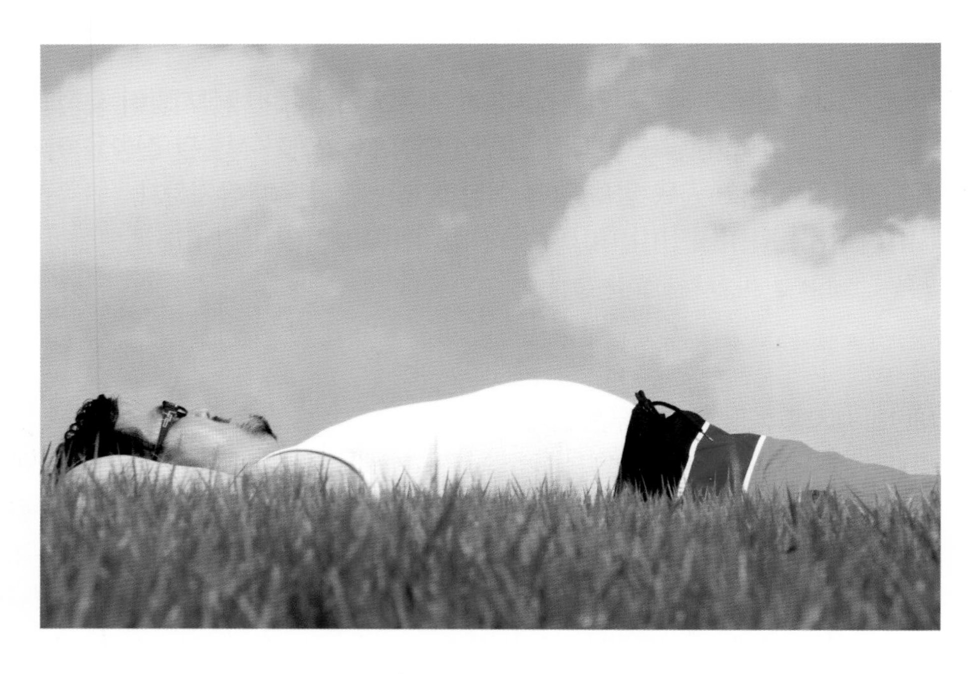

물질 등이 늘어나면서 우리 몸은 혈전이 쉽게 발생할 수 있는 조건이 된다.
더욱이 고인슐린혈증을 기반으로 하는 고혈당, 이상지질혈증, 고혈압 같은 인자들은 우리 몸의 산화 스트레스를 높여 혈관 표면을 거칠게 하고 유연성을 잃게 한다. 이로 인해 협심증, 심근경색증, 뇌졸중, 심부전 등 다양한 형태의 심장 및 뇌혈관 합병증이 발생한다.

건강을 위협하는 내장지방을 없애야 한다

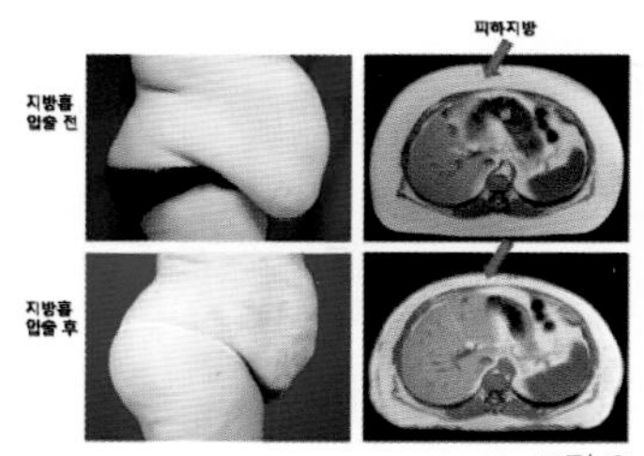

그림 3

그렇다면 뚱뚱하다고 다 문제가 되는 것일까? 반대로 마른 상태라면 문제가 없는 것일까? 지방 흡입술로 내 몸의 지방을 인위적으로 제거한다면 건강해지는 것일까? 마지막 질문부터 대답하면 '아니오' 다.

최근 연구에 의하면 지방 흡입술 전 당뇨병이 없던 8명의 경우 총 9.1 kg, 당뇨병이 있던 사람 7명이 평균 10.5kg의 지방을 제거했다. 〈그림 3〉 이들을 대상으로 10~12주 뒤 측정한 근육, 간, 지방조직에서 인슐린에 대한 감수성은 나아지지 않았으며, 혈중의 염증 물질들 또한 감소하지 않았다. 인슐린에 대한 감수성이 높을 수록 인슐린에 잘 반응해 혈중 포도당을 잘 제거한다.
몸에 이로운 아디포넥틴도 여전히 낮은 상태를 유지했고, 혈압, 혈당, 인슐린, 지질 등과 같은 심혈관계 위험 인자들 역시 개선되지 않았다.(뉴 잉글랜드 저널 오브 메디신) 즉 많은 양의 지방을 제거했지만 모두가 피부 바로 아래에 있는 '피하지방' 이었을 뿐 정작 우리의 건강을 위협하는 복강 내의 '내장지방' 은 아니었기 때문이다.

지방 제거술이 아닌 다이어트, 약물 치료, 베리아트릭 수술의 경우는 에너지 균형 자체를 마이너스 방향으로 유도해 내장지방을 줄이고 근육 내 지방, 간 내 지방, 지방세포 크기, 지방조직으로부터의 지방산 분비 등을 줄인다.

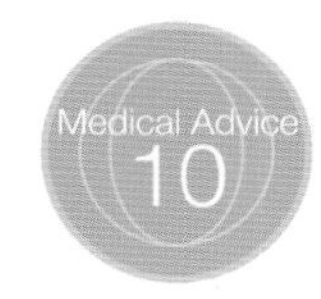

따라서 이들 방법에 의해 체중 감량이 많이 일어나지 않아도 좋은 효과를 볼 수 있는 반면, 지방 흡입술은 결정적으로 내장지방에는 전혀 영향을 미치지 못하기 때문에 큰 도움이 되지 않는다.

겉보기에는 그리 뚱뚱하지도 않고 체질량 지수도 정상이지만, 알고 보면 내장 지방이 많은 경우가 있다. 이른바 '마른 비만' 혹은 '저근육형 비만' 이라고 하는 경우다. 이들은 정상 혹은 약간 낮은 체중에 비해 상대적으로 체지방량이 많거나 적당하더라도 근육량이 적은 상태다. 이는 노인들이나 혹은 주로 앉아서 생활하는 사람들, 또는 여러 원인으로 왕성하게 활동할 수 없는 환자들(예: 악성 종양)의 경우에서 흔히 볼 수 있다.

육체 활동은 적고 근육 양도 줄면 섭취된 칼로리를 제대로 소비하지 못해 내장지방이 과도하게 축적된다. 이처럼 내장지방은 많이 쌓이는데 인슐린이 가장 효과적으로 작용하는 골격 근육은 줄어든 상태이므로 인슐린 저항성이 쉽게 유발된다. 그러면 비만에 의한 악순환과 그로 인한 심혈관계 합병증이 생기기 쉽다.

비만이라면 다 같은 비만일까?

똑같이 체질량 지수 기준에 따른 비만 그룹에 속하더라도 인슐린 저항성이 없고, 대사적으로 건강한 경우가 약 32%에 이른다는 최근의 보고가 있다. 이처럼 비만이라도 대사증후군을 동반하지 않으면 심혈관계 질환의 위험성이 증가하지 않는다고 한다.

이는 과도한 지방조직에서의 내분비 작용에 대한 반응이 무디거나 내분비 기능 자체가 달라서일 가능성이 있다. 하지만 이들에게서 공통적으로 발견되는 현상은 건강한 육체적 활동량이 많다는 것이다.

요약하면 비만, 엄밀하게 말해 복부 비만, 그것도 내장지방이 많이 축적되면 대사증후군, 당뇨병, 고혈압, 이상지질혈증의 공통 원인이 될 수 있다. 이는 나아가 심혈관 질환을 야기할 수 있다. 따라서 건강한 생활 습관을 통해 체지방량을 줄이고, 근육 양을 늘리는 것이 비만을 막고 심장과 혈관을 튼튼하게 보존할 수 있는 최선책이다.

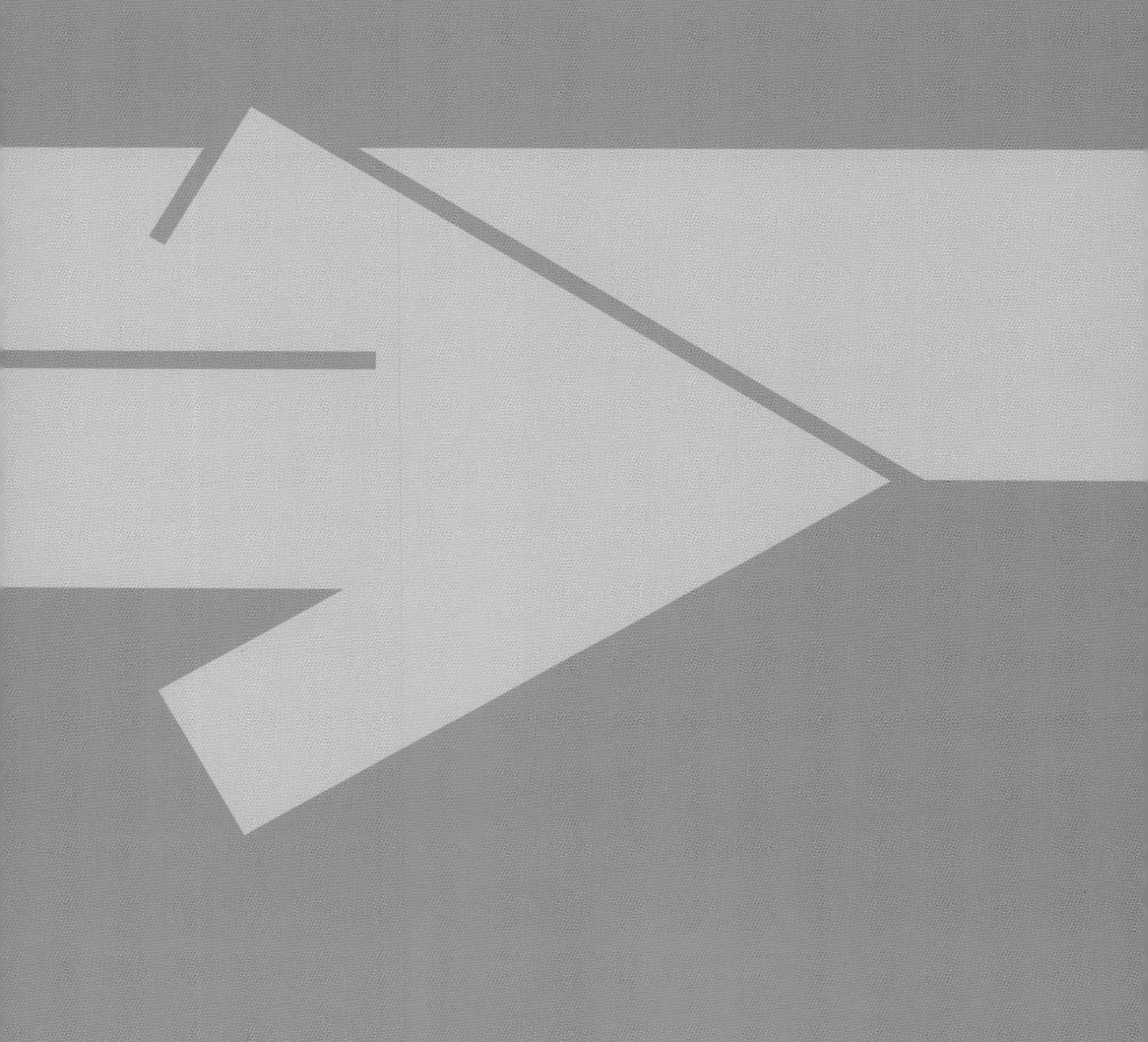

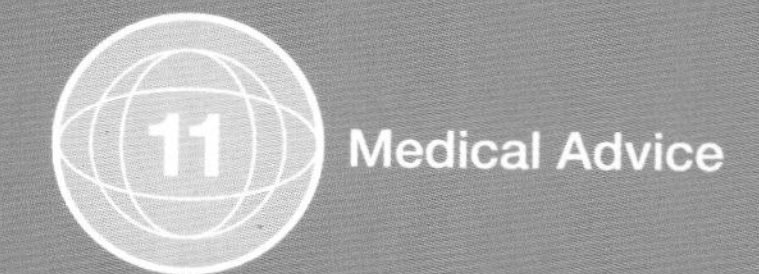

Medical Advice

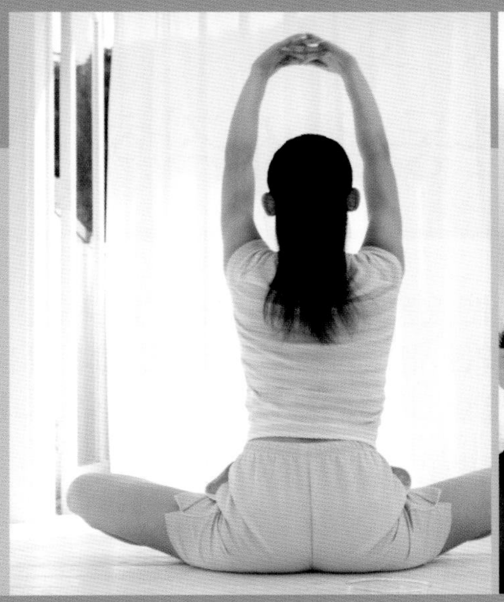
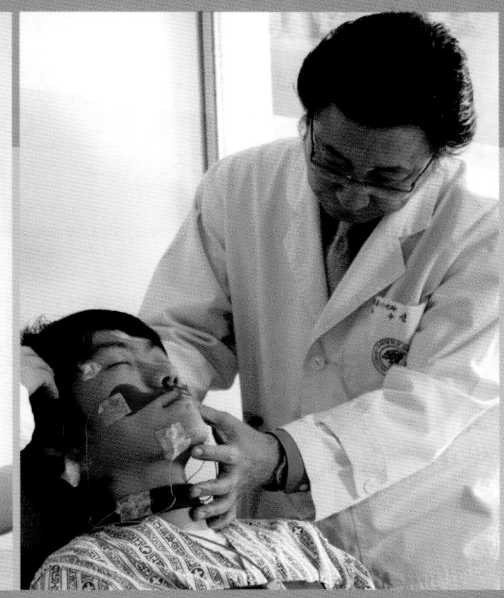

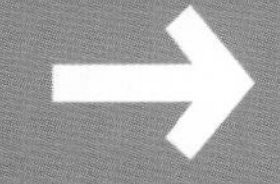

심장 질환 예방을 위한 생활 가이드

심장과 올바른 생활 습관

모든 병은 생활 습관과 밀접한 관계가 있다. 심장 질환도 마찬가지. 나에게 맞는 운동 프로그램과 식생활, 금연과 절주 등 올바른 생활 습관으로 충분히 예방할 수 있다는 사실을 기억하자. 심장 질환을 미연에 방지할 수 있는 생활 가이드를 정리했다.

나에게 맞는 운동 프로그램은 무엇인가?

정확한 신체검사 후 내 몸에 맞는 운동을 시작하자

운동의 중요성은 누구나 알지만 정작 어떤 운동을 선택할지 고민하다가 시간을 보내는 것이 현실이다. 운동은 일단 시작하는 것이 중요하다. 모든 사람에게 다 좋은 운동은 없다. 내 몸 상태를 고려한 운동을 선택하는 것이 좋으며, 시작하기 전 다양한 검사를 통해 내게 맞는 운동 프로그램을 짜는 것이 가장 중요하다.

송우혁(고려대학교 안산병원 심혈관센터 교수)

내 신체 상태에 맞는 운동이 가장 좋은 것

진료실에서 환자들에게 운동을 권유하면 "어떤 운동이 좋은 가요"라는 질문을 흔히 듣는다. 그러면서 '걷는 것이 좋은가요, 아니면 등산이 좋은가요', '수영이 좋다고 하던데요', '마라톤을 해도 될까요' 라는 등의 질문이 잇따른다.

이런 질문을 들으면 의사로서 참으로 난감하기 짝이 없다. 심장 전문가들이 말하는 것은 운동에 대한 일반 원칙일 뿐 환자 개인에게 꼭 맞는 운동을 딱 잘라 말하기가 어렵기 때문이다. 물론 환자들로서도 진료실 밖에서 자신에게 가장 적합한 운동의 종류와 강도 등을 정확히 알아볼 만한 데가 없다. 아무리 좋은 운동이라도 환자들은 자신의 상태를 정확히 고려해서 프로그램을 짜야 하므로 운동하기가 쉽지 않다.

그렇다면 환자에게 어떤 운동이 가장 좋을까? 결론부터 말하자면 어느 특정한 운동이 환자에게 가장 좋다고 말할 수 없다는 것이다. 너무 뻔한(?) 대답이라 실망스럽겠지만 사실이다.

등산을 예로 들어보자. 대체로 등산은 아주 좋은 운동이라고 할 수 있다. 하지만 이는 등산을 개개인에 맞게 적당하게 했을 때만 해당한다. 등산을 하다 급성 심근경색증에 걸려 119구조 헬리콥터로 병원으로 이송했다는 언론 보도를 흔히 보곤 한다.

실제로 한 유명한 심장내과 의사가 밤늦게까지 일한 후에 오래 운전을 한 뒤 바로 등산을 하다 돌연사 한 사례도 있다. 등산이 아무리 좋은 운동이라고 해도 몸 상태를 고려하지 않고 무리하면 생명을 앗아갈 수도 있음을 보여주는 사례다.

모든 사람들에게 다 좋은 운동이 있을까? 답은 역시 '없다' 다. 어떤 운동이든 과격하지만 않으면 운동을 하지 않는 것보다 좋다는 것은 주지의 사실이다. 즉 어떤 운동이든 상관없으며, 운동하는 사람의 상태에 맞게 적절히 하는 것이다.

만성질환으로 진단 받은 환자들뿐만 아니라 건강한 사람, 건강해 보이지만 잠재적인 위험 요소를 가진 사람 등 모든 사람이 적극적인 신체 활동 또는 운동을 해야 한다. 실제로 진료실에서 만나는 환자들 뿐만 아니라 주위에서 만나는 거의 모든 사람이 운동을 해야 한다고 생각하고 있다. 건강한 삶을 위해서는 운동이 필수라고 생각하는 시대에 살고 있는 것이다.

반드시 운동 전에 검사를 통해 프로그램을 구성

운동은 신체 활동의 한 형태로 체력을 유지 또는 향상시키기 위해 행해지는 계획적이고, 구조적이며 반

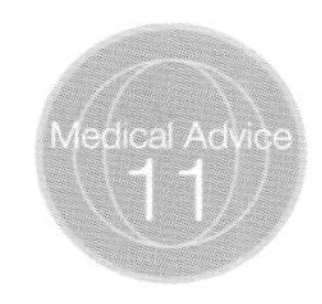

복적인 신체 활동으로 정의된다. 운동할 때는 자신의 상태를 파악하고 운동 프로그램을 선택해야 한다고 말했는데, 운동을 시작하기 전에 운동의 목적을 분명히 할 필요가 있다.

예를 들어 만성 질환을 앓는 환자가 건강을 유지하기 위해 하는 운동과 별다른 질병 없이 건강한 사람이 몸매를 아름답게 가꾸기 위해서 하는 운동은 다르며, 그에 따라 운동 프로그램도 달라져야 할 필요가 있다. 다시 말하면 운동하는 사람들 각자의 상태에 따라 알맞은 운동을 선택, 적절한 강도로 운동해야 한다는 것이다.

심혈관 질환이 없는 사람들이라면 대부분 운동을 시작하는데 별다른 제한점은 없다. 하지만 심혈관계, 호흡기계 혹은 내분비계 질환이 있거나 관절염 같은 정형외과적인 질환이 있다면 운동을 시작하기 전에 먼저 질환에 대해 고려해야 한다.

실제로 정상적인 심혈관계를 가진 건강한 성인들은 고강도의 힘든 운동을 해도 심장 사고 발생 위험이 거의 없다. 하지만 관상동맥 질환을 가진 환자는 고강도 운동 시 심장 사고의 위험률이 정상인의 100배 이상 높아진다.

또한 운동하기 전에 체지방 등의 신체 구성, 심폐 지구력, 근력과 근지구력, 유연성 등에 대한 전반적인 검사가 필요하다. 이를 기초로 운동 프로그램을 구성해야 운동을 통해 안전하게 체력을 향상시키고 만성 질환의 위험도 줄일 수 있다.

운동은 일주일에 3~5일, 시간은 20~60분이 적당하며 운동은 목적에 따라 적절하게 선택해야 하지만 대

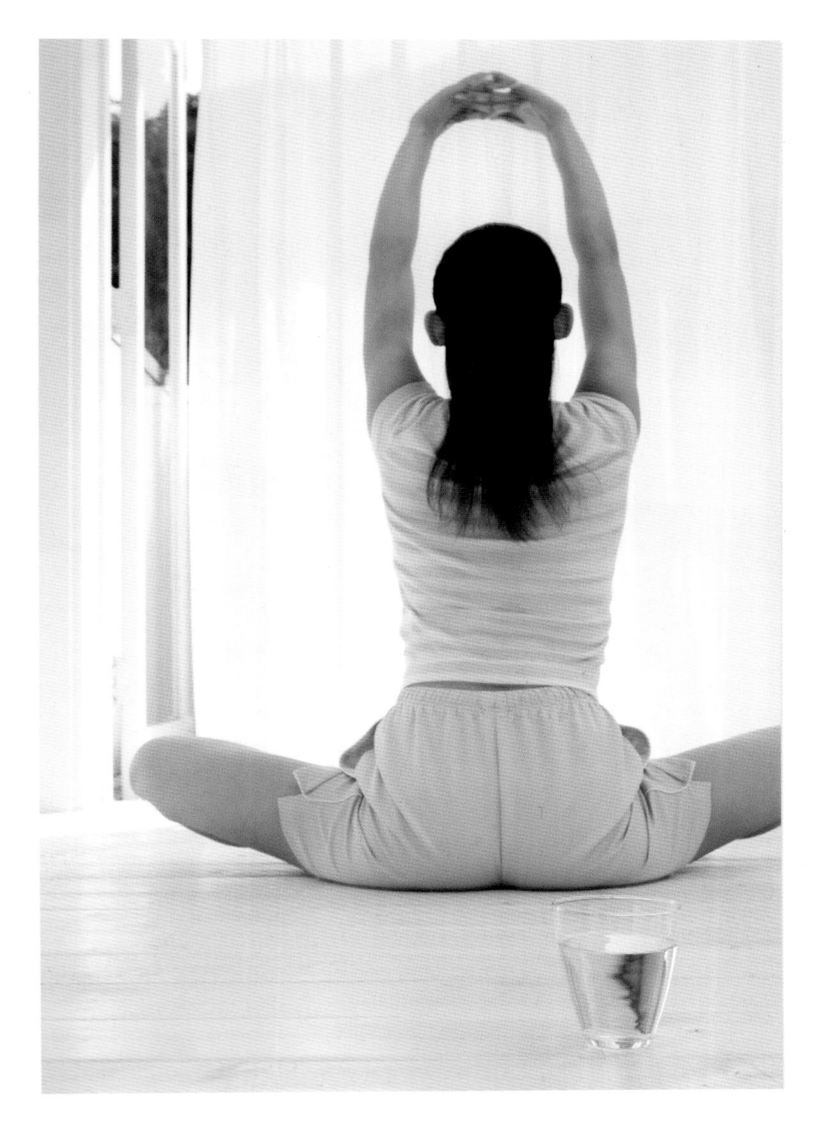

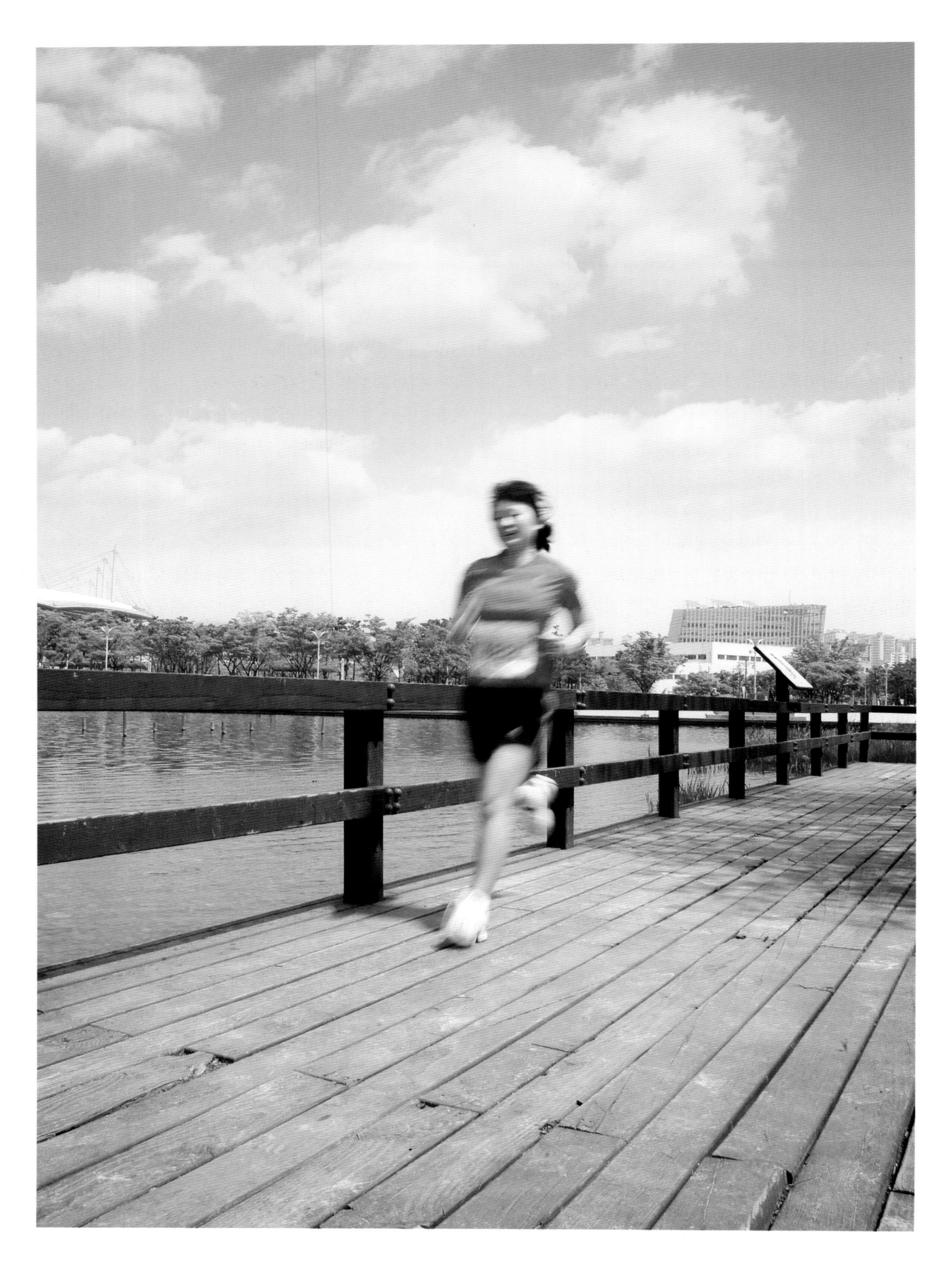

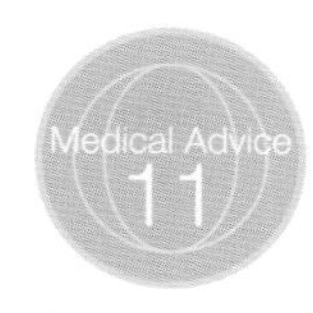

부분의 경우 운동 종목 제한은 별로 없다. 어떤 종목의 운동을 하는지보다 어느 정도의 강도와 빈도로 하는 지가 운동 중에 발생할 수 있는 심장 사고 등을 예방하는 데 중요하다.

대개 운동은 약간 힘들다고 느끼는 정도의 중간 강도의 운동을 추천하며, 일주일에 3~5일 하는 것이 좋다. 한 번 운동할 때 시간은 20~60분 권장한다. 운동 전후에는 준비운동과 마무리 운동을 꼭 해야 한다.

준비운동과 마무리 운동은 대개 예비 심박수(최고 심박수에서 안정 시 심박수를 뺀 심박수)의 10~30%로 가볍게 5~10분 하면 된다. 주로 가벼운 체조, 걷기, 스트레칭 등으로 이뤄진다.

준비운동은 관절과 근육을 이완시키고 혈류를 증가시키며 체온과 유산소 요구 수준을 높이는 효과가 있어, 운동 때 발생할 수 있는 심장 사고나 근골격계의 손상을 예방할 수 있다. 마무리 운동은 적절한 속도로 정상적인 맥박으로 복귀하게 함으로써 운동 후 저혈압이나 어지럼증을 줄일 수 있다. 또 체열의 발산을 촉진하며 정적인 회복보다 젖산 제거를 촉진하고 운동 후 혈장 카테콜아민의 잠재적이고 해로운 효과를 저지할 수 있다. 이는 심장 사고의 예방에 도움이 된다.

준비운동과 마무리 운동을 제외한 본 운동은 20~60분 정도 하는 것이 좋다. 심폐 체력이 좋지 않은 사람은 예비 심박수의 30~60%의 운동, 이상이 없는 사람이라면 예비 심박수의 60~80% 강도로 하는 것이 좋다.

본 운동에는 심폐 지구력, 저항성 트레이닝(웨이트 트레이닝), 유연성 프로그램들을 모두 포함하는 것이 좋다. 운동 프로그램은 보통 운동을 시작해 1~6주 정도 시행하는 초기 단계, 그 뒤 4~8개월간 이뤄지는 향상 단계, 그 이후의 유지 단계로 구성된다. 운동 시작 후 수개월간 점차 운동 강도와 빈도를 높인 뒤 유지하도록 한다.

심폐 지구력을 증진시키는 유산소운동은 숨이 차지 않으며 큰 힘을 들이지 않고도 할 수 있는 운동이다. 몸 안에 최대한 많은 양의 산소를 공급함으로써 심장과 폐의 기능을 향상시키고 강한 혈관조직을 갖게 하는 효과가 있다.

장기간에 걸쳐 규칙적으로 실시하면 운동 부족과 관련이 높은 고혈압, 동맥경화증, 이상지질혈증, 허혈성 심장 질환, 당뇨병 등을 적절히 예방할 수 있을 뿐만 아니라, 비만 해소와 노화 현상을 지연시킬 수도 있다.

걷기, 조깅, 등산, 수영, 자전거 타기, 에어로빅, 마라톤 등이 여기에 속한다. 에어로빅은 1968년 미국의 심장병 전문의인 케네스 쿠퍼가 심장병 치료를 위한 운동요법으로 고안했는데, 미국 항공우주국에서 우주비행사의 신체 적성 프로그램으로 이용되어 큰 호응을 얻은 뒤부터 예방의학적 차원에서 대중 운동으로 확산됐다.

상체와 하체를 모두 운동할 수 있는 종목 선택

운동을 심하게 하지 않으면서도 근육을 적당히 수축·이완시켜 최대 효과를 거두려면 운동 강도, 운동 지속 시간, 운동 빈도 등을 고려해야 한다.

운동 강도는 최대 운동 능력의 40~85% 범위에서 처방한다. 일반적으로 건강한 성인은 60~80% 범위, 최대 운동 능력이 낮거나 운동을 처음 시작하는 사람은 40~60% 범위 내에서 운동을 시작하는 것이 좋다. 운동 빈도는 각 개인의 건강과 체력 수준에 달려 있다.

정상 성인은 최소한 일주일에 3회 정도는 운동을 해야 심폐 지구력이 향상되는데, 체력 수준이 높아지면 5회 정도로 늘리는 것이 심폐 지구력의 지속적인 향상에 도움이 된다. 최대 운동 능력이 낮은 사람은 1회 운동 시간을 5분 정도로 하여 하루에 3~4회로 나누는 것이 좋다.

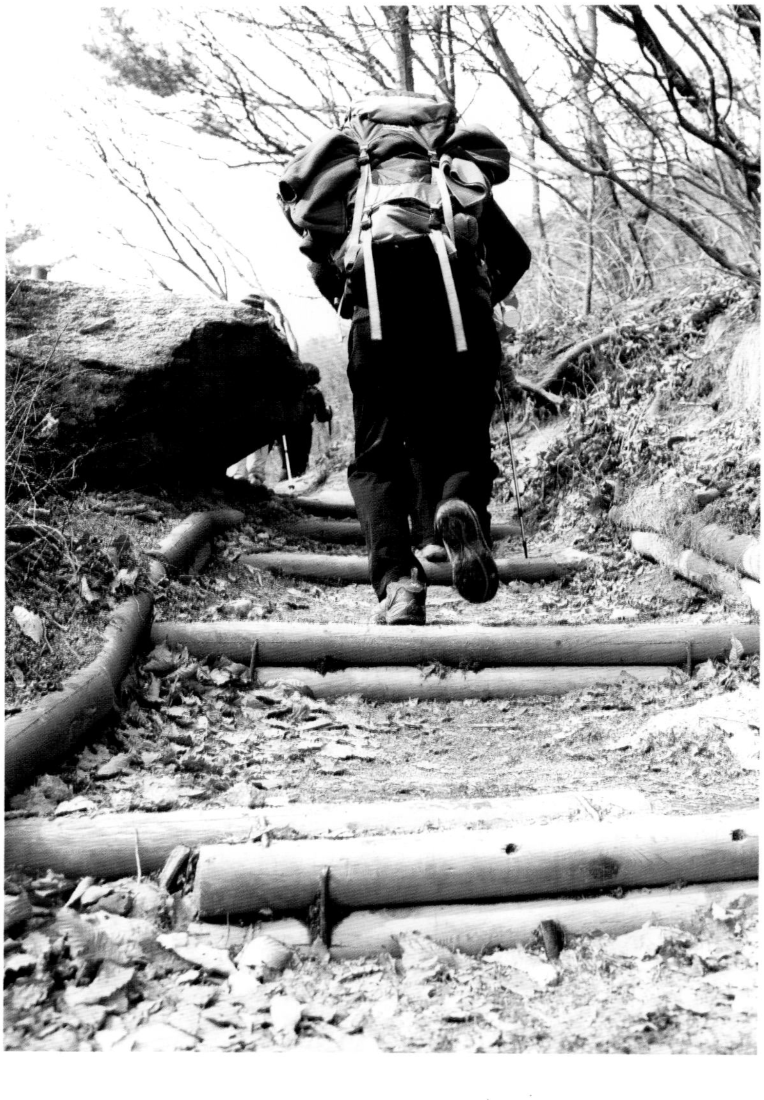

운동 빈도를 주 5회 이상으로 할 경우에는 걷기, 달리기 등 체중 부담을 안고 하는 운동과 수영, 자전거 타기 등 체중 부담이 없는 운동을 번갈아 실시하는 것이 좋다.

유산소운동에 의한 심폐 지구력 향상은 심폐 기능의 강화와 함께 말초 근육의 근체력 향상에 의한 것이다. 근체력 향상은 유산소운동 시에 훈련되는 근육의 산화 능력을 증가시키는 세포 및 효소 적응과 관련된 말초적 변화에 의한 것으로, 장기간 유산소운동에 의해 훈련된 근육과 비훈련된 근육의 심폐 및 대사적 반응은 차이가 있다. 즉 장기간의 유산소운동으로 다리 근육만 훈련된 경우라면 팔운동만 할 때 심폐 지구력 향상의 효과를 느끼기 어렵다는 것이다. 이를 특수성 원칙이라고 한다.

그러므로 유산소운동을 할 때는 상체와 하체를 모두 운동할 수 있는 종목을 선택하는 것이 좋다. 예를 들어 걷기가 노인들에게는 가장 좋은 유산소운동이라고 알려졌는데, 단순한 걷기보다는 폴을 사용하는 노르딕 워킹이나 걸을 때 손을 흔들면서 걷는 파워 워킹이 더 좋은 유산소운동이라고 할 수 있다. 등산할 때도 노르딕 워킹처럼 폴을 사용하는 것이 다리로 가는 체중의 부담을 덜어주면 팔운동하는 효과를 볼 수 있다.

본 운동에는 심폐 지구력 향상을 위한 유산소운동과 함께 저항성 운동(웨이트트레이닝)과 유연성 개선을 위한 스트레칭

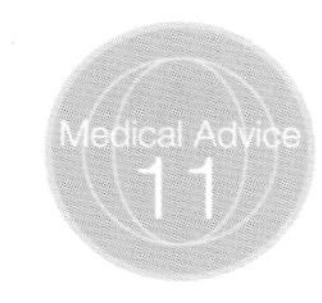

등을 포함하는 것이 좋다.

저항성 운동은 심폐 지구력 향상에는 큰 도움이 되지 않아도 웨이트 트레이닝으로 근력과 근지구력을 향상시키면 일상생활에서 받는 생리적 스트레스를 줄일 수 있어, 삶의 전반에 걸쳐 기능적인 독립성을 유지하는 데 도움이 된다.

웨이트트레이닝은 팔, 어깨, 가슴, 등, 복부, 엉덩이, 대퇴부, 다리 등 전신의 주요 근육이 모두 훈련되게 구성하여 8~10회 반복하는 것이 좋으며, 2~3일 간격으로 여러 근육을 돌아가며 트레이닝하는 것이 좋다.

정적 운동(Static Exercise)보다 동적 운동(Dynamic Exercise)을 권장하는데, 주의할 점은 웨이트트레이닝을 할 때 숨을 멈추면서 힘을 주지 않는 것이다. 웨이트트레이닝을 할 때 몸 일부에 평상시보다 많은 힘을 주면 혈압 상승이 일어난다.

혈압 반응은 동원된 근육의 크기보다는 얼마나 힘을 주려고 하는 노력 정도에 따라 일어난다. 작은 근육, 예를 들어 주먹을 꽉 쥐는 동작도 힘들여 하면 혈압이 많이 상승하는데, 호흡을 멈추면서 힘을 줄 때는 혈압이 극단적으로 높아질 수 있다.

그러므로 웨이트트레이닝을 할 때는 구심성 동작과 원심성 동작 시 모두 적절하게 근육의 긴장을 유지하면서 정상적인 호흡을 유지해야 한다.

운동은 준비운동→본 운동→마무리 운동 순으로

노인의 경우 유연성 부족은 일상생활을 할 수 있는 능력을 감소시킨다. 유연성은 개인마다 다를 뿐 아니라 각 관절마다 다르고 근력과 질병(예: 관절염)을 포함한 많은 요인들에 의해 영향을 받는다.

스트레칭에 의한 유연성 개선 효과를 얻으려면 매일 스트레칭을 하는 것이 좋다. 반복적인 반동의 힘을 이용하는 동적 스트레칭은 근육의 염좌를 초래할 수 있으므로 바람직하지 않다. 따라서 불편함을 초래하지 않는 범위에서 정적 스트레칭을 통해 천천히 이완하고, 그 자세를 일정 시간 유지하는 것을 2~4회 반복하는 것이 유연성 개선에 효과적이다.

또 운동을 시작하면서 준비운동 단계에서 스트레칭부터 시작하는 것을 많이 보는데, 이보다는 맨손체조나 천천히 걷기 등 다른 준비운동을 하여 체온을 증가시킨 후 스트레칭을 하는 것이 좋다.

운동할 때 칼로리 소모는 하루 150~400lkcal 수준으로, 1주일에 최소한 1000kcal가 소모되게 하는 것이 바람직하다. 칼로리를 소모하는 데는 저항성 운동인 웨이트 트레이닝보다 유산소운동이 더 효과적이다. 체중 감량 효과를 얻으려면 1주일에 2000kcal 이상의 칼로리 소모가 일어나도록 운동 시간과 강도를 높여야 한다.

저항성 운동인 웨이트트레이닝 시에도 분당 4~10kcal의 에너지 소비가 일어난다. 유산소운동보다 에너지 소비는 적지만 웨이트트레이닝에 의한 근육 양 증가의 효과를 무시해서는 안 된다. 근육은 같은 크기의 지방보다 무게가 약 5배 정도 더 나간다. 즉 같은 무게라면 부피가 1/5이라는 말이다.

운동한 후에 몸무게가 변하지 않았더라도 같은 무게의 지방이 같은 무게의 근육으로 바뀐 결과라면 몸매가 훨씬 좋아졌음을 의미한다. 또한 효과는 적지만 기초대사량을 증가시키는 효과도 있다.

흔히 하는 질문 중에 운동을 아침에 하는 것이 좋은가, 아니면 저녁에 하는 것이 좋은가 하는 것이 있다. 아침 운동보다는 저녁 운동이 더 좋다는 말이 그럴

듯해 보이지만, 적절하게 준비운동을 한 뒤 본 운동을 한다면 아침이나 저녁이나 별 차이가 없다. 운동 시각보다는 준비운동→본 운동→마무리 운동 과정을 모두 지키는 것이 더 중요하다.

운동은 심혈관 질환과 우울증 해소에 도움

운동의 이점은 심혈관 질환의 위험을 감소시키는 것부터 우울증 발생을 줄이는 것까지 매우 다양하다. 단순히 건강상의 이익을 얻기 위한 운동 강도나 시간은 심폐 지구력 향상을 위해 요구되는 운동 강도보다 낮으며, 보통 성인의 경우 1주에 3일 정도 중등도 강도의 운동을 20~30분 하는 것으로도 목표를 달성할 수 있다. 평소 운동을 전혀 하지 않는 사람이라면 더 적은 운동 시간만으로도 건강상의 이점을 얻을 수 있다. 예를 들어 등산을 좋아하는 사람은 1주일에 한 번 또는 한 달에 1~2번 정도 몇 시간씩 등산을 하며 몰아서 운동을 한다. 하지만 1주일에 한 번 여러 시간을 몰아서 한 번 운동하는 것보다는 20~30분 가벼운 산행을 1주일에 서너 차례 하는 것이 몸의 손상을 줄이고 건강을 증진하는데 도움이 된다.

지금까지 운동 방법이나 이점 등을 정리해보았는데, 중요한 것은 운동을 시작해야 운동의 이점을 얻을 수 있다는 점이다. 일단 결심이 서면 어떤 운동이든 시작하는 것이 중요하다. 실내 · 외에서 우리가 할 수 있는 운동의 종류는 참으로 많다.

현재 개발 중인 흥미로운 운동 프로그램을 소개한다. 고려대 안산병원 심장내과는 2010년 봄을 목표로 우리의 전통 무예에 현대 의학을 접목해 새로운 운동 프로그램을 개발하고 있다. 이 운동은 우선 심장 질환 환자와 노인들에게 먼저 보급한 뒤 일반인에게 확산시킬 계획이다.

어떤 운동이든 좋다. 단순한 맨손체조도 좋고 걷기, 달리기, 등산, 수영, 자전거 타기, 에어로빅, 요가, 태극권, 필라테스, 웨이트트레이닝 등 일단 운동을 시작해 운동 효과를 느끼는 것이 중요하다. 그리고 흥미를 가지고 운동을 생활의 일부분으로 자리 잡게 한다면 운동의 이점을 충분히 얻을 수 있을 것으로 기대한다.

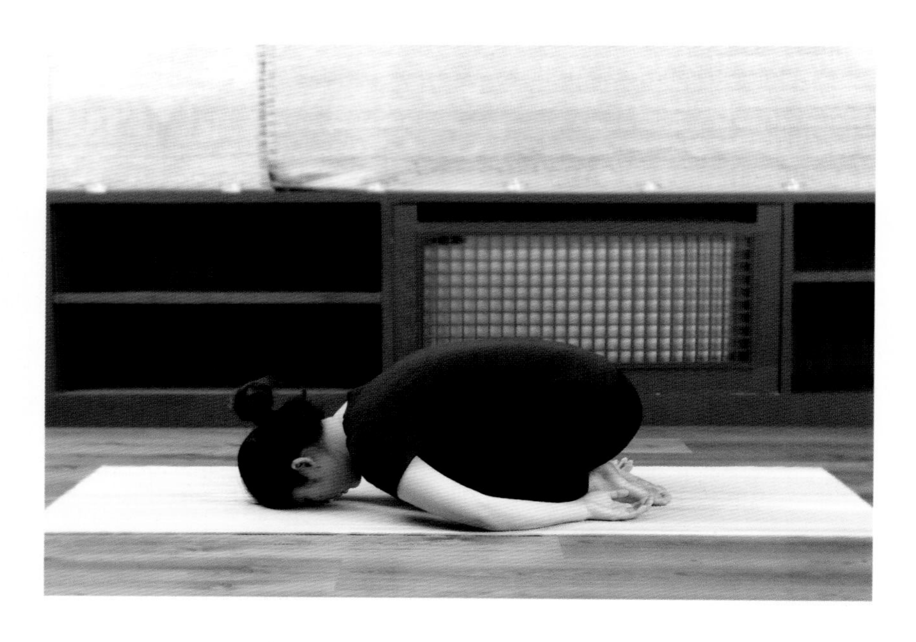

제대로 먹어야 심장이 튼튼해진다

과일과 야채는 많이, 소금과 설탕을 줄여 심장 질환 예방한다

심혈관 질환이 늘어나는 원인 중 하나가 육류 섭취를 늘이면서 운동은 덜하는 것이다. 음식과 생활 습관을 바꾸는 것이 심혈관 질환을 예방하는 첫걸음. 심장에 좋은 식이요법은 무엇인지 일목요연하게 정리해보았다.

임상엽(고려대학교 안산병원 심혈관센터 교수)

우리나라에서는 심혈관 질환의 발생 증가율이 빠른 속도로 증가하고 있어 국가적인 차원에서의 대처가 필요하다고 생각된다. 심혈관 질환이 급증하는 데는 여러 가지 원인이 있겠지만 육류 섭취 증가, 운동량 감소, 높은 흡연율 등을 가장 큰 이유로 본다. 심혈관 계통을 포함한 전체적인 건강 증진을 위해서는 일생 동안 음식과 생활 습관을 잘 길들이는 것이 좋다. 보양식이나 건강식을 몇 차례 한다고 해서 혈관이 좋아지지는 않는다.

2008년 미국 심장학회가 발표한 자료 등을 중심으로 심장에 좋은 식이요법을 알아보자.

1. 과일 · 야채 · 생선

과일과 야채에는 영양소와 섬유소가 많고 칼로리가 적다. 과일과 야채를 충분히 섭취하면 심장병, 뇌졸중, 고혈압의 위험도가 줄어든다. 특히 녹황색 채소나 과일이 좋으며 수분이 풍부한 것이 도움이 된다. 주스로 만들어 먹는 것보다 있는 그대로 먹는 것이 좋다. 등 푸른 생선은 혈관 건강에 좋은데, 일주일에 생선 두마리 정도를 먹도록 하자.

▶2008년 미국 심장학회 최신 지견

과일과 야채를 많이 먹는 사람이 심혈관 질환 발생률이 낮은 것으로 조사됐다. 118명의 고혈압 환자에게 매일 과일과 야채를 먹게 한 뒤 조사한 결과 1회 먹을 때마다 혈액 흐름이 6.2% 가량 증가한 것으로 나타났다.

2. 저지방 식이 및 육류

체중 증가는 포화지방 섭취와 비례한다. 지방이 많은 육류의 섭취를 줄이는 것이 바람직하며, 육류를 먹어야 한다면 가능한 한 살코기를 먹는 것이 좋다. 포화지방을 많이 먹으면 나쁜 콜레스테롤이 상승한다. 이는 콜레스테롤이 많은 음식을 먹는 것보다 콜레스테롤을 더 많이 높인다.

음식을 튀기면 트랜스지방산이 생성되는데, 이 역시 나쁜 콜레스테롤을 상승시켜 혈관에 악영향을 준다. 특히 같은 식용유로 여러 번 튀기면 나쁜 효과는 더 커진다. 이런 과정을 거쳐 만드는 패스트푸드는 심혈관에 좋지 않은 영향을 줄 수 있다. 수소화 처리된 기름을 사용한 스낵이나 마가린, 쇼트닝 등에도 트랜스지방산이 많다.

달걀 노른자와 조개, 새우 등에 콜레스테롤이 많이 들어 있지만 이 음식들을 먹어도 생각만큼 혈중 콜레스테롤이 상승하지 않는다. 삼겹살 등의 포화지방을 섭취할 때 콜레스테롤이 더 많이 올라간다.

▶2008년 미국 심장학회 최신 지견

2008년 미국 심장학회는 육류, 치즈 등의 고지방 식이를 많이 섭취하고 야채, 콩류, 포도주, 녹차와 홍차, 생선 등을 적게 섭취하면 중요한 심장 질환 위험 요소인 좌심방 기능에 나쁜 영향을 미친다고 발표했다.

심혈관계 질환이 없는 5000여 명의 성인을 대상으로 허리둘레, 혈중 중성지방, 공복 혈당, 고농도 지방 단백질 콜레스테롤, 수축기 및 이완기 혈압, 좌심방 기능 등 대사증후군과 관련이 있는 식사 습관을 연구했다.

그 결과 고지방식 식사를 하는 사람은 좌심방 기능에 장애가 발생할 가능성이 커진 반면 과일과 야채, 생선을 많이 먹는 사람들은 좌심방 기능에 문제가 없었다. 따라서 심혈관 질환이 없는 사람일지라도 대사증후군을 예방하려면 평소 고지방식 식사를 줄이고 야채와 생선, 녹차 등을 즐겨 마실 것을 권고했다.

▶2008년 미국 심장학회 최신 지견

땅콩, 완두콩, 강낭콩 등 콩류(Non-soy Legumes)가 LDL-콜레스테롤을 낮춘다는 연구 결과가 발표됐다. 콩류의 효과와 혈액 내 지방을 평가하기 위해 298명을 대상으로 12회에 걸쳐 무작위 비교 분석을 실시한 결과 콩류 성분이 풍부한 음식을 섭취한 사람들의 평균 콜레스테롤 수치가 13.52mg/dℓ이었고, LDL수치가 평균 10.80mg/dℓ나 감소한 것으로 나타났다.

3. 곡물

복합 탄수화물, 비타민, 미네랄, 섬유소 등이 많아서 심혈관 질환의 위험도를 감소시킨다. 도정을 하지 않은 현미류는 나쁜 콜레스테롤을 감소시키고, 식사 후 포만감을 지속시키기 때문에 체중 조절에 도움이 된다. 하루에 25g 이상 섭취를 권장한다.

동물성 단백질 대신 콩 단백을 섭취하면 나쁜 콜레스테롤과 중성지방이 감소한다. 특히 콜레스테롤이 높은 사람에게 효과가 있다. 땅콩의 지방산은 혈관에 도움을 준다.

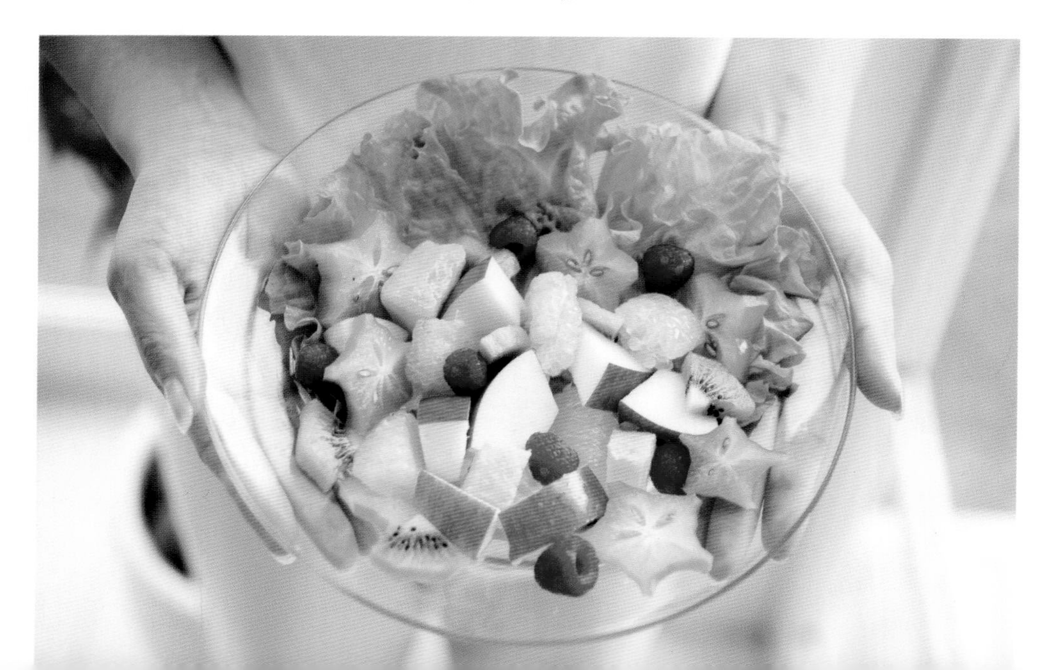

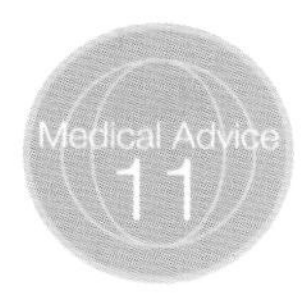

4. 녹차 등의 차 · 비타민

▶2008년 미국 심장학회 최신 지견

허브차를 매일 3잔 이상 마시면 고혈압 이전 단계와 경증 단계에 있는 성인의 혈압을 낮춘다는 연구 결과도 있다.

수축기 혈압이 120~150㎜Hg, 이완기 혈압이 95㎜Hg인 남녀 성인 65명을 두 그룹으로 나눠 이 중 맹검 위약 대조 임상 시험을 실시했다. 이 실험에서 한 그룹은 허브차를 매일 3잔씩 6주일 동안 마시게 하고, 다른 그룹은 위약 음료를 마시게 했다. 그 결과 허브차를 마신 그룹에서는 수축기 혈압이 7.2mmHg 내려간 반면 위약 음료를 마신 그룹에서는 1.3mmHg 내려갔다.

▶2008년 미국 심장학회 최신 지견

그동안 심장 건강에 도움이 되는 것으로 알려졌던 비타민 C와 E, 엽산이 남성의 경우 심장병을 예방하지 못하는 것으로 나타났다. 오히려 비타민 E는 뇌졸중 위험을 높인다는 분석도 나왔다.

1997년부터 50세 이상의 남성 1만4641명을 4개 그룹으로 나눠 각각 비타민 E, 비타민 C, 비타민 E와 C, 가짜 약 등을 복용케 하고 8년간 추적 관찰한 결과 심장마비나 뇌졸중, 심혈관계 질환에 의한 사망률 모두 네 그룹 간에 차이가 없었다. 오히려 비타민 E를 단독으로 섭취한 사람 그룹 중 39명이 출혈성 뇌졸중이 발생해 다른 그룹의 평균 23명보다 많았다.

일반적인 건강 음식 지침

1. 다양한 종류의 과일과 야채를 매일 섭취하고, 곡물 섭취를 늘리고, 야채, 생선, 콩, 땅콩 등을 통해 불포화지방의 섭취를 늘린다.
2. 육식은 닭고기나 기름기 없는 고기를 선택해 포화지방과 콜레스테롤의 섭취를 줄인다.
3. 칼로리 섭취를 줄이되 특히 설탕의 섭취를 줄인다. 칼로리 섭취량이 증가하면 운동량을 늘린다.
4. 소금 섭취량을 1일 6g 이하로 줄인다.

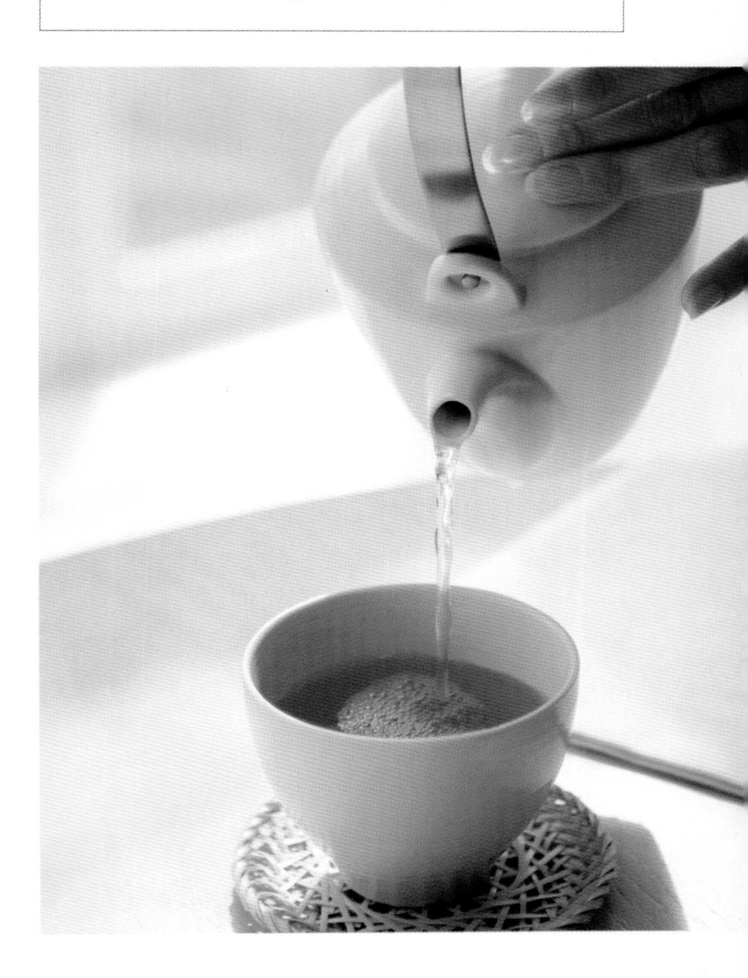

술과 담배는 무조건 심장에 나쁜가?

무분별한 음주와 흡연이 심장 질환 불러온다

적당한 음주는 심장 질환의 위험을 낮춘다. 그러나 과도한 음주는 혈압이나 심장 근육, 부정맥 등에 치명적이다. 담배는 백해무익. 그러므로 담배와 술은 심장 질환을 예방하기 위해 자제하는 것이 좋다.

곽재진(고려대학교 안암병원 심혈관센터 교수)

알코올은 혈압, 심장 근육, 부정맥에 해롭다

술은 양조 방법, 양조 재료, 첨가물, 숙성 방법, 숙성 기간 같은 여러 가지 요인에 따라 맛과 알코올의 농도가 다양하지만, 기본 성분은 알코올이다. 따라서 어떤 술을 마시든지 음주의 긍정적인 효과나 피해는 결국 알코올에 의한 것이다.

술이 심장에 미치는 영향에 대한 연구들을 보면 나쁜 것만은 아니다. 적당량의 음주는 심장 발작을 줄이고, 동맥 혈관의 콜레스테롤 축적을 감소시켜 음주하지 않는 사람 또는 알코올 중독자보다 심장 질환으로 인해 사망할 확률을 감소시킨다. 그러나 심장 질환을 예방하기 위해 음주를 권유하지는 않는다. 이득보다 해가 더 많기 때문이다.

술을 마셨을 때 초기 반응은 혈관 확장에 의한 것으로, 혈압과 맥박에 영향을 줄 수 있다. 하지만 시간이 지나면서 알코올의 대사 물질이 증가하고, 교감신경 자극이 증가하여 혈관을 수축하므로 혈압, 심장박동수와 심장박출량이 증가된다.

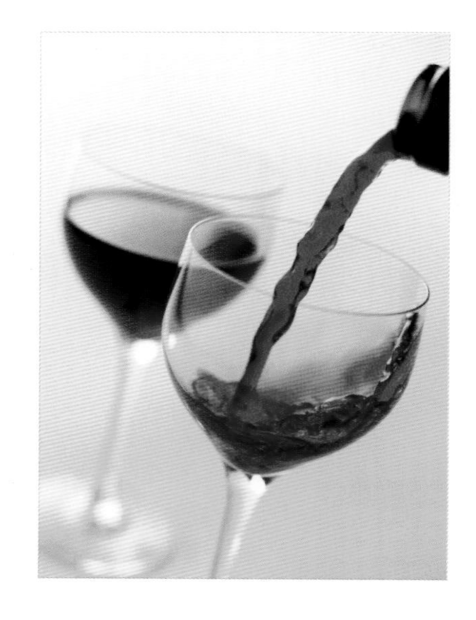

음주 특히 과음은 부정맥과 관련되어 심정지를 일으킬 수 있다고도 알려져 있다. 또한 과음은 심장 혈관의 흐름에 영향을 주거나 알코올의 대사 산물들에 의하여 심장 근육에 손상을 줄 수 있다. 장기간의 음주는 심장 근육에 이상을 초래하는 알코올성 심근증도 유발할 수 있다.

권위 있는 의학 잡지에 발표된 연구에 따르면 적당량의 음주는(1주일에 3회 정도) 심장 질환의 위험성을 낮춘다고 한다. 이는 적포도주뿐 아니라 모든 종류의 술에서 같은 효과를 볼 수 있었다고 한다.

적포도주의 효과는 그 속에 든 플라보노이드라는 항산화 물질 때문인 것으로 알려져 있으나, 심장 질환에 대해 부가적인 이점은 없는 것 같다. 아마 술이 심장 질환의 위험을 낮추는 효과는 고밀도 지단백(HDL)을 상승시켜 혈전 형성이 감소되기 때문인 것으로 생각되고 있다.

따라서 하루에 권장되는 알코올의 양으로는 맥주 2분의 1 파인트(약 240cc), 와인 125cc, 양주 25cc다.

지금까지의 연구는 적절한 음주가 관상동맥 질환과 관련된 심장 보호

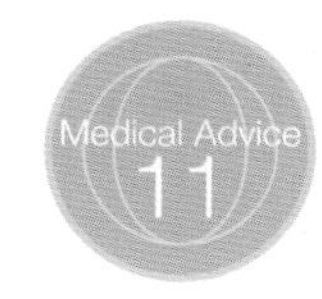

에 효과가 있다는 것은 인정한다. 하지만 음주자들이 음주량을 적절히 자제하기 어렵다는 점과 혈압, 심장 근육, 부정맥에 대해서는 아직도 해로운 점이 많다는 것을 감안한다면 술을 권유하기는 어려울 것으로 보인다.

흡연은 심장 질환을 발생시킨다

우리나라의 흡연 인구는 감소 추세다. 2008년 6월 기준으로 전체 인구의 약 22% 정도로 알려져 있다.

담배는 니코틴과 더불어 4000여 개의 화학 물질을 함유하고 있으며, 이런 유해 물질의 농도는 $1mm^3$ 당 50억 입자다. 대기오염이 가장 심한 지역에서의 공기 $1mm^3$ 당 1만 입자보다 무려 50만 배 높은 수준이다.

미국 자료에 의하면 담배와 관련된 사망의 50%는 심장 질환 때문이다.

흡연자는 비흡연자에 비해 심장 질환으로 사망할 확률이 50% 더 높으며, 심혈관 질환의 발생률도 5배 이상 높다. 또한 흡연을 많이 하면 적게 할 때보다 사망률이 200%까지 높아진다.

흡연은 혈압과 콜레스테롤을 높이고 동맥경화증을 진행시켜 심장 혈관과 주요 혈관에 지방 성분을 축적시킴으로써 심장 질환을 발생시킨다.

흡연은 또한 심장 발작을 예방한다는 고밀도 지단백(HDL)의 혈액 내 농도를 감소시키고, 혈소판 응집을 촉진하거나, 적혈구들을 서로 달라붙게 하여 혈전 형성을 촉진한다.

더불어 흡연은 산소 부족을 초래한다. 이에 따라 심장으로 공급되는 산소의 양을 감소시켜 심장 조직을 약화시키고, 부정맥의 발생에도 관여해 급성 심장 발작을 유발할 수 있다.

금연하면 심장 발작으로 인한 사망의 위험도가 감소한다. 1년간 금연하면 심장 발작으로 인한 사망 위험을 50%까지, 15년간 금연하면 심장 질환으로 사망할 확률이 흡연하지 않은 사람과 비슷해진다.

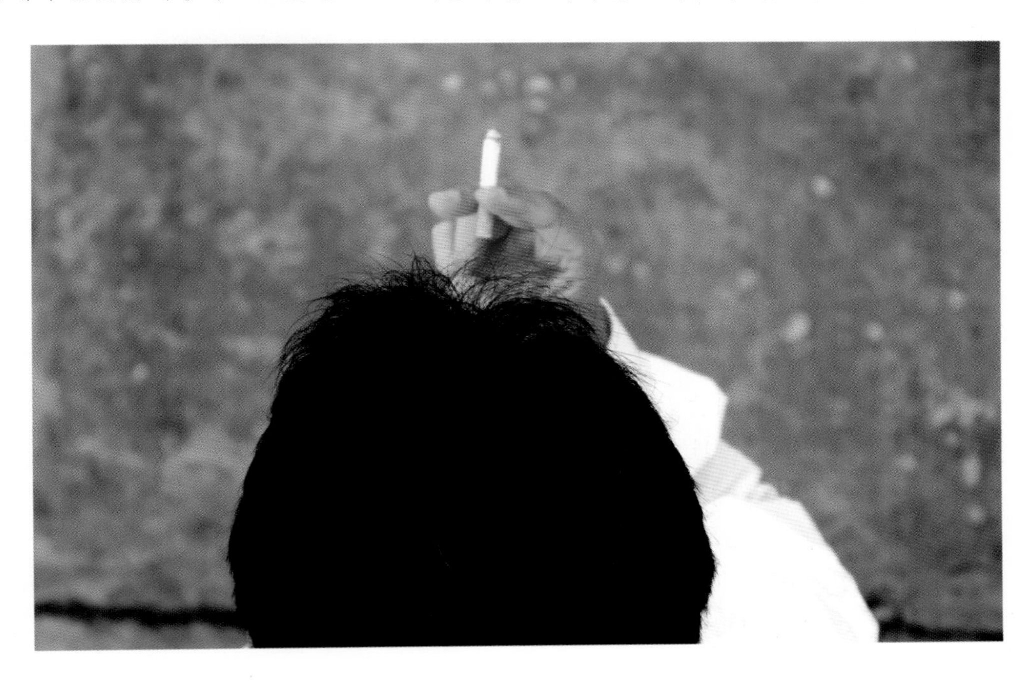

수면무호흡증과 심장 질환과의 상관관계

폐쇄성 수면무호흡증이 심장 질환 유발한다

두통과 기억력 감소, 집중력 저하, 만성피로 등의 증상을 호소하는 폐쇄성 수면무호흡증. 수면 중 상기도의 여러 부분이 좁아지거나 막히는 이 질병은 심혈관계 질환을 초래하기도 한다. 수면무호흡증과 심장 질환과의 관계를 알아보자.

신철(고려대학교 안산병원 수면장애센터 교수)

심장 질환, 폐 질환, 당뇨병 등 유발하는 수면무호흡증

폐쇄성 수면무호흡증은 수면 중에 반복적으로 코와 목을 포함하는 상기도의 어느 한 부분 또는 여러 부분이 좁아지거나 막히는 것이다. 일반적으로 남성의 4~5%, 여성의 2~3%에서 나타나는 것으로 알려져 있다.

폐쇄성 수면무호흡증이 있으면 주간 졸림, 주간 두통, 집중력 저하, 기억력 감소, 만성피로, 성격 또는 감정 변화 등과 같은 여러 가지 증상들이 나타날 수 있다. 이들 증상을 치료하지 않은 채 오래 놔두면 고혈압, 부정맥, 심근경색증, 심부전, 뇌졸중 등과 같은 심혈관계 질환을 초래할 수 있다. 뿐만 아니라 만성 기관지염, 폐성 고혈압, 폐성심과 같은 폐 질환, 성기능 감퇴, 당뇨병과 같은 합병증도 부를 수 있다.

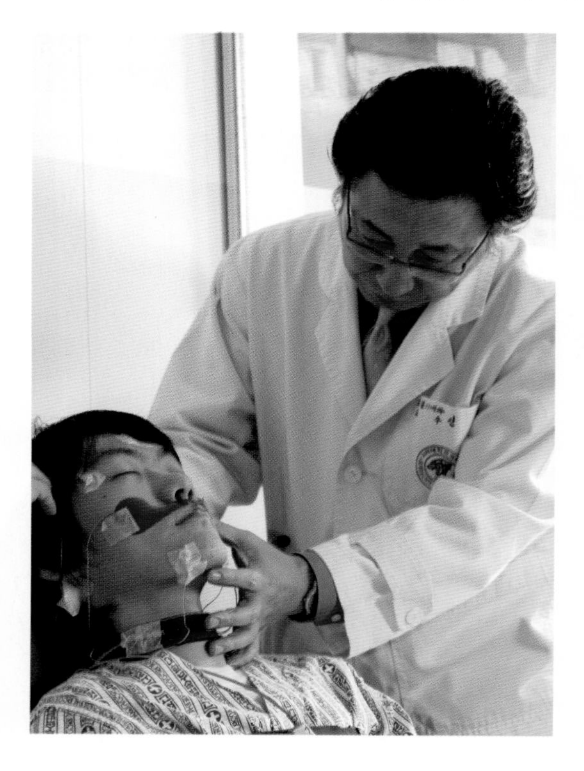

또한 폐쇄성 수면무호흡증에 의한 졸림 때문에 교통사고, 안전사고와 같은 이차적인 사고 발생 가능성도 높아진다. 특히 폐쇄성 수면무호흡증이 고혈압, 관상동맥 질환, 심부전, 부정맥 등과 같은 심장 질환과 아주 밀접한 관련성이 있다는 사실은 이미 여러 연구들을 통해서 밝혀졌다.

그 결과들을 살펴보면 폐쇄성 수면무호흡증이 동반된 경우 위에서 언급한 심장 질환의 발생률이 대략 30~80% 높아지는 것으로 보고되고 있다.

폐쇄성 수면무호흡증이 심장 질환의 발생 가능성을 높이는 원리는 다음과 같다. 먼저 수면 중에 상기도의 협착으로 인해 숨이 멈추면(무호흡이 발생하면) 혈액 속 산소 농도가 점점 감소한다. 그러면 우리 몸의 보호 작용으로 인해 뇌에서 각성 현상이 일어난다.

이러한 각성 현상은 교감신경계의 과활성화와 수면 분

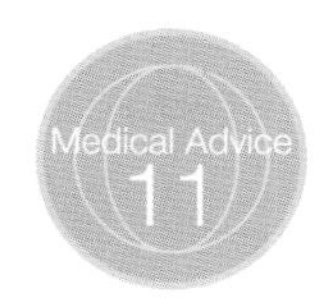

절을 일으켜 심장을 비롯한 혈관계에 해로운 영향을 미친다. 이런 현상이 매일 밤 수십, 수 백 번 이상 반복되면서 심장 질환의 발생 빈도가 높아진다.

체중 조절, 자세 치료, 수술 등의 치료 필요

폐쇄성 수면무호흡증과 심장 질환이 있는 환자의 치료는 일반적으로 폐쇄성 수면무호흡증 치료와 심장 질환 치료를 동시에 한다. 폐쇄성 수면무호흡증을 치료하면 심장 질환이 개선되는 경우를 많이 볼 수 있다.
폐쇄성 수면무호흡증의 치료를 위해서는 체중 조절, 자세 치료, 양압 호흡기(PAP: positive airway pressure), 구강 내 장치, 수술적 치료 등 여러 가지 방법이 있다. 이러한 치료 방법들은 각각의 적응증과 장단점을 가지고 있다.
이 중 효과가 입증되고 보편적으로 이용되고 있는 양압 호흡기 치료, 구강 내 장치, 수술적 치료 등을 일차적 치료라 한다.
환자에게 가장 적절한 치료 방법을 결정하기 위해서는 신체검사, 수면다원 검사를 비롯한 각종 검사 결과와 환자의 상태를 종합적으로 평가해야 한다. 결정한 치료법의 성공률을 높이기 위해서는 전문의와 치료에 대한 충분한 상담과 대화가 필수다.

Health Tip

마라톤, 과연 안전한가? 최종일(고려대학교 안암병원 심혈관센터 교수)

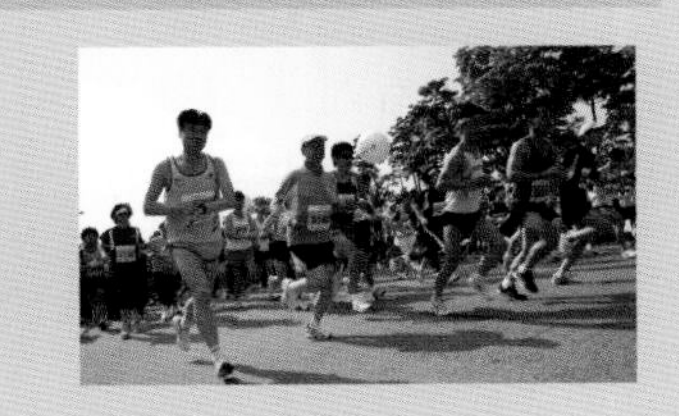

마라톤 대회에 참가했다가 쓰러져 사망했다는 언론 보도가 종종 있다. 이 중 상당수는 심장병이 있는 줄도 모르고 운동이 건강에 좋을 것이라고 막연히 생각하고 마라톤을 하다가 사고를 당한 것으로 생각된다.
따라서, 마라톤과 같이 심장에 무리가 갈 수 있는 운동을 계획하고 있는 사람은 운동 전에 전문의에게 진찰과 더불어 심전도 등의 기본적인 검사를 받아야 한다. 심장병이 있는 사람은 마라톤, 등산과 같이 일정 수준 이상의 체력과 더불어 충분한 훈련이 요구되는 운동은 가급적 자제해야 한다.
드물지만 젊은 운동 선수들도 돌연사를 일으킬 수 있는 심장 질환이 있을 수 있고, 과격한 신체 활동에 노출되다 보면 돌연사의 위험성이 증가할 수 있다. 그런데도 본인뿐 아니라 주변 사람들조차 매우 건강하다고 생각하는 경우가 대부분이다. 아직까지 우리나라에서는 전문 운동선수들의 건강검진 프로그램이 체계적으로 이루어지지 않고 있다.
대부분의 유럽 국가에서는 엘리트 스포츠 선수들에게 전문의의 진찰과 함께 심전도 검사를 받게 하고 있다. 특히 독일과 프랑스 등 일부 국가에서는 심장 초음파 검사와 운동 부하 검사 등의 좀 더 정밀한 검사까지 시행하고 있다.
미국과 이탈리아 학자들의 연구에 따르면 비용상의 어려움이 있지만 이런 조기 검진이 운동선수들의 급사 발생률을 감소시켰다. 탈무드에 인용된 다음 문구가 이런 경우에 더욱 절실히 다가온다.
'한 사람을 구하는 것은 세상을 구하는 것이다.*(He who saves a single life saves the whole world)*'

심장병과 성생활과의 관계
성기능 장애는 심장 질환의 위험 인자다

고혈압이나 당뇨병, 흡연, 이상지질혈증은 발기부전의 원인이자 심혈관 질환의 위험 요소이기도 하다. 많은 사람이 성행위가 심장에 부담을 주어 위험하다고 생각하는 막연한 공포감을 가지고 있다. 성생활과 심장 질활은 어떤 관계가 있는지 살펴보자.

최철웅(고려대학교 구로병원 심혈관센터 교수)

발기부전은 심혈관 질환 동반 가능

정상적인 성생활은 삶의 질을 높이고 생활에 만족감을 느끼게 하는 데 크게 기여한다. 하지만 중년 또는 노년이 되면 나이나 성별에 따라 약간의 차이는 있으나 50%에서 성기능 장애가 발생한다. 이로 인해 일상생활에 자신감이 없어지고 심하면 우울증에 빠지기도 한다.

성기능 장애는 음경 혈관의 혈류 장애, 즉 혈관 내피세포의 기능 장애가 있다는 것을 의미하며, 발기부전도 나타난다. 발기부전을 일으키는 위험 인자로는 고혈압, 당뇨병, 흡연, 이상지질혈증 등이며 이것들은 동시에 심혈관 질환의 위험 인자이기도 하다.

따라서 발기부전이 있다는 것은 심혈관 질환이 동반되어 있다는 초기 지표가 될 수 있다. 고혈압이나 심장 질환이 있는 환자는 일반인보다 성기능 장애 빈도가 높으며 성행위 동안 심장 사고의 위험도도 높으므로 질병의 정도에 따라 성생활을 제한해야 할 때도 있다.

항상 심장마비의 위험성을 안고 살아가는 심장병 환자들은 삶에 대한 회의감과 함께 우울증에 시달리기 쉽다. 우울증은 만성 치료를 요하고 성욕을 감소시킨다. 또 성행위가 심장에 부담을 주어 위험할지 모른다는 막연한 공포감 때문에 성행위를 더욱 기피한다.

성행위 동안 심혈관계 반응을 보면 수축기 및 이완기 혈압, 맥박, 산소 소모량이 증가한다. 절정기에는 수축기 혈압은 40~100mmHg, 이완기 혈압은 20~50mmHg 상승하며, 맥박도 분당 20~80회 증가한다. 절정기 이후 2분 안에 혈압과 맥박은 성행위 전 수치 혹은 그 이하로 하강한다.

가벼운 접촉, 애무, 포옹으로 서서히 적응하자

절정기 성행위 시 운동량은 경·중등도 정도의 운동 효과가 있다. 산소 소모량으로 환산하면 젊은 남자는 5~6MET, 중·노년층은 3~4MET의 운동량에 해당되며, 여자는 1~2MET 정도로 알려져 있다.

이는 시간당 4㎞속도로 15분쯤 걸은 뒤 2층 계단을 오르는 정도의 운동량에 해당한다. 다만 같은 운동량과 비교해 성행위 때는 혈압과 맥박이 더 많이 상승하는데, 성행위 때는 육체적 운동과 함께 성적 흥분과 자극에 의한 교감신경 항진 작용도 함께 영향을 주기 때문이다.

심장병 환자들에게서도 똑같은 생리 반응이 나타난다. 따라서 이들이 성생활을 잘 해나갈 수 있는지 여부는 이미 약해진 심폐 기능이 이러한 생리적 부담을

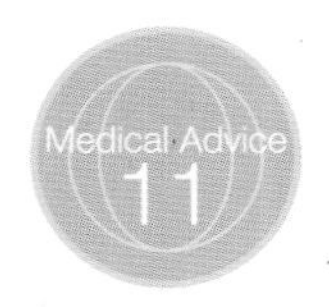

얼마나 견뎌낼 수 있느냐에 달려 있다.

우선 담배를 끊고 일정한 식사와 운동, 약물을 복용하면서 처음에는 극치감을 목적으로 하지 말고, 가벼운 접촉, 애무, 포옹 등으로 부담 없이 사랑을 표현하는 것이 바람직하다. 그러다 생리적 욕구와 함께 자신감이 생기면 성행위를 시도한다.

가능한 한 심장의 부담을 덜기 위해 타인에게 방해받지 않는 자신의 침실에서 하는 것이 좋다. 식전이 좋고, 식후에는 반드시 2~3시간은 지나야 한다. 필요하면 행위 때마다 약을 복용할 수도 있다. 그러나 자신의 건강이 이전처럼 회복되었다는 것을 확인하기 위해 무리하는 것은 금물이다.

2006년도에 나온 '프린스턴 가이드라인' 에 따르면, 심혈관 질환자의 성생활에 대한 2단계 지침은 다음과 같다.

첫 단계는 환자의 병력, 심장 검사 및 평가, 심장병의 위험 정도 평가다. 다음 단계는 심장병의 위험 정도에 따라 저위험군, 중간 위험군(불확정군), 고위험군으로 분류하여 성행위 및 성기능 장애에 따른 치료 지침을 제시하였다.

간단하게 요약하면, 대부분의 심혈관 질환자는 저위험군에 속한다. 이들은 부가적인 심혈관 평가나 치료 없이 일상적인 성생활이 가능하며 일차 진료에서 관리가 가능하다. 중간 위험군부터는 심장 전문의의 진단을 통한 성행위의 안정성 여부를 판단해야 한다. 고위험군은 심장 질환을 조절한 후에 성생활을 하는 것이 안전하다. 그러므로 심장 질환이 있는 사람은 성생활에 대해 심장 전문의와 꼭 상담을 받으라고 권한다.

고혈압, 심장병 환자는 성기능 장애 빈도 높다

고혈압과 심장 질환자의 성행위 때 심장 위험도는 각 개인마다 차이가 있으나 평소 규칙적인 운동을 하는 경우에는 위험도가 낮다. 또 정상적인 부부 관계에서 심장마비가 일어나는 사례도 별로 없다.

그러나 비정상적인 체위나 배우자 외 상대, 자기 집이 아닌 다른 곳, 과식이나 과음 후에 하는 성행위 때 심장 사고의 위험도가 증가된다.

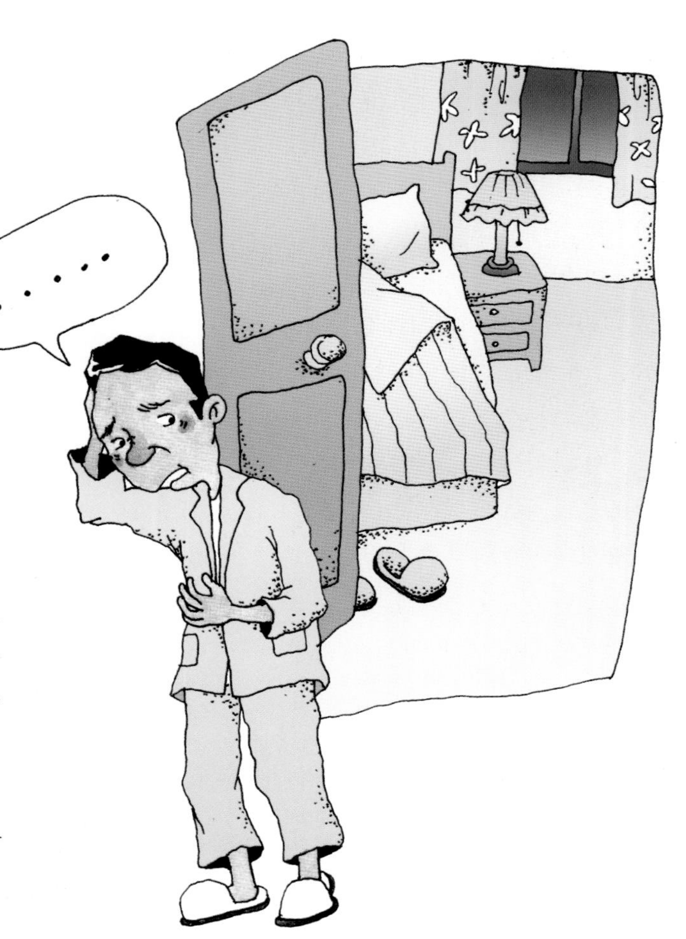

심장이 견디기 어려울 정도로 부담스러우면 협심증(심장 부위 가슴의 통증)과 가슴 압박감 또는 턱, 목, 팔, 위에 통증이 나타난다. 따라서 성행위 중에 이러한 증상이 나타나면 즉시 중지하고 약물을 복용한 후 안정을 취한 다음 다시 시도하도록 한다. 증상이 계속 나타나거나 가슴 부위에 나타나는 통증 위치, 횟수 및 성질에 변화가 있으면 반드시 전문의와 상의해야 한다.

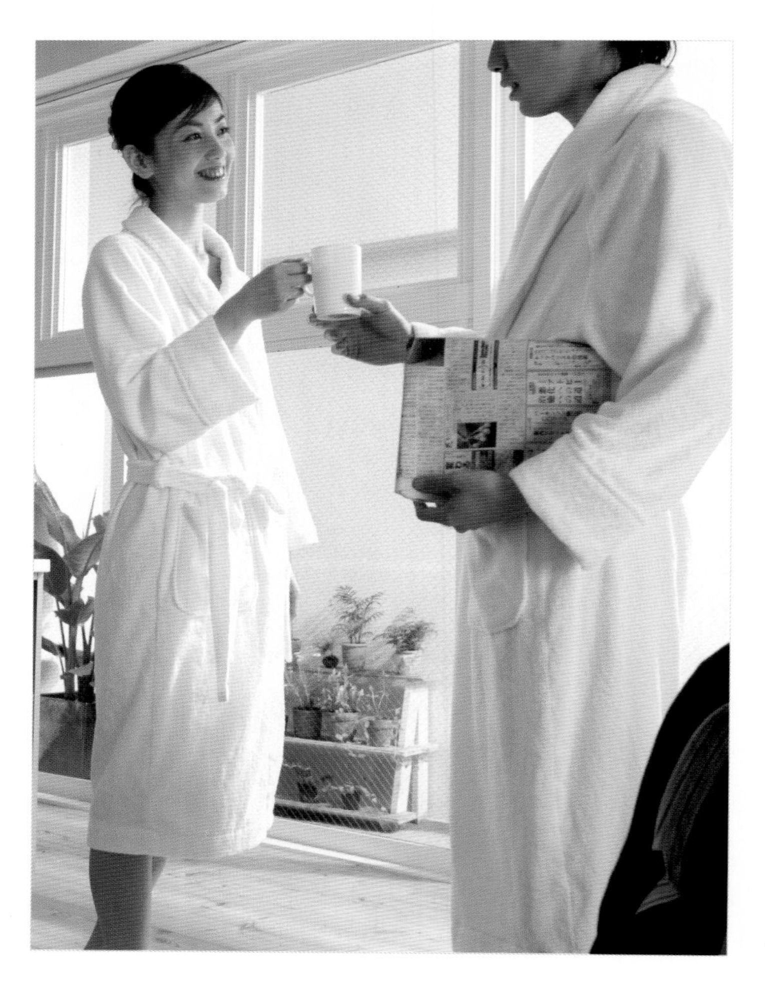

고혈압 및 심장병 환자는 앞에서 언급했듯이 일반인보다 성기능 장애 빈도가 높으며, 특히 당뇨병이 동반되면 일반인들보다 4 배나 높다.

성기능 장애 중 특히 발기부전의 원인은 심리적 요소(많은 원인), 음경의 혈류 장애(흡연, 이상지질혈증, 고혈압이 있을 때), 심리적 요소&혈류 장애, 음경신경 장애(특히 당뇨병이 있을 때), 성호르몬 결핍(드문 원인) 등이 있다. 또한 항고혈압제나 협심증 약물 중 일부는 성기능 장애 빈도를 더 높인다.

대부분의 고혈압 약제는 정도의 차이가 있으나 성기능 장애가 생길 수 있다. 특히 이뇨제, 베타 차단제를 사용할 때 더 빈번히 발생하며, 투약하는 약물 수에 비례하고 협심증이나 당뇨병이 동반됐을 때 더 자주 발생한다.

고혈압 약제를 투여한 뒤 혈압은 잘 조절되지만 성기능 장애가 생겨 불편하면 반드시 주치의와 상의한 후 비교적 장애가 적은 다른 계열의 약물로 바꾸어 투여할 수 있다. 만약 성기능 장애가 심각하면 투여 약물을 중단하고 성기능이 회복된 후 다른 계열의 약물을 소량 투여하고 혈압도 천천히 낮추어준다.

최근 시판되고 있는 발기부전 치료제는 고위험군을 제외하고는 대부분 안전하게 사용할 수 있으나 나이트레이트 제제와 같이 복용하지 않는 것이 안전하며, 고혈압 약제와 병용투여해도 대부분 안전하나 주의를 요한다.

심장 질환과 비아그라의 관계

비아그라, 심장 발작 일으킬 수 있다

심장 질환 치료제와 비아그라를 병용하면 쇼크를 일으키기도 하고, 심장 발작이나 뇌졸중 발생, 심부전증 악화 등을 초래할 수 있다. 그러므로 심장병 환자는 비아그라를 사용하기 전에 전문의와 상의 후 복용 여부를 결정해야 한다.

최철웅(고려대학교 구로병원 심혈관센터 교수)

심장 질환과 비아그라와의 관계는 다음과 같이 요약할 수 있다.

첫째, 허혈성 심질환이나 심부전 치료제로서 심장 전문의가 처방하는 질산염 제제나 산화질소 공여제 및 포타시움 통로 개방제와 비아그라를 병용하면, 비아그라가 심혈관계에 대한 산화질소의 작용을 강화해 과도한 저혈압이나 쇼크를 일으키는 경우가 있다.

둘째, 비아그라 사용 시 중증 합병증으로 허혈성 심장 질환 발작이나 뇌졸중 발생 및 심부전증 악화 등이 있을 수 있다. 비아그라의 약효에 의해 발기부전이 개선된 환자에게서 성행위 그 자체가 과도한 스트레스로 작용하여, 이러한 합병증이 유발될 수 있어 비아그라의 사용 금기에 심혈관계 질환으로 인해 성행위가 부적당하다고 생각되는 환자가 포함되어 있다.

비아그라 복용 환자가 급성 관상동맥 증후군을 일으킨 경우 복용 24시간 이내에는 질산염 제제, 산화질소 공여제, 포타슘 통로개방제의 투여가 금기 사항이므로 타 약제를 사용해 치료해야 한다. 아울러 질산염 제제와 비아그라를 병용하여 심각한 저혈압 상태에 빠졌을 때는 이에 합당한 조치를 신속하게 시행해야 한다.

1. 비아그라의 효능과 부작용

환자들 중 가끔 잘못 알고 있는 경우가 있는데, 비아그라가 성욕 촉진제는 아니다. 비아그라가 발기 현상을 발생하는 이유는 남성의 성기가 주로 근육과 혈관으로 되어 있는데, 혈관을 확장시켜 음경 내의 혈액량을 증가시키기 때문이다. 부작용으로는 두통, 안면 홍조, 호흡곤란이 나타날 수 있다. 또 일종의 혈관 확장제이므로 혈압을 약 5mmHg 저하시킨다고 한다.

2. 심장병 환자는 비아그라 사용이 가능한가?

① 질산염 제제와 비아그라

협심증으로 인해 니트로글리세린 같은 약을 사용하는 사람은 비아그라를 동시에 사용할 수 없다. 니트로글리세린, 이소켓, 이소니트, 니트로글리세린 패치와 스프레이 등 같은 질산염은 c-GMP를 통해 혈관을 확장시키는데, 비아그라는 이 c-GMP의 대사를 억제하므로 지나친 혈관 확장과 저혈압을 유발할 수 있기 때문이다.

② 니트로글리세린 제제와 비아그라

이런 사람이 협심증 증상이 거의 나타나지 않거나 전혀 없다면 우선 니트로글리세린 제제를 약 한 달 간

중단해볼 수 있다. 이때 협심증 증상이 없다면 환자는 비아그라를 사용할 수 있다. 협심증 증상이 있어 니트로글리세린 제제를 복용해야 하는 사람도 비아그라를 사용할 수 있다.
다만 반드시 유념해야 할 사항은 비아그라를 복용한 뒤 24시간 이내에는 니트로글리세린 제제를 사용하지 말아야 한다는 점이다. 또 니트로글리세린 제제를 사용한 사람도 24시간 이내에 비아그라를 복용하지 않는 것이 좋다. 심장병 환자에게 지나친 성행위는 비아그라와 상관없이 복상사의 원인이 될 수 있으므로 주의를 요한다.

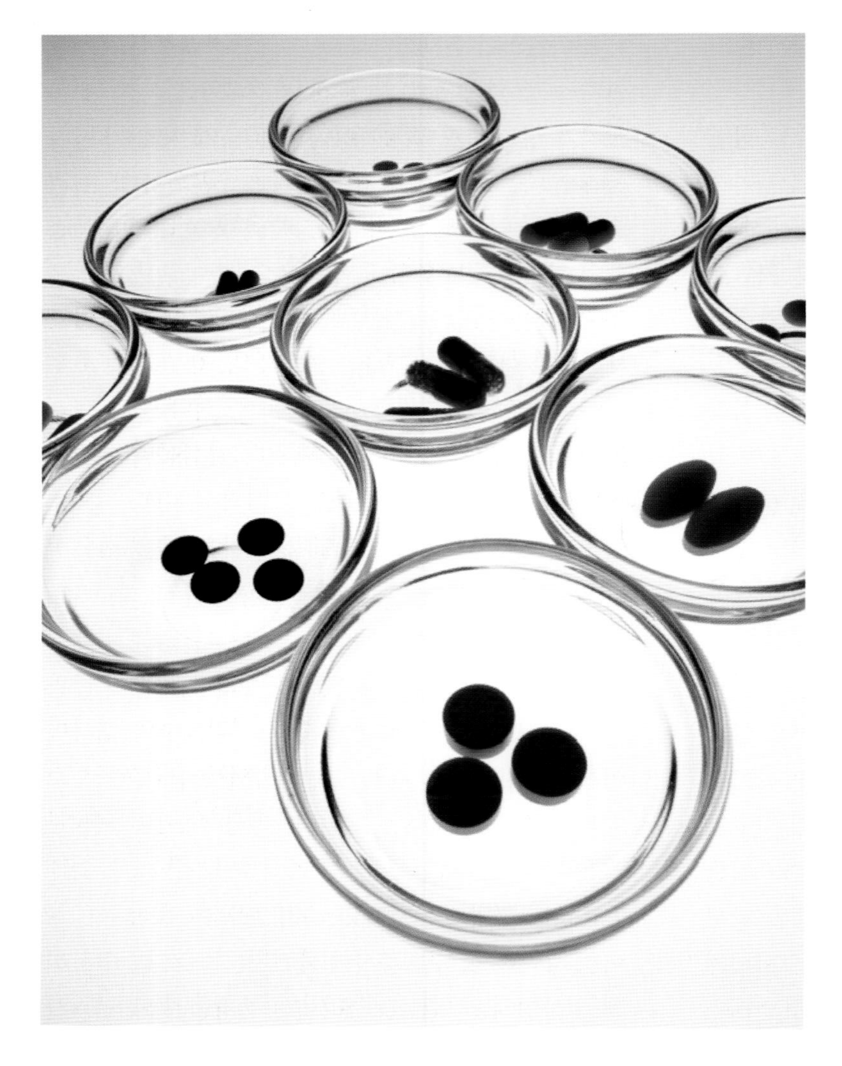

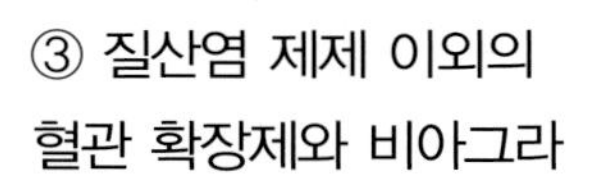

③ 질산염 제제 이외의 혈관 확장제와 비아그라

고혈압과 심장병에 사용되는 다른 혈관 확장제는 c-GMP를 통하지 않고 작용하기 때문에 안전하다. 하지만 심장병이 심해 저혈압이 있는 사람은 비아그라의 남용을 피하는 것이 좋다. 복상사의 대부분은 배우자가 아닌 다른 상대와의 성행위 중에서 발생한다는 사실도 기억해야 할 것이다.
고혈압 치료제 중에 베타 차단제와 칼슘 차단제는 발기부전증을 유발할 수 있다. 이런 환자가 협심증으로 니트로글리세린 제제를 사용하고 있지 않다면 비아그라 사용은 안전하다고 볼 수 있다.
성행위 때 나타나는 심장의 생리학적 변화를 고려하여, 심장병 환자는 비아그라를 사용하기 앞서 심장 전문의와 상의해 복용 여부를 신중히 결정해야 한다. 그래야 예고 없는 사고를 예방할 수 있다.

규칙적인 운동, 체중 조절, 금연과 절주를 실천하자

폐경기 이후의 심혈관 질환과 예방법

여성이 남성보다 심혈관 질환 발생 빈도가 낮은 것은 여성호르몬인 에스트로겐의 영향 때문이다. 하지만 여성도 폐경 이후에는 위험도가 두배쯤 높아지는데, 이는 식습관 변화로 충분히 개선할 수 있다. 폐경기 이후 심혈관 질환 예방법을 알아보자.

박재형(고려대학교 안암병원 심혈관센터 교수)

에스트로겐 영향으로 여성 심혈관 질환 위험성 낮다

우리나라에서도 심혈관계 질환이 가장 흔한 사망 원인으로 대두되고 있는데, 관상동맥 질환, 뇌혈관계 질환, 고혈압, 말초혈관계 질환 등이 이에 포함된다.

대부분의 심혈관계 질환은 주요 혈관의 동맥경화증으로 인해 야기된다. 위험 인자로는 고혈압, 이상지질혈증, 흡연, 당뇨병, 비만 등을 들 수 있다. 이러한 위험 인자들을 잘 조절하는 것을 전제로 할 때 남성은 여성보다 심혈관계 질환이 발생할 확률이 약 3.5배 높다.

그러나 나이가 들어가면서 여성들의 이러한 이점은 점점 사라지고, 노령의 여성과 남성에게 심혈관계 질환은 가장 중요한 사망 원인이 된다. 폐경 전의 여성들은 심혈관 질환의 발생 빈도가 남성보다 10년쯤 늦게 진행되며, 심근경색증이나 급사는 20년쯤 이점이 있다.

여성의 심혈관 질환의 위험성이 낮은 이유는 복잡하나, 젊은 여성들에게 좋은 콜레스테롤인 HDL(고밀도) 콜레스테롤이 높은 것은 여성호르몬인 에스트로겐의 영향 때문이다.

성인 시기 내내 혈중 HDL 콜레스테롤 수치는 여성이 남성보다 10 mg/dL정도 높다. 그러나 총 콜레스테롤과 나쁜 콜레스테롤인 LDL(저밀도) 콜레스테롤 수치는 폐경 전에는 여성이 낮게 유지되지만, 나이가 들면서 점점 증가해 폐경 후에는 급격하게 상승한다.

이에 따라 폐경 후 여성의 심혈관 질환 위험도는 그 전에 비해 두배쯤 높아진다. 다행히 이런 변화들은 식습관 변화로 개선할 수 있다.

여성들에게 심혈관 질환의 가장 강력한 예측 인자는 HDL 콜레스테롤 수치다. 여성들의 평균적인 HDL 콜레스테롤의 수치는 55~60 mg/dL이다. HDL콜레스테롤이 10mg/dL 감소할 때마다 관상동맥 질환의 위험도는 40~50%씩 증가한다. 따라서 HDL 콜레스테롤의 수치가 50 mg/dL 이하라면 주의를 기울여야 한다.

폐경이 심혈관 질환 발생 빈도 높인다

에스트로겐의 좋은 효과는 혈관 내피세포의 영향이다. 에스트로겐에 의해 혈관 내피세포에서 산화질소와 프로스타사이클린의 분비가 촉진돼 혈관 확장과 항혈전 작용을 나타낸다. 또 에스트로겐은 LDL 콜레스테롤의 산화를 막아 혈관 내피세포에 독성 작용을 하는 산화된 LDL의 효과를 줄인다.

폐경 여성의 고혈압 유무나 죽상경화증의 예측 지표

의 하나인 혈장 지질과 지단백의 농도가 심혈관계 질환의 발생에 매우 중요한 역할을 담당한다. 남성과 마찬가지로 여성도 나이, 식습관, 비만도, 유전적 요소 그리고 호르몬의 변동에 따라 그 위험도가 변화한다.

여러 연구 결과를 종합하면 폐경으로 인한 호르몬의 변화가 심혈관계 질환의 발생 빈도를 높인다. 여기에는 총 콜레스테롤, LDL 콜레스테롤, 중성지방이 풍부한 지단백질(Triglyceride-Rich Lipoprotein)의 상승과 HDL 콜레스테롤, 특히 HDL2 아분획의 감소가 주원인으로 작용한다.

하지만 폐경기 호르몬 대체요법이 폐경으로 나타나는 호르몬 변화에 의한 지질과 지단백 대사의 변화를 폐경 전의 상태로 돌려놓을 수는 없다. 더군다나 호르몬 대체요법 같은 외인성 호르몬에 의해 조절된 지질과 지단백의 변화가 심혈관계 질환의 발생 빈도를 줄일 수 있는지는 아직까지도 불확실하다.

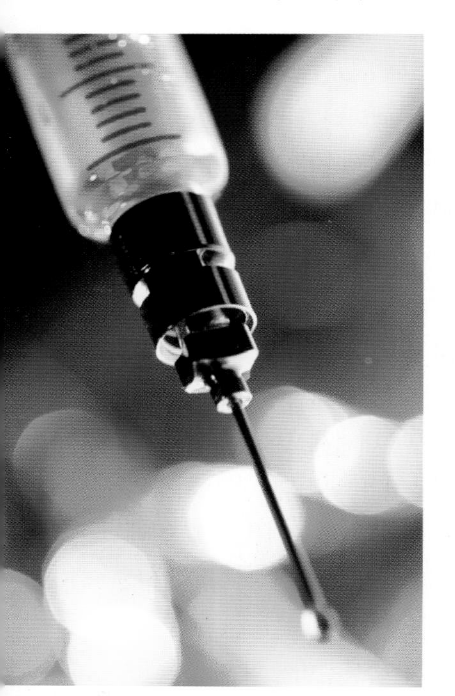

1998년에 발표된 연구(HERS)도 심장병을 갖고 있는 폐경 여성들에게 심장병 예방 목적으로 호르몬 대체요법을 권하지 않는다고 밝힌 바 있다.

하지만 현재까지 발표된 다른 많은 연구 결과들은 폐경 여성들에게 호르몬 대체요법을 시행하면 그렇지 않은 여성들에 비해 심혈관계 질환의 위험성을 많이 낮출 수 있다는 쪽에 무게를 실어주고 있다.

체중 조절과 운동, 금연과 절주가 예방법

폐경기 여성들도 폐경 전 여성이나 남성처럼 일반적인 심혈관 질환 예방 활동이 먼저 추천된다.

포화지방산이나 콜레스테롤 섭취는 혈중 지질 농도를 높일 것이다. 과도한 칼로리 섭취와 비만은 HDL 콜레스테롤을 감소시키고, 총 콜레스테롤과 LDL 콜레스테롤과 중성지방을 증가시킨다. 흡연은 HDL 콜레스테롤을 감소시키고, 또한 에스트로겐 호르몬 감소와 조기 폐경을 유발할 수 있다. 콜레스테롤 균형에 있어 비만과 체지방 분포도 중요하다.

중심지방(내장지방, Visceral Fat)은 여성에게 관상동맥 질환의 위험 요소로 작용한다. 지방질이 체내에 저장되는 위치에 따라 관상동맥 질환의 위험도가 다른데, 표피지방(피하지방, Sub Cutaneous Fat)보다 심부 중심 지방이 나쁜 영향을 준다. 체내 중심 지방 축적은 총콜레스테롤, 중성지방, LDL 콜레스테롤의 상승 그리고 HDL 콜레스테롤의 감소와 상관관계가 있다. 체중 증가 자체도 폐경기 여성의 관상동맥 질환 위험도를 높인다.

이상을 종합하면 폐경기 이후 여성에서 심혈관 질환을 예방하려면 몇 가지를 실천해야 한다.

첫째, 균형 잡힌 식사와 적절한 칼로리 섭취

둘째, 규칙적인 운동을 통한 적정 체중 유지와 심부 중심 지방 조절

셋째, 금연과 절주

호르몬 대체요법은 효과와 위험도에 대한 연구가 좀 더 필요하겠다.